“十三五”普通高等教育规划精品教材
高等医药教材编写委员会专家审定

人体解剖与组织胚胎学

刘洪喜　刘　杰　黄惠华　主编

同济大学出版社·上海

内容提要

本书主要内容包括基本组织、运动系统、消化系统、呼吸系统、泌尿系统、生殖系统、脉管系统、神经系统、感觉器、内分泌系统、人体胚胎概要、实验指导等。

本书可作为医学类专业教材使用，也可供相关学生考前复习用书。

图书在版编目（CIP）数据

人体解剖与组织胚胎学 / 刘洪喜，刘杰，黄惠华主编. -- 上海 ： 同济大学出版社，2018.7
ISBN 978-7-5608-7991-8

Ⅰ．①人… Ⅱ．①刘… ②刘… ③黄… Ⅲ．①人体解剖学－教材②人体组织学－人体胚胎学－教材 Ⅳ．①R32

中国版本图书馆CIP数据核字(2018)第152210号

人体解剖与组织胚胎学
刘洪喜　刘　杰　黄惠华　**主编**
责任编辑　李荔薇　刘　睿　　**责任校对**　徐春莲　　**封面设计**　曾秋海

出版发行　同济大学出版社　www.tongjipress.com.cn
（地址：上海市四平路1239号　邮编：200092　电话：021－65985622）
经　　销　全国各地新华书店
印　　刷　昌昊伟业（天津）文化传媒有限公司
开　　本　889 mm×1194 mm　1/16
印　　张　14
字　　数　403 000
版　　次　2018年7月第1版
印　　次　2022年8月第4次印刷
书　　号　ISBN 978－7－5608－7991－8

定　　价　69.00元

前　言

随着网络化大信息时代的到来，学生获取信息的途径越来越多，获取信息量也越来越大，但碎片化学习不符合医学学习的原理。本教材是为了适应教育教学的最新要求，全面推进素质教育，提高学生学习的主动性和创造性，培养学生分析问题、解决问题的实际能力，在“全国高等医药院校规划教材”基础上编写的规划教材。

本教材在遵循“以用导学，理实结合”的原则下，着力突出“教中做，做中学，学中教”的方法培养学生的学习能力和动手能力，紧扣培养目标，着眼于培养实用性、技术型高级护理专业人才，为学生学习其他医学基础课程、临床护理课程，独立从事护理和社区医疗工作以及职业生涯发展提供并奠定基本、必需、够用、实用的关于正常人体形态、结构的理论基础，体现时代性、基础性、共同性；本教材依据教学计划和课程标准，以“病人为中心”，对内容进行调整、精简、优化，力求注重基础、降低难度、反映前沿、交叉融合，结合医学专业学生特点，内容精炼，语言通俗易懂，中英文结合，图文并茂，以图代言，彩色图层次分明，标注简明准确；版面更新颖、生动、活跃，具有可读性、趣味性。

由于编写时间仓促，限于能力水平，错误、疏漏和不妥之处在所难免，恳请各位老师、读者批评指正。

发布网址

编委会

编 委 会

主 编 刘洪喜 刘 杰 黄惠华

副主编 （排名不分先后）

乔北辰 魏福兴 甘承钦 臧 慧

郑立宏 黄银宝 龙 云 晏龙强

编 委 （排名不分先后）

黄 杨（贵州医科大学第三附属医院）
罗嘉伦（广州卫生职业技术学院）
罗 秋（铜仁职业技术学院）
潘学兵（广州卫生职业技术学院）
龙 云（铜仁职业技术学院）
郑立宏（贵州康养职业大学）
王建中（许昌职业技术学院）
巴根那（锡林郭勒职业学院）
杨露霖（铜仁职业技术学院）
甘承钦（桂林生命与健康职业技术学院）
岳 丽（广州卫生职业技术学院）
滕树成（铜仁职业技术学院）
黄惠华（武汉铁路职业技术学院）
唐璇雪（桂林生命与健康职业技术学院）
魏福兴（江苏省南京卫生高等职业技术学校）
晏龙强（铜仁职业技术学院）
黄银宝（许昌学院）
乔北辰（宝鸡职业技术学院）
燕佳宁（宝鸡职业技术学院）
臧 慧（益阳医学高等专科学校）
詹 琼（益阳医学高等专科学校）
彭舜华（益阳医学高等专科学校）
汤 艳（益阳医学高等专科学校）
陈浩浩（金华职业技术学院）
刘洪喜（铜仁职业技术学院）
李友坪（铜仁职业技术学院）
张 佩（贵州安顺职业技术学院）
刘 杰（铜仁职业技术学院）
朱娟平（广东岭南职业技术学院）
张 卉（黄淮学院医学院）
姚新兰（铜仁职业技术学院）

目录

第一章　绪　论

思维导图

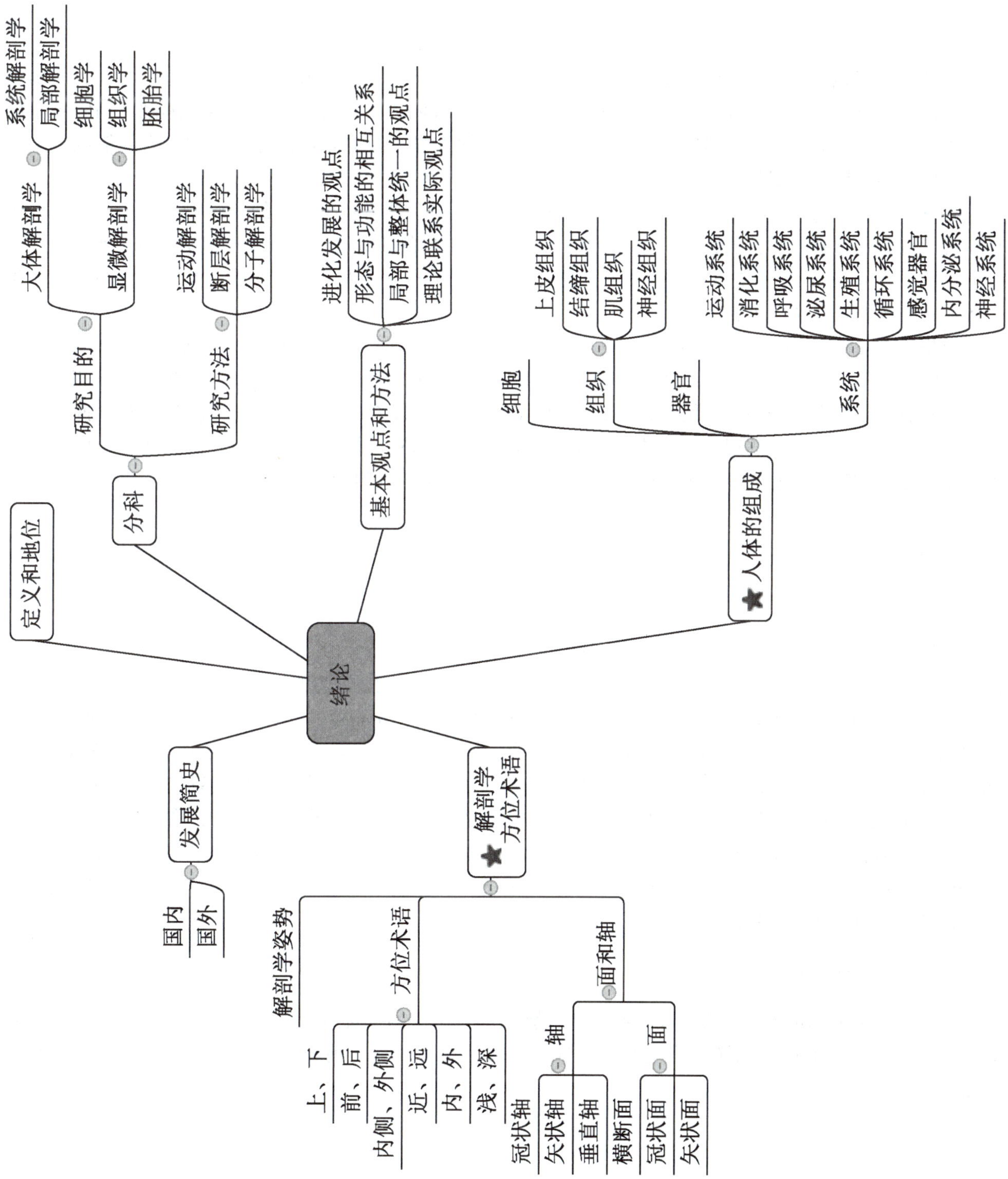
绪论
定义和地位
分科
研究目的
大体解剖学
系统解剖学
局部解剖学
显微解剖学
细胞学
组织学
胚胎学
研究方法
运动解剖学
断层解剖学
分子解剖学
基本观点和方法
进化发展的观点
形态与功能的相互关系
局部与整体统一的观点
理论联系实际观点
人体的组成
细胞
组织
上皮组织
结缔组织
肌组织
神经组织
器官
系统
运动系统
消化系统
呼吸系统
泌尿系统
生殖系统
循环系统
感觉器官
内分泌系统
神经系统
发展简史
国内
国外
解剖学方位术语
解剖学姿势
方位术语
上、下
前、后
内侧、外侧
近、远
内、外
浅、深
面和轴
轴
冠状轴
矢状轴
垂直轴
面
横断面
冠状面
矢状面

学习目标

1. 了解《人体解剖与组织胚胎学》的定义及其在护理科学中的地位。
2. 了解学习《人体解剖与组织胚胎学》的基本观点和方法。
3. 了解人体的组成，组织、器官、系统的概念；熟悉人体的分部。
4. 熟悉解剖学姿势；掌握解剖学常用的方位术语。

一、人体解剖与组织胚胎学的研究内容及其在医学科学中的地位

人体解剖与组织胚胎学是研究正常人体形态、结构的科学。它是由人体解剖学、组织学、胚胎学组合而成的一门重要的医学基础课程。**人体解剖学**（human anatomy）主要是用手术器械解剖及肉眼观察的方法来研究人体的形态、结构和位置的科学，又称**大体解剖学**。根据叙述的方法不同，人体解剖学又分为系统解剖学和局部解剖学。

组织学（histology）是借助显微镜研究人体的细胞、组织和器官组织（微细）结构的科学。由于电子显微镜、组织化学和放射自显影技术等的应用，人体微细结构的研究已经发展到亚细胞和分子水平。

胚胎学（embryology）是研究人体发生、发展及其机制的科学，两性生殖细胞、受精、胚胎早期发生及各器官系统的发育学的主要内容。

恩格斯说："没有解剖学就没有医学。"医学中1/3以上的名词来自人体解剖学。所以，人体解剖与组织胚胎学是医学生走进医学大门的"敲门砖"，是必修的一门重要的医学基础课。医学生及医学相关专业的学生只有正确掌握人体的形态结构特征、位置、毗邻与生长发育规律，才能进一步认识和掌握生命活动的过程、疾病发生发展的规律，才能采取防病、治病、护理有效措施，为提高人们生活质量以及医疗卫生事业作出贡献。因此，每个医、护学生都必须学好人体结构这门课程。

二、人体的组成和分部

（一）人体的组成

人体最基本的形态结构和功能单位是**细胞**（cell）。成人约有 6×10^{13} 个细胞。人体细胞的大小不一、形态多种多样，功能各异，但细胞的基本结构都包括细胞膜、细胞质和细胞核。许多形态相似、功能相近的细胞，由细胞间质组合在一起，构成一个细胞群体称**组织**（tissue），人体共有上皮组织、结缔组织、肌组织和神经组织四类。几种不同的组织有机地组合，构成具有一定形态、完成特定功能的**器官**(organ)，如胃、肺、肾、心等。共同完成某种生理功能的一些器官，互相联系有序排列构成**系统**（system），人体有运动、消化、呼吸、泌尿，生殖、脉管、神经、内分泌系统以及感觉器官等，其中呼吸、消化、泌尿、生殖系统的器官经由一定的孔直接或间接与外界相通，总称为内脏。人体的器官系统虽然各有其形态结构特征和特定的功能，但它们是互相联系和互相影响的，并在神经－体液的调节下，形成一个完整统一的有机体，以进行正常的功能活动。

（二）人体的分部

人体按外部形态可区分为**头**、**颈**、**躯干**和**四肢**四部分。头的前部称面，颈的后部称项。躯干前面是胸和腹，后面是背和腰。四肢分为上肢和下肢，上肢又分肩、臂、前臂和手；下肢又分臀、股、小腿和足。

专业知识拓展

人体的组成

1992 年，华人 Wang 等提出了人体组成的五层次模型，即原子层次、分子层次、细胞层次、组织器官层次和整体层次。

在原子层次上，人体由五十多种元素所组成。含量最丰富的元素是氧，约占体重的60%。而含量最丰富的六种元素（氧、碳、氢、氮、钙、磷）共占了体重的约98%。身体的质量（BM）等于所有元素质量的总和。

BM = O + C + H + N + Ca + P + S + K + Na + Cl + Mg + 其他

在分子层次上，人体由超过十万种化合物所组成。这些化合物的复杂性与相对分子质量有着极大的差异，最简单者如水，最复杂者如核糖核酸。人体组成学将这些化合物分类为若干组分，主要有水、蛋白质、脂、矿物质，以及糖类。身体的质量等于所有这些组分的总和。

BM = 水 + 蛋白质 + 脂 + 矿物质 + 糖类 + 其他

在细胞层次上，人体含有数百亿个细胞，依照大小、形状、组成、代谢、分布和功能的不同，可以分为若干类别。身体的质量等于细胞、细胞外液体和细胞外固体的总和。

BM = 细胞 + 细胞外液体 + 细胞外固体

在组织－器官层次上，人体由四类主要组织，即肌组织，结缔组织，上皮组织及神经组织所构成。

BM = 肌组织 + 结缔组织 + 上皮组织 + 神经组织

人体的质量也可以表达为全身所有器官质量之和。

在整体层次上，人体由头、颈、躯干、上肢和下肢组成，人体的质量可以表达为所有这些部分的质量之和。

BM = 头 + 颈 + 躯干 + 上肢 + 下肢

各个层次之间，各个组分之间既是不同的，又是相互联系的。上述的五层次模型已成为人体组成学的重要理论基础，在世界各国的人体组成学研究和教学中被广泛应用。

三、解剖学姿势和常用术语

（一）解剖学姿势

解剖学姿势是指人体直立，两眼平视前方，上肢下垂于躯干两侧，掌心向前，两足并拢，足尖向前的姿态（图1－1）。解剖学姿势是用以说明人体各结构、器官之间位置关系的特定标准姿势。所描述的人体或标本，无论处于任何位置，都必须以解剖学姿势为依据。

（二）常用方位术语

按解剖学姿势，常用方位术语有以下一些。

1. 上和下

用于描述部位高低关系。近头顶者为**上**，近足底者为**下**。如眼位于**鼻之上**，而口则位于**鼻之下**。

2. 前和后

近腹面者为**前**，又称**腹侧**，近背面者为**后**，又称**背侧**。

3. 内侧和外侧

用于描述各部位与人体正中面相对的位置关系。近正中矢状面者称**内侧**，反之为**外侧**。

4. 内和外

用于描述空腔器官相互的位置关系。在腔内或近腔者为**内**，反之为**外**。如舌在口腔内，心在心包腔外。

5. 浅和深

用于描述器官或结构与体表的位置关系。凡近体表者称**浅**，反之称**深**。

6. 近侧与远侧

用于描述四肢中的结构位置关系，近躯体附着点为**近侧**，反之为**远侧**。

（三）轴

轴是假想的线。任何立体或空间，均可用三条互相垂直的轴在座标上确定其外部和内部各结构的形态和位置（图1－2）。

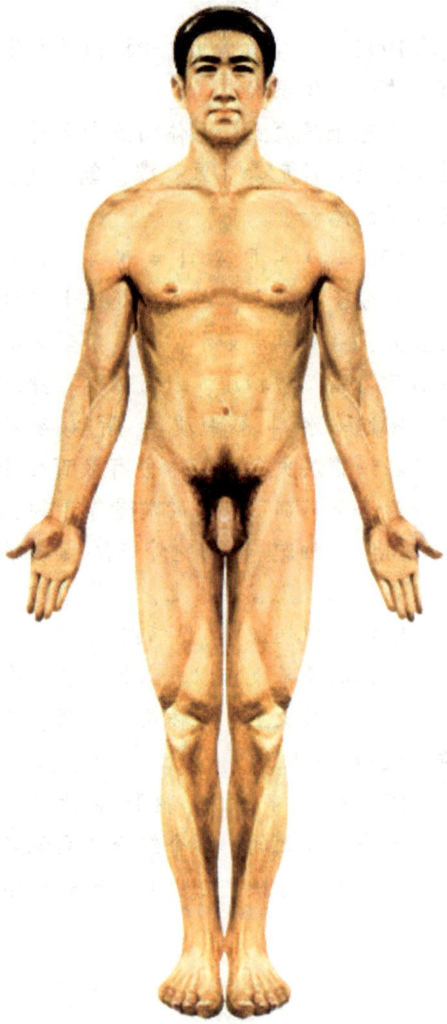

图1－1 解剖学姿势

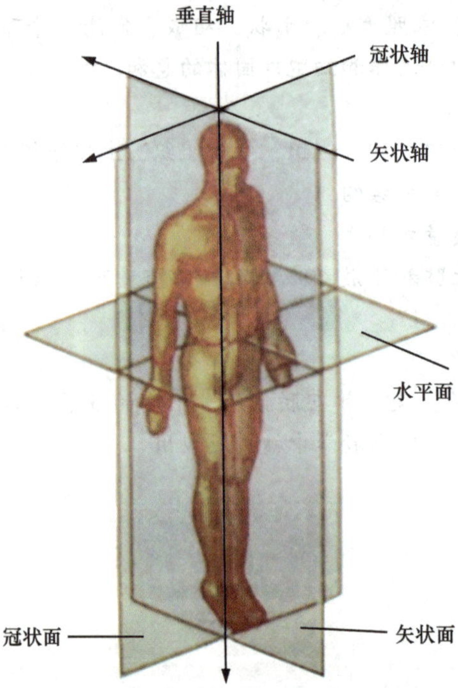

图1－2 人体的轴和面

1. 垂直轴

上下方向，与地面垂直且和人体长轴平行的轴，称**垂直轴**。

2. 矢状轴

前后方向，与地面平行且与人体长轴垂直的轴，称**矢状轴**。

3. 冠状轴

左右方向，与地面平行且垂直于矢状轴和垂直轴的轴，称**冠状轴**。

（四）面

1. 矢状面

沿前后方向将人体分成左、右两部分的纵切面称**矢状面**。其中，通过人体正中线的矢状面，称**正中**

矢状面，在体表，它将人体分成对称的左右两部分。

2. 冠状面

从左右方向将人体分成前、后两部分的纵切面，称冠状面，又称**额状面**。

3. 水平面

与地面平行且与矢状面和冠状面相互垂直的面，称水平面，又称**横断面**，它将人体分为上、下两部分。

在描述器官的切面时，以其自身的长轴为准，与长轴垂直的切面称横切面，与长轴平行的切面统称**纵切面**。

四、学习人体解剖组织学的基本观点与方法

（一）结构与功能相联系的观点

人体的形态结构和功能是密切相关的。如加强体育锻炼，可使骨骼肌变粗、肌发达；长期卧床，可导致骨骼肌细弱、肌萎缩。可见结构与功能相互联系，相互制约。

（二）局部和整体统一的观点

人体是一个活的有机体，各个器官、系统的功能并不是孤立的局部活动，而是整体活动的组成部分，它们之间存在着密切而又复杂的联系。因此，应确立局部与整体统一的观点，从整体的角度更好地来理解器官、局部的形态结构以及它们之间复杂的功能联系。

（三）进化发展与环境统一的观点

人类是由亿万年前的灵长类古猿进化而来的。现代人类的形态结构，仍在不断地发展和变化，如人体的细胞、组织和器官一直处于新陈代谢、分化发育的动态之中，血细胞处于不断更新之中。

人生活在自然和社会的大环境中，不仅从外界环境中摄取物质，排出废物，进行物质交换，而且不可避免地受到自然规律、社会现象的影响。人体通过神经－体液的调控，不断地统一人体内部的功能活动，并适应周围环境，进而改造环境，使环境符合人类的需要。

（四）理论联系实际的学习方法

学习的目的是为了实际应用。在学习中要注意理论联系实际，通过观察尸体、大体标本、模型、组织切片，对临床上看得见、听得到、摸得着、用得上的形态、结构知识要在自身活体上反复触摸，准确定位，通过对照、比较，综合分析，牢牢把握。在获得教材知识的同时，还应涉猎参考书，拓宽知识面；参与研究性学习，活跃思路；努力社会实践，达到学以致用。

五、组织切片的常用组织方法

观察组织标本，一般要切成薄片，再经过染色处理后，才能成为组织切片在显微镜下观察。常用的染色法是苏木精和伊红染色，简称 HE 染色。苏木精是碱性染料，可将细胞内某些嗜碱性物质染成蓝色。伊红是酸性染料，可将细胞内某些嗜酸性物质染成红色。

本章小结

人体解剖与组织胚胎学是研究正常人体形态、结构的科学。它是由人体解剖学、组织胚胎学有机组合而成的一门重要的医学基础课程。要全面准确地认识和理解人体的形态结构，必须树立正确的观点和

掌握科学有效的学习方法。人体由四种基本组织、九大系统组成。为了规范地描述人体各部位的位置、形态、结构及其相互关系，解剖学姿势、方位、轴和面的术语须明确理解并牢记。

复习思考题

考试系统

1. 请按外形简述人体的分部。
2. 请说出解剖学姿势。

第二章　基本组织

思维导图

- 基本组织
  - 上皮组织
    - 被覆上皮
    - 腺上皮
    - 上皮细胞的特殊结构
  - 结缔组织
    - 固有结缔组织
    - 血液
    - 淋巴
    - 软骨组织和软骨
    - 骨组织和骨
  - 肌组织
    - 骨骼肌
    - 心肌组织
    - 平滑肌组织
  - 神经组织
    - 神经元
    - 神经胶质细胞
    - 神经纤维
    - 神经末梢

学习目标

1. 熟悉基本组织的类型。

2. 熟悉上皮组织的一般结构特点、分类、功能；了解被覆上皮分类、分布；掌握各类被覆上皮的结构特点与功能；熟悉腺上皮和腺的概念；了解腺的分类，外分泌腺的结构；了解上皮细胞的特殊结构与功能。

3. 熟悉结缔组织一般结构特点、分类、功能；掌握疏松结缔组织的主要细胞、纤维及其功能；了解致密结缔组织、脂肪组织、网状组织的组成和分布；了解软骨组织、软骨的结构和分类；了解骨组织的一般结构；掌握血液的组成、血浆的概念、各种血细胞的形态结构、各种血细胞的正常值、血细胞生成的部位。

4. 了解肌组织的一般结构特点、分类、分布；掌握骨骼肌、心肌、平滑肌的结构及功能特点。

5. 掌握神经元的形态结构和分类；掌握突触的概念及结构；熟悉神经纤维的结构特点和分类；了解神经末梢及其分类。

组织是由形态和功能相似的细胞和细胞间质所构成。根据组织的结构和功能特点可将其分为四大类，即上皮组织、结缔组织、肌组织和神经组织。这四类组织称基本组织，它们具有不同的结构和功能特点，构成人体的各种器官。

第一节　上皮组织

上皮组织（epithelial tissue）简称上皮（epithelium），由大量形态规则、排列密集的上皮细胞及少量的细胞基质构成。上皮细胞的不同表面在结构和功能上均具有明显的差别，称为有极性。上皮细胞朝向体表或有腔器官腔面的一面，称游离面，常分化出一些特殊的结构与功能相适应。与游离面相对的另一面朝向深部的结缔组织，称基底面，借助基膜与结缔组织相连。上皮组织中大多没有血管，细胞的营养需依靠结缔组织内的血管透过基膜供给。上皮组织内分布有丰富的感觉神经末梢。上皮组织主要分为被覆上皮、腺上皮两大类，具有保护、吸收、分泌和排泄等功能。

一、被覆上皮

被覆上皮根据上皮细胞的排列层数和垂直切面上细胞的形态可分：单层上皮和复层上皮（表2－1）。单层上皮包括单层扁平上皮、单层立方上皮、单层柱状上皮和假复层纤毛柱状上皮；复层上皮包括复层扁平上皮和变移上皮。

表2－1　被覆上皮的分类及主要分布

上皮类型		主要分布
单层上皮	单层扁平上皮	内皮：心、血管、淋巴管 间皮：胸膜、腹膜、心包膜 其他：肺泡、肾小囊壁层等
	单层立方上皮	肾小管等
	单层柱状上皮	胃、肠、子宫等
	假复层纤毛柱状上皮	气管、支气管等
复层上皮	复层扁平上皮	未角化的：口腔、食管、阴道等 角化的：皮肤表皮
	变移上皮	肾盏、肾盂、输尿管、膀胱

（一）单层扁平上皮

单层扁平上皮由一层扁平细胞构成，核扁圆形，位于细胞中央（图2-1）。侧面观，核椭圆形，胞质少。该上皮分布较广，分布在心血管、淋巴管内表面的单层扁平上皮叫内皮；分布在胸膜、腹膜和心包膜表面的单层扁平上皮称间皮；还参与构成肺泡、肾小囊等结构。其功能主要是提供一个薄而光滑的表面以利于液体流动、物质交换和减少器官之间的摩擦。

（二）单层立方上皮

单层立方上皮由一层立方形细胞构成，核呈圆形，位于中央（图2-2）。该上皮多构成管道，如小叶间胆管、肾小管、甲状腺滤泡等，其功能以分泌、吸收、排泄为主。

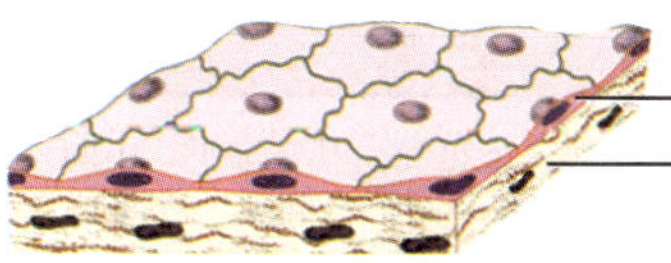

图2-1　单层扁平上皮模式图

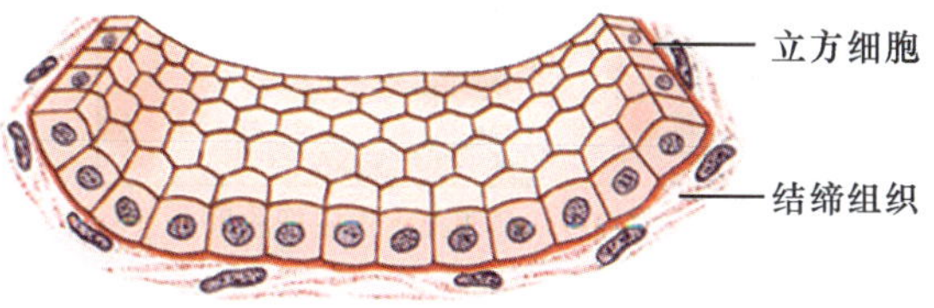

图2-2　单层立方上皮模式图

（三）单层柱状上皮

单层柱状上皮由一层棱柱状细胞构成，切面似长柱状，核呈椭圆形，靠近细胞中下部（图2-3）。细胞游离面常有微绒毛，以扩大表面积。该上皮主要分布在胃、肠、子宫的内表面，其功能以吸收、分泌为主。肠管的单层柱状上皮中，除柱状细胞外，还散在有杯状细胞。杯状细胞形似高脚酒杯，细胞顶部膨大，胞质内充满黏原颗粒，底部狭窄，含有染色深的核。杯状细胞可分泌黏液，有润滑和保护上皮的作用。

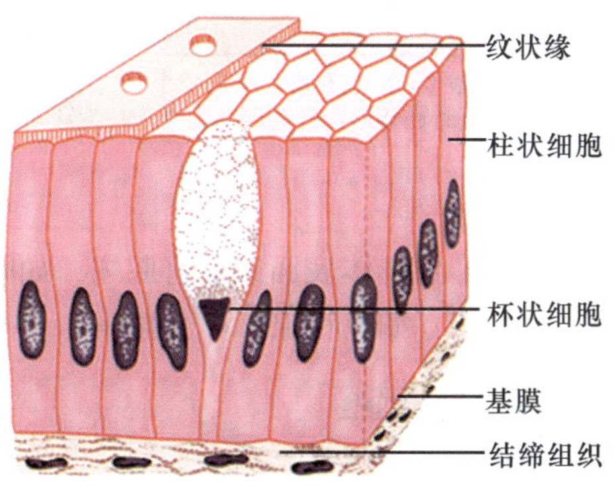

图2-3　单层柱状上皮模式图

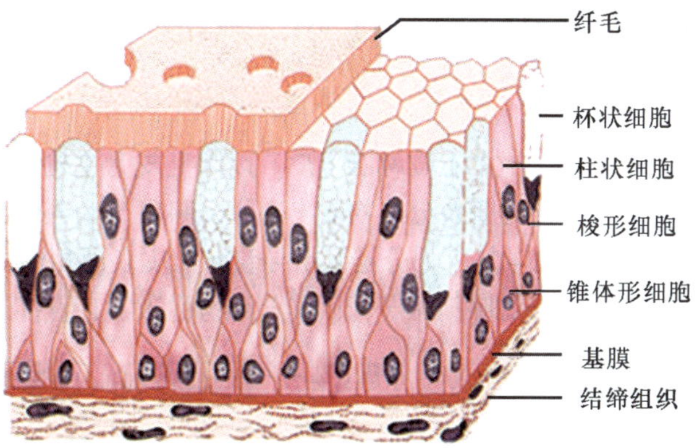

图2-4　假复层纤毛柱状上皮上皮模式图

（四）假复层纤毛柱状上皮

由柱状细胞、梭形细胞、锥体形细胞和杯状细胞等几种形状和大小不同的细胞组成，所有细胞的基底部都附于同一基膜上。由于多数细胞的细胞核位置不在同一平面上，看似多层，实为单层，故称假复层（图2-4）。此上皮内夹有杯状细胞，可分泌黏液。上皮细胞游离面有纤毛，能作节律性摆动，可将黏液连同黏附的灰尘、细菌等推向咽部，起到清洁保护作用。该上皮主要分布在呼吸道内表面。

（五）复层扁平上皮

复层扁平上皮由多层细胞组成。浅部为多层扁平形细胞，中部是数层多边形细胞，基底部为一层矮柱状细胞（图2-5）。基底部细胞具有较强的分裂增殖能力，新形成的细胞不断向表面推移，以补充衰老或损伤而脱落的浅表细胞。上皮基底面借基膜与深部结缔组织相连，连接部位形成凹凸不平的连接面，以增加两者的接触面积，使连接更牢固，又可保证上皮组织的营养供应。根据复层扁平上皮的浅层细胞是否有角化现象，又可分为两种：①角化的复层扁平上皮：分布于皮肤的表皮，其表层的扁平细胞已无细胞核和细胞器，胞质中充满角蛋白，这种现象呈角化。②未角化的复层扁平上皮：分布于口腔、食管、阴道等处，其浅层细胞是有核、有细胞器的活细胞。复层扁平上皮具有保护作用。

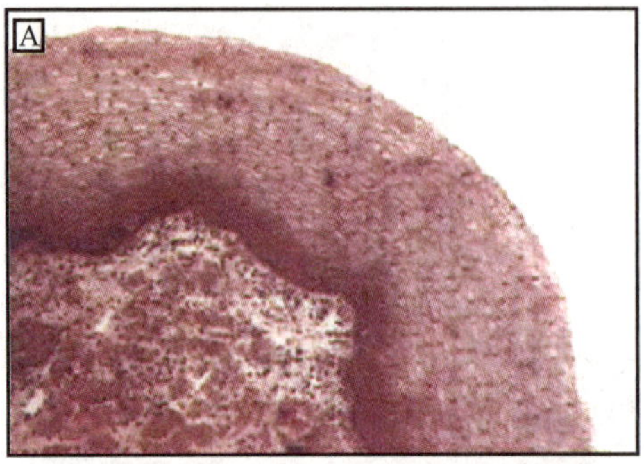

A.低倍:细胞层数较多，从表面到深层细胞形态逐渐变化

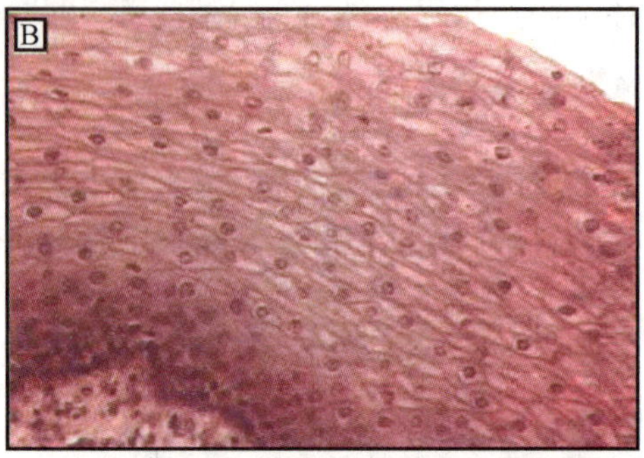

B.高倍:表层细胞为扁平形，染色浅，其核扁平。中间数层细胞为多边形，染色浅，核圆形或椭圆形。期底层为一层立方形或矮柱状细胞，染色深，核随圆形

图2-5　复层扁平上皮光镜图（食管）

（六）变移上皮

变移上皮又称移行上皮，由多层细胞组成。细胞形态随所在器官的充盈程度而变化。器官充盈扩张时，细胞层数减少，细胞变薄；空虚收缩时，细胞层数增多，细胞变厚，表层细胞呈立方形（图2-6）。该上皮主要分布在输尿管、膀胱等部位，其功能是改变器官容积。

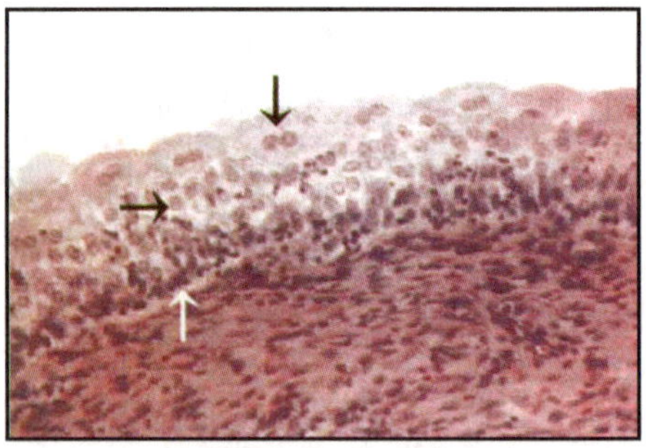

高倍：盖细胞（↓）立方形，有1～2个核；中间数层细胞（→）为倒置梨形；基底层细胞（↑）为矮柱状。

图2-6　变移上皮

二、腺上皮

以分泌功能为主的上皮称腺上皮。以腺上皮为主构成的器官称腺。根据有无导管及分泌物输出途径，腺可分为外分泌腺和内分泌腺（图2-7）。外分泌腺由导管与上皮表面相连，分泌物经导管排到身体表面或器官腔内，如唾液腺、汗腺等。内分泌腺则无导管，其分泌物称激素，直接进入血液发挥效应，如甲状腺、肾上腺等。

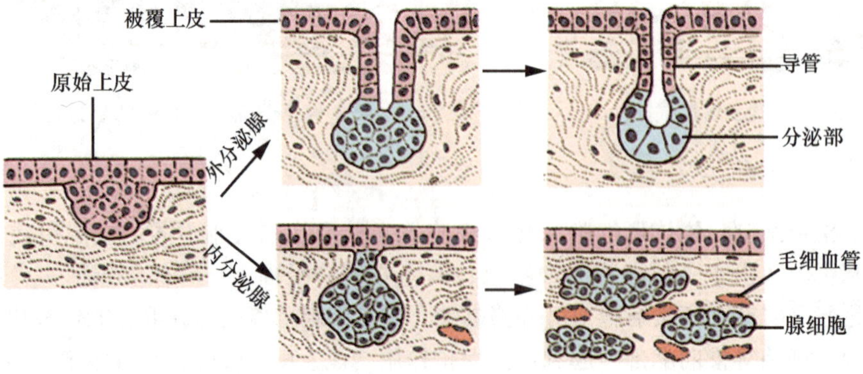

图2-7　腺的发生和分类

三、上皮细胞的特殊结构

上皮细胞的游离面、基底面和细胞相邻面，根据功能的需要常形成一些特殊结构（图 2－8）。

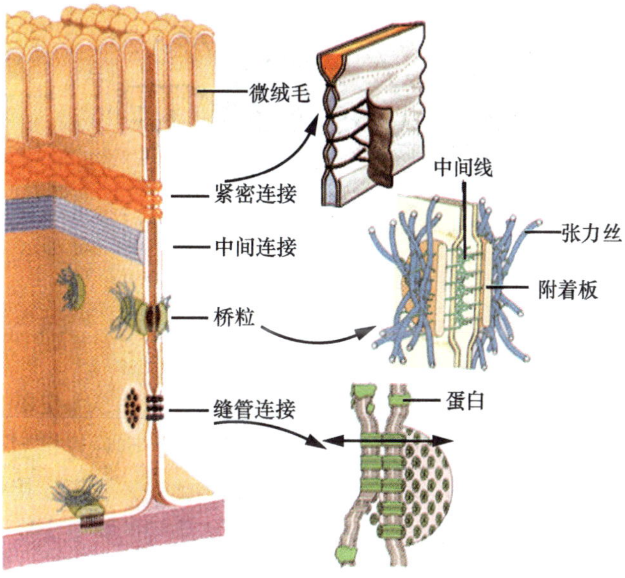

图 2－8　上皮细胞特殊结构模式图

（一）上皮细胞的游离面

1. 微绒毛

微绒毛是细胞膜和细胞质向细胞表面突出形成的指状突起在电镜下才能清楚辨认，功能是增加细胞表面积，利于吸收。主要分布于小肠和肾小管等处上皮的游离面。

2. 纤毛

纤毛是上皮细胞游离面向细胞表面突出的突起，也由细胞膜和细胞质构成，较微绒毛粗、长，能作定向摆动，以清除异物、细菌等。主要分布于呼吸道等处上皮的游离面。

（二）上皮细胞的基底面

1. 基膜

基膜是上皮细胞基底面与深部结缔组织之间的一层薄膜，起支持、连接作用。另外，基膜还是半透膜，利于上皮与深部结缔组织之间进行物质交换。

2. 质膜内褶

质膜内褶是上皮细胞基底面的细胞膜向细胞质内陷而成，以扩大细胞基底面的表面积，利于重吸收。常见于肾小管上皮细胞的基底面。

3. 半桥粒

半桥粒（hemidesmosome）位于上皮细胞基底面，为桥粒结构的一半（图 2－9），质膜内也有附着板，张力细胞附着于板上，折成袢状返回胞质，主要作用是将上皮细胞固着在基膜上。

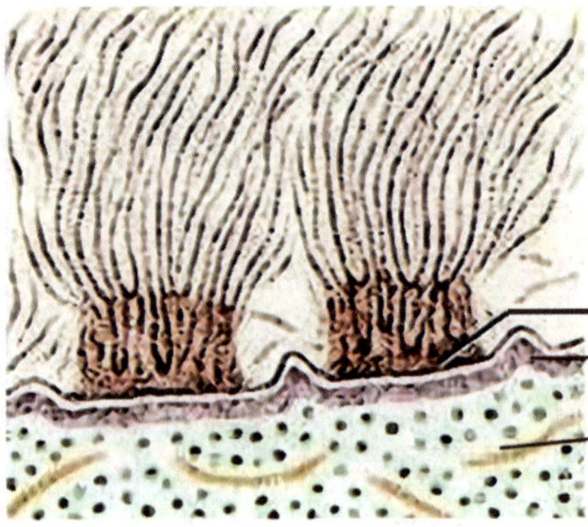

图 2-9　半桥粒和基膜超微结构模式图

（三）上皮细胞的相邻面

在上皮细胞的相邻面上有许多连接结构，使上皮细胞互相牢固相连。主要有紧密连接、中间连接、桥粒和缝隙连接。以上四种细胞连接，只要有两种或两种以上紧邻存在，则称连接复合体。这些结构可封闭细胞游离面的细胞间隙，防止有损组织的大分子物质进入深部组织。此外，缝隙连接是相邻两细胞膜形成间断的融合，并有小管沟通，又称通信连接，其更重要的功能是实现细胞间的物质交换和传导信息。

第二节　结缔组织

结缔组织由大量细胞间质和散在其中的细胞组成。细胞种类较多，细胞间质包括纤维和基质。结缔组织在人体内分布很广，形态结构和功能多样，广义的结缔组织包括液态的血液和淋巴，纤维性的固有结缔组织，固态的软骨和骨。一般所讲的结缔组织即狭义的结缔组织是指固有结缔组织，主要功能是支持、连接、营养和保护。

一、固有结缔组织

固有结缔组织按结构和功能可分疏松结缔组织、致密结缔组织、脂肪组织和网状组织。

（一）疏松结缔组织

疏松结缔组织松软而富有弹性和韧性，有丰富的毛细血管，纤维排列疏松交织成网，形似蜂窝，因此又称蜂窝组织（图 2-10）。

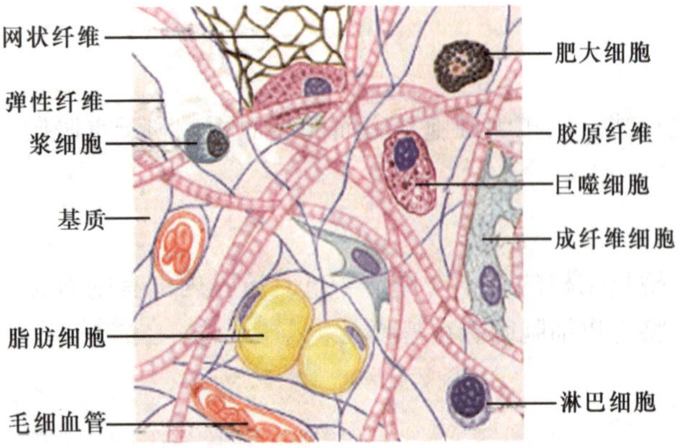

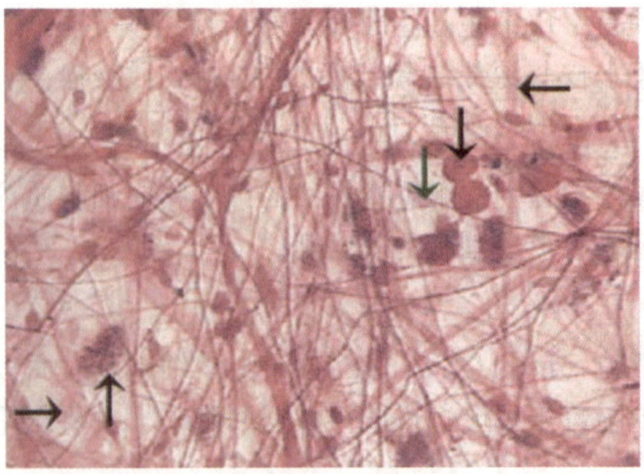

大鼠肠系膜铺片、HE、地伊红和硫堇染色，低倍；粉色胶原纤维（←），棕红色弹性纤维（↓）、成纤维细胞（→）、肥大细胞（↓），巨噬细胞（↑）

图 2-10　疏松结缔组织

1. 细胞

(1) 成纤维细胞　是疏松结缔组织中最主要的细胞。细胞较大，呈多突起的扁平形，细胞核较大，椭圆形，着色浅，胞质弱嗜碱性。成纤维细胞能形成纤维和基质。当组织损伤时，成纤维细胞大量增生，分泌基质，形成纤维以使组织再生和修复。

(2) 巨噬细胞　形态不规则，常有短而粗的突起，核小，着色较深，胞质嗜酸性，可含有异物颗粒或空泡。当受到炎症或其他刺激时，巨噬细胞可作活跃的变形运动，具有很强的吞噬细菌、异物和衰老死亡细胞的能力，在机体防御和免疫反应中起重要作用。

(3) 浆细胞　呈圆形或椭圆形，核圆，常偏于细胞一侧，核染色质呈粗块状，沿核膜呈车轮状排列，胞质嗜碱性。浆细胞主要合成分泌性免疫球蛋白（抗体），参与体液免疫。

(4) 肥大细胞　常分布于小血管周围，细胞呈圆形或椭圆形，核小，胞质内充满嗜碱性颗粒。颗粒内含组胺、慢反应物质和肝素等，这些物质会引起机体的过敏反应。

专业知识拓展

肥大细胞和过敏反应

肥大细胞释放的肝素具有抗凝血作用；组胺和慢反应物质可使细支气管平滑肌收缩痉挛，使毛细血管扩张、通透性增加，血管内较多液体渗出，造成局部组织水肿。在皮肤表现为荨麻疹；在支气管，则因黏膜水肿，加上平滑肌持续痉挛，造成支气管通气不畅，呼吸困难，引起哮喘。荨麻疹和哮喘等均属过敏反应。

(5) 脂肪细胞　细胞呈球形，体积较大，细胞内含有脂滴，胞质和核被挤到一侧。在 HE 染色标本中，因脂滴已被有机溶剂溶解使细胞呈空泡状。脂肪细胞有合成、贮存脂肪的功能。

2. 细胞间质

包括纤维和基质。

(1) 纤维　有胶原纤维、弹性纤维和网状纤维三种：

1）胶原纤维　是结缔组织中含量最多的纤维。新鲜时呈白色，又称白纤维。HE 染色时呈粉红色。其化学成分为胶原蛋白，韧性大，牢固，抗拉力强。胶原纤维是伤口愈合的主要成分。

2）弹性纤维　新鲜时呈黄色，又称黄纤维。光镜下呈细丝状，有分支交织成网。其化学成分为弹性蛋白，富有弹性。随着年龄的增长，弹性纤维的弹性会逐渐减弱，这是老年人皮肤出现皱纹的主要原因。

3）网状纤维　数量较少，纤维细且分支多，交织成网。HE 染色不易着色。用银染法处理呈黑色，又称嗜银纤维。网状纤维主要分布在网状组织内。

(2) 基质　是无色透明的胶状物质，充满于纤维与细胞之间，其化学成分为蛋白多糖。透明质酸是构成蛋白多糖的主要分子，它结合许多蛋白质和多糖，形成了带有许多微小孔隙的大分子结构，称分子筛。分子筛可限制大分子物质（如细菌、肿瘤细胞等）通过，起到限制有害物质扩散的屏障作用。但某些细菌、癌细胞、蛇毒等可产生透明质酸酶，分解透明质酸而破坏分子筛，导致感染和肿瘤的扩散。

基质中还有少量的组织液。组织液循环可给组织细胞带来各种营养物质和氧，带走细胞的代谢产物。

专业知识拓展

组织液与水肿、脱水

组织液是从毛细血管动脉端渗出的液体，然后经毛细血管静脉端或毛细淋巴管回流入血液或淋巴，此过程处于不断更新的动态平衡之中。在病理情况下，基质中的组织液增多或减少，前者导致水肿，后者导致脱水，均可影响细胞的正常生理活动。

（二）致密结缔组织

致密结缔组织主要由大量胶原纤维组成，纤维粗大，排列致密而纤维间的细胞和基质较少。胶原纤维排列较规则者，见于肌腱和韧带。胶原纤维排列不规则，互相交织而致密者，见于皮肤的真皮及器官的被膜等（图 2－11）。还有一部分致密结缔组织以粗大的弹性纤维为主，见于项韧带、黄韧带、声带等。

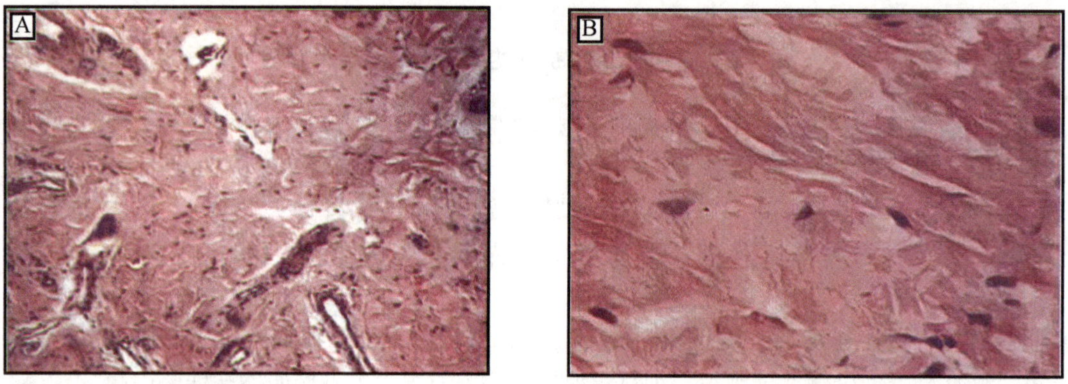

A.低倍：真皮层为致密结缔组织。

B.高倍：纤维束粗大，交织成网，呈粉红色。细胞成分相对较少，多为成纤维细胞或纤维细胞，只能看到细胞核。

图 2－11　致密结缔组织

（三）脂肪组织

脂肪组织由大量脂肪细胞群集而成。主要分布于皮下、网膜、骨髓腔、肾脏周围等，具有贮存脂肪、保持体温、保护脏器、缓冲外力冲击等作用（图 2－12）。

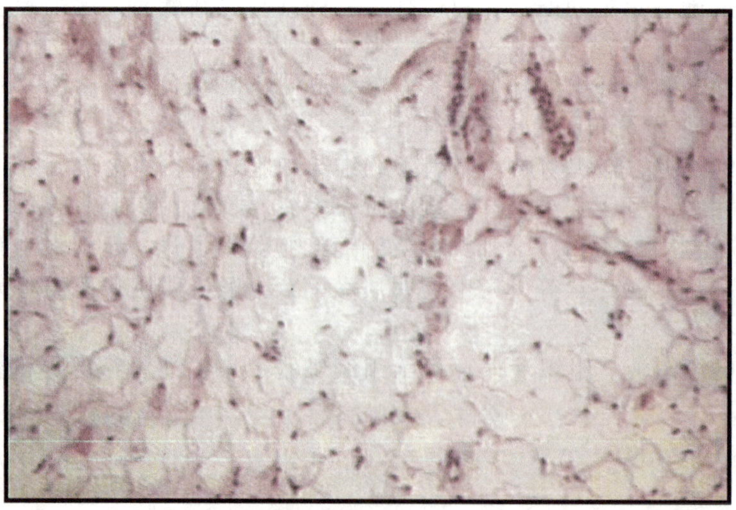

人指皮皮下组织

低倍：大量的脂肪细胞，其细胞核偏于一侧。

图 2－12　脂肪组织

（四）网状组织

网状组织由网状细胞、网状纤维和基质构成。网状细胞是多突起的星形细胞，相邻细胞的突起互相连接成网状，细胞核大，着色浅。网状细胞能产生网状纤维。网状纤维交织分布在基质中。网状组织主要分布在造血器官和淋巴组织等处，构成血细胞发育的微环境（图 2－13）。

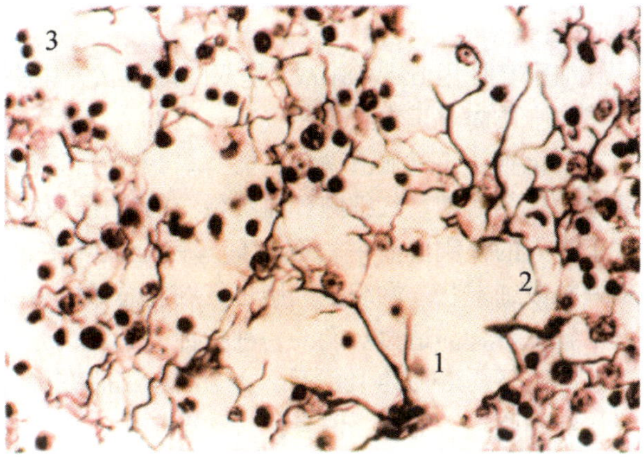

1.网状细胞　2.网状纤维　3.淋巴细胞

图 2－13　网状组织

二、血液

血液（blood）由**血浆**和**血细胞**组成。

血浆相当于细胞间质，是淡黄色的液体，约占血液容积的 55%。血浆中 90% 左右是水，其余成分是白蛋白、球蛋白、纤维蛋白原、酶、激素、维生素、无机盐等。

血细胞混悬于血浆中，约占血液容积的 45%，包括红细胞、白细胞和血小板。

当血液流出血管后，由于血浆中纤维蛋白原转变为纤维蛋白，将血细胞网络在一起形成凝固的血块，血块表面析出的淡黄色透明液体，称血清。

（一）血细胞

血细胞的形态（图 2－14）、分类和正常值（表 2－2）。

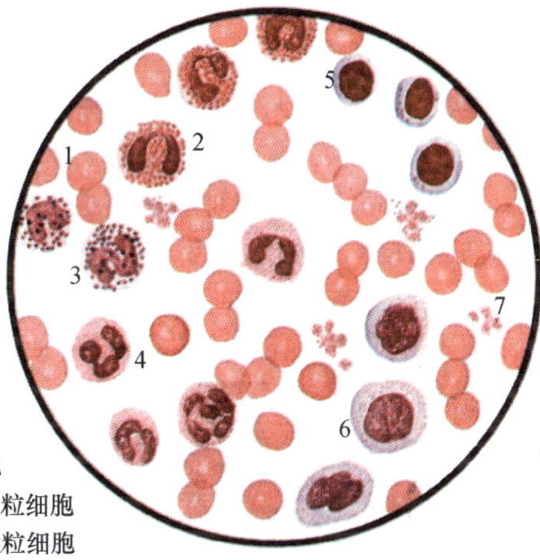

1 红细胞
2 嗜酸性粒细胞
3 嗜碱性粒细胞
4 中性粒细胞
5 淋巴细胞
6 单核细胞
7 血小板

图 2－14　血细胞的形态

表 2－2　血细胞的分类和正常值

血细胞	红细胞（RBC）	男：（4.0～5.5）×10^{12}/L		
		女：（3.5～5.0）×10^{12}/L		
	白细胞（WBC）	（4.0～10.0）×10^{9}/L	粒细胞	中性粒细胞：50%～70%
				嗜碱性粒细胞：0%～1%
				嗜酸性粒细胞：0.5%～5%
			无粒细胞	单核细胞：3%～8%
				淋巴细胞：20%～40%
	血小板	（100～300）×10^{9}/L		

1. 红细胞

红细胞直径为 6.5～8μm，呈双凹圆盘状，中央较薄，周边较厚。成熟的红细胞没有细胞核，也没有细胞器，胞质内充满血红蛋白（hemoglobin，Hb）。血红蛋白使血液呈红色。红细胞中的血红蛋白能携带氧和二氧化碳，通过血液循环，能将氧带给全身各组织细胞供其代谢所需，并带走一部分二氧化碳，维系细胞的生命活动。红细胞和血红蛋白的数值可因生理或病理状态的变化而改变。

正常人的外周血液中含有少量未完全成熟的红细胞，称网织红细胞。网织红细胞内有少量核糖体，呈小颗粒或细网状。网织红细胞占红细胞总数的 0.5%～1.5%，新生儿可达5%。该细胞数值的变化，可作为了解患者骨髓造血功能的一种指标。

红细胞平均寿命约 120 天。衰老的红细胞在脾、肝、骨髓等处被巨噬细胞吞噬，同时红骨髓不断生成和释放红细胞进入血液，两者保持动态平衡，以维持红细胞数量的相对稳定。

专业知识拓展

一氧化碳（煤气）中毒

血红蛋白对一氧化碳的亲和力比对氧的亲和力大得多，而且与一氧化碳结合后不易解离。如果空气中一氧化碳较多，血红蛋白与大量的一氧化碳结合，则不能运输氧，可出现组织缺氧，严重时会导致死亡。

一氧化碳中毒时，应立即将中毒者抬至空气新鲜处，让一氧化碳释放入大气，以抢救中毒者生命。

2. 白细胞

白细胞为无色、有核的球形细胞，能作变形运动，可穿出毛细血管壁进入周围组织。根据其胞质内有无特殊颗粒，白细胞可分粒细胞和无粒细胞两大类。粒细胞根据其胞质内特殊颗粒着色性质不同，分为中性粒细胞、嗜碱性粒细胞和嗜酸性粒细胞三种；无粒细胞分为淋巴细胞和单核细胞。

（1）中性粒细胞　是白细胞中数量最多的一种，呈球形，细胞核杆状或分叶状分为 2～5 叶，以三叶核为主，胞质中含有大量的、细小的、粗细相等的，分布均匀的中性颗粒，染成淡红色或淡紫色。

中性粒细胞具有活跃的变形运动和较强吞噬及杀菌的能力。当机体受到细菌等感染时，中性粒细胞起着重要的防御作用。在分解细菌过程中，中性粒细胞可变性坏死，成为脓细胞，与坏死组织及细菌一起成为脓液。当机体受细菌感染时，白细胞总数增高，且中性粒细胞的百分比显著增高。

（2）嗜碱性粒细胞　数量最少，细胞核呈 S 形或不规则，染色淡，常被颗粒遮盖而轮廓不清。胞质中含有大小不等、分布不均的嗜碱性颗粒，染成紫蓝色。颗粒内有肝素、组胺、白三烯等，与肥大细胞分泌的物质相似，也参与过敏反应。

（3）嗜酸性粒细胞　呈球形，核常分两叶，呈“八”字形。胞质中含有许多粗大的、分布均匀的嗜酸性颗粒，染成亮红色。嗜酸性粒细胞也能作变形运动，能有选择地吞噬抗原 - 抗体复合物；能释放组胺酶灭活组胺，从而减轻过敏反应；还能借助免疫物质，杀灭寄生虫。因此，患过敏性疾病或寄生虫病时，血液中嗜酸性粒细胞明显增多。

（4）单核细胞　是白细胞中体积最大的细胞，细胞呈圆形或椭圆形，核呈肾形或马蹄形，胞质弱嗜碱性，常染成灰蓝色，内有少量嗜天青颗粒。颗粒内有水解酶和溶菌酶等。

单核细胞有活跃的变形运动及吞噬功能。它可离开血管进入不同组织而分化为各种类型的巨噬细胞，如肺内的尘细胞、神经组织中的小胶质细胞等，这些细胞均具有吞噬和参与免疫反应的能力。

（5）淋巴细胞　核圆形或椭圆形，一侧常有凹陷，胞质少，染成天蓝色，胞质内含少量嗜天青颗粒。淋巴细胞可分大、中、小 3 种类型，在血循环中以小淋巴细胞数量最多。

淋巴细胞的形态虽然相似，但根据其发生、功能的不同，可分为 T 细胞、B 细胞和 NK 细胞等，但光镜下不易区分。

1）T 细胞：需要在胸腺内分裂、分化、发育，故称胸腺依赖淋巴细胞。T 细胞是细胞免疫的主要细胞，有杀伤靶细胞的作用。

2）B 细胞：需要在骨髓内分裂、分化和发育，故称骨髓依赖淋巴细胞。在抗原刺激下，B 细胞经过多次分裂，转变成浆细胞。浆细胞产生抗体，参与体液免疫。

3）NK 细胞：即自然杀伤细胞，主要存在于脾及血液中。NK 细胞不需先经抗原致敏，便可杀伤某些感染病毒的细胞和肿瘤细胞。

3. 血小板

血小板是骨髓巨核细胞脱落的小碎片。在血涂片中，血小板呈双凸的不规则形，常聚集成群。血小板周围部分呈浅蓝色，中央部分有紫蓝色颗粒。血小板在凝血和止血过程中起重要的作用。如果其数量显著减少或功能障碍时，可导致皮肤或黏膜出血。

（二）血细胞的发生

血液中各类血细胞都有一定的寿命，如红细胞寿命约 120 天，血小板仅 10 天左右。血细胞不断衰老、死亡，由红骨髓不断产生新的血细胞，以维持动态平衡，满足机体的需要。

红骨髓是分布在骨松质内的造血组织，它由网状组织及填充于网孔中不同发育阶段的血细胞组成。血细胞发育成熟后离开红骨髓进入血循环中。所有血细胞均来源于造血干细胞，该细胞能向各种血细胞方向分化。

专业知识拓展

骨髓穿刺

人体如被疑为患有血液系统的疾病且诊断不明，即需进行骨穿刺，从骨松质中抽取红骨髓进行检验，以明确造血系统是否有病变。临床上这种操作称骨髓穿刺，简称骨穿。

专业知识拓展

生命银行

所谓“生命银行”，就是储户将自己孩子出生时的脐带血储存在医院的干细胞库中，等孩子将来万一有病需要时取出，用来拯救孩子的生命，也可提供给亲属和合适的非亲属使用。脐带血是指胎儿娩出后从脐静脉抽出的胎盘血，内含丰富的造血干细胞，于是便成为除骨髓外造血干细胞的另一来源，储存的脐带血可以让子女及家人对于疾病多一层保障。

目前，脐带血已经应用于临床治疗多种恶性和非恶性的血液疾病以及癌症、遗传及免疫系统等疾病。

三、淋巴

淋巴（lymph）是在淋巴管内流动的液体，可清除由组织液渗入毛细淋巴菌等异物，并增加了淋巴细胞和抗体等成分，有时还有单核细胞和粒细胞，最终汇入静脉，淋巴的组成成分和细胞数量因淋巴回流部位而异。如肢体的淋巴清亮透明小肠的淋巴因含吸收的大量脂滴而呈乳白色，称乳糜（chyle）；肝的淋巴内含有大量血浆蛋白。淋巴是组织液回流的辅助渠道，在维持全身各部组织液动态平衡和滤过防御作用中起重要作用。

四、软骨组织和软骨

（一）软骨组织

由软骨细胞和细胞间质组成。细胞间质的基质呈固态凝胶状，纤维散布其中。软骨细胞单个或多个聚集成群，包埋于基质中。软骨组织中无血管，故细胞的营养依靠软骨膜血管中营养物质的渗透来提供。

（二）软骨

由软骨组织和其周围的软骨膜构成，根据软骨基质内所含的纤维种类和数量的不同，可分为透明软骨、弹性软骨和纤维软骨三种（图2－15）。

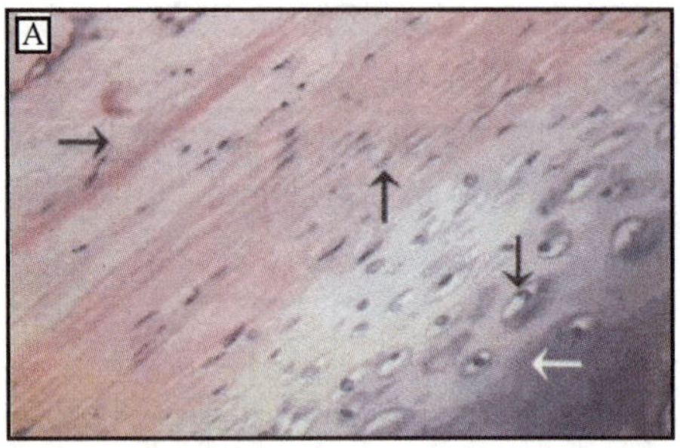

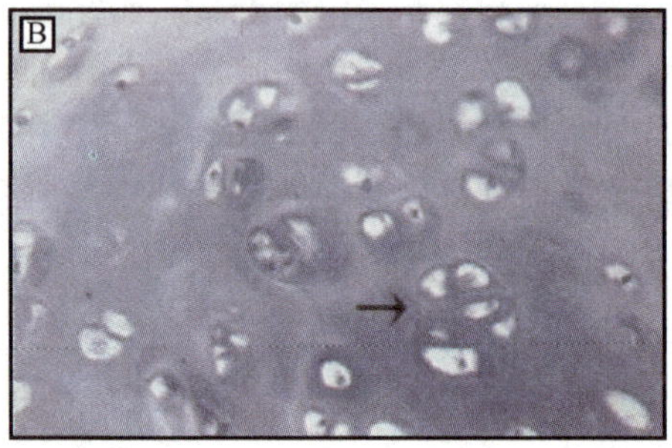

透明软骨　（人气管）

A.低倍：软骨膜（→），蓝色软骨基质（←）。边缘软骨细胞小（↑），中央软骨细胞大（↓），成群分布。

B.高倍：软骨细胞位于软骨陷窝内，其周围为软骨囊。软骨细胞多为2～8个成群存在，为同源细胞群（→）

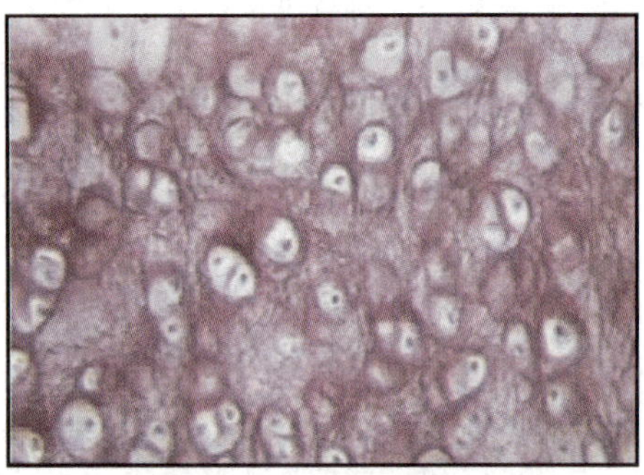

弹性软骨（人耳廓）地依红染色

高倍：软骨细胞成群存在，其间弹性纤维交织成网。

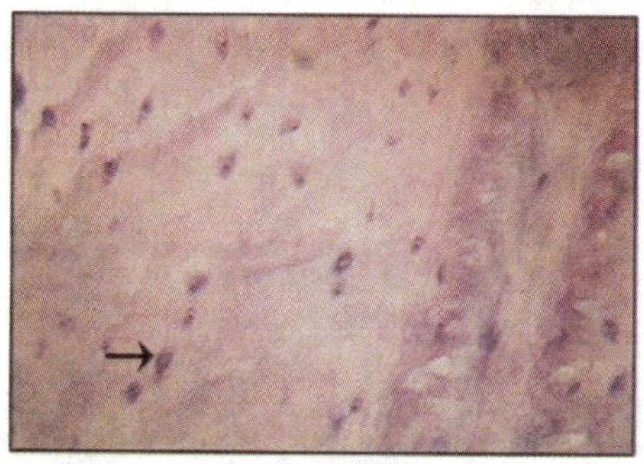

纤维软骨(人椎间盘)

高倍:胶原纤维束间有软骨细胞,成行排列(→)

图2－15　软骨组织的类型

1. 透明软骨

基质内只含少量细小的胶原纤维，分布于呼吸道、肋软骨等处。

2. 弹性软骨

基质内含有大量交织成网的弹性纤维，故其具有较好的弹性，见于耳廓、会厌等处。

3. 纤维软骨

基质内含有大量平行或交叉排列的胶原纤维束，分布于椎间盘、耻骨联合等处。

五、骨组织和骨

（一）骨组织

骨组织是由多种细胞成分和大量钙化的细胞间质组成。骨的钙化的细胞间质又称骨基质，包括有机质和无机质两种成分。有机质为胶原纤维和基质，基质呈凝胶状，具有粘合作用。无机质主要是钙盐。骨胶原纤维平行层状排列，借基质粘合在一起，钙盐密集而规则地沉积在胶原纤维间，形成既韧又硬的板状结构，称骨板。骨板以不同形式排列，形成骨密质和骨松质（图2－16）。

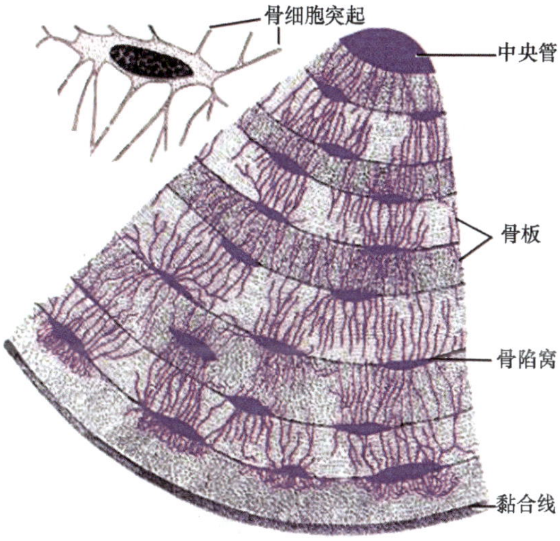

图2－16　骨板结构模式图

骨组织的细胞成分包括骨祖细胞、成骨细胞、骨细胞和破骨细胞（图2－17）。只有骨细胞存在于骨组织内，其他三种细胞均位于骨组织的边缘。骨细胞呈扁椭圆形，多突起，胞体埋于骨板内或骨板间的骨质内，相邻细胞的突起之间有缝隙连结。在骨基质中，骨细胞胞体所在的椭圆形腔隙，称为骨陷窝，其突起所在的空间称骨小管（图2－18）。骨祖细胞是骨组织中的干细胞，在骨的生长发育时期，或成年后骨的改建或骨组织修复过程中，可分裂增殖并分化为成骨细胞或软骨细胞。成骨细胞和破骨细胞能根据机体的需要产生新的骨质或吞噬旧的骨质来改变骨的结构。

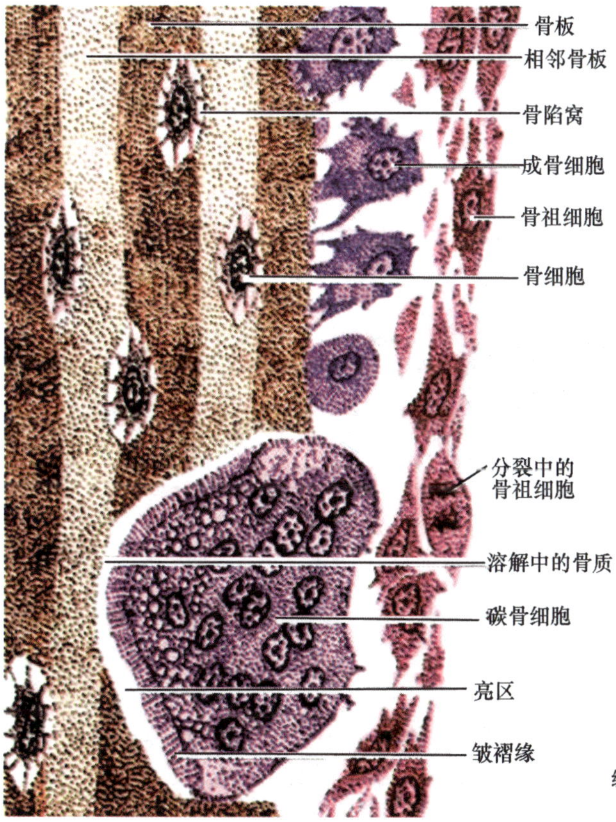

图2－17　骨组织、骨细胞结构模式图

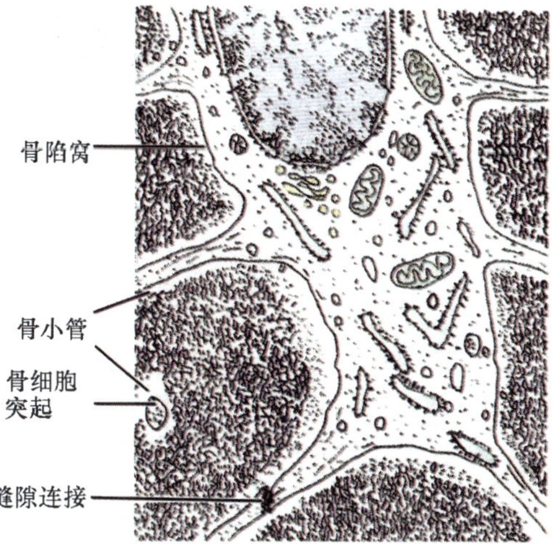

图2－18　骨细胞超微结构模式图

（二）长骨的结构

长骨由骨干和骨骺两部分构成，表面覆有骨膜和关节软骨，骨髓腔内有骨髓填充。骨干主要由密质骨构成。骨干内外表层由环骨板构成，中层主要哈弗斯系统和间骨板构成。哈弗斯系统是构成长骨骨干的主要结构单位，又称为骨单位。骨单位中轴为与骨干纵轴平行的中央管，又称为哈弗斯管；中央管周围为 10～20 层同心圆排列的骨单位骨板，又称为哈弗斯骨板（图 2－19）。

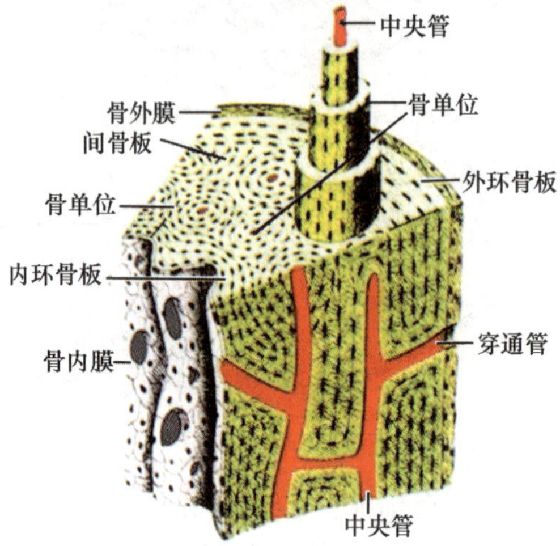

图 2－19　长骨骨干结构模式图

第三节　肌组织

肌组织主要由能收缩的肌细胞构成。肌细胞间有少量结缔组织、血管、淋巴管及神经。肌细胞呈细长纤维形，故又称肌纤维。其细胞膜称肌膜，细胞质称肌浆，内含大量肌原纤维。

肌组织根据形态结构和分布的不同，可分骨骼肌、心肌、平滑肌三类肌组织（图 2－20）。

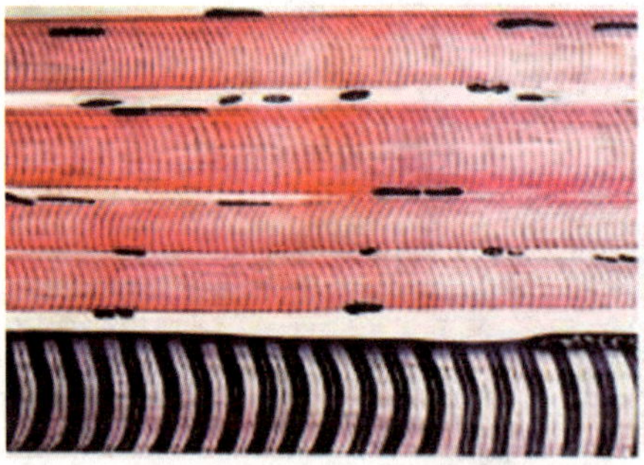

高倍：骨骼肌纤维呈长带状，并具有明暗相间的横纹，细胞核多个，呈扁椭圆形，分布于肌膜下方。

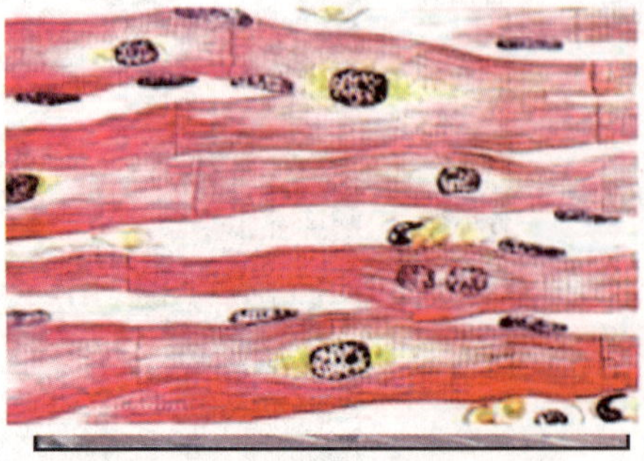

高倍：纵切面的心肌纤维可见闰盘（←）。核 1～2个位于细胞中央，其两端有脂褐素颗粒。

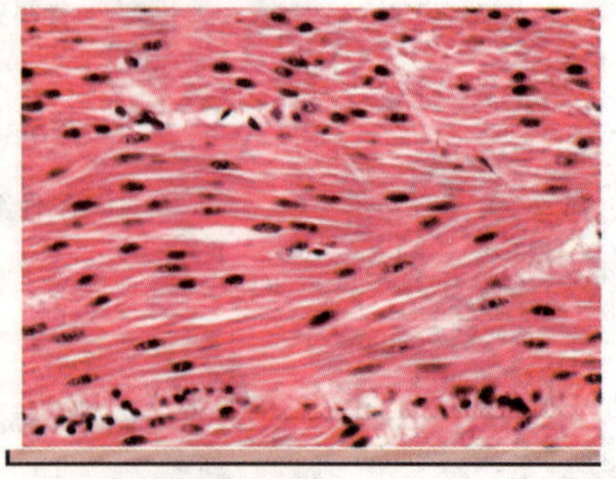

高倍：纵切面平滑肌纤维呈长梭形，胞质嗜酸性，染成粉红色，核长杆状位于细胞中央。

图 2－20　三种肌组织纵切面

一、骨骼肌组织

骨骼肌附着于骨骼上，收缩迅速而有力。骨骼肌的收缩活动受意识支配，为随意肌。骨骼肌纤维呈细长圆柱状；细胞核多，呈椭圆形，靠近肌膜分布；细胞质内含大量与细胞长轴平行排列的肌原纤维。

每条肌原纤维上都有许多相间排列的明带和暗带，相邻各肌原纤维的明带和暗带整齐地排列在同一平面上，因而使骨骼肌纤维在纵切面上呈现出明暗相间的横纹。明带着色较浅，又称 **I 带**，暗带着色较深，又称 **A 带**，在 I 带正中央有一深色线称 **Z 线**。相邻两 Z 线之间的一段肌原纤维，称**肌节**。每个肌节由 1/2I 带 + A 带 + 1/2I 带组成。肌节是肌原纤维收缩的结构和功能基本单位（图 2－21）。

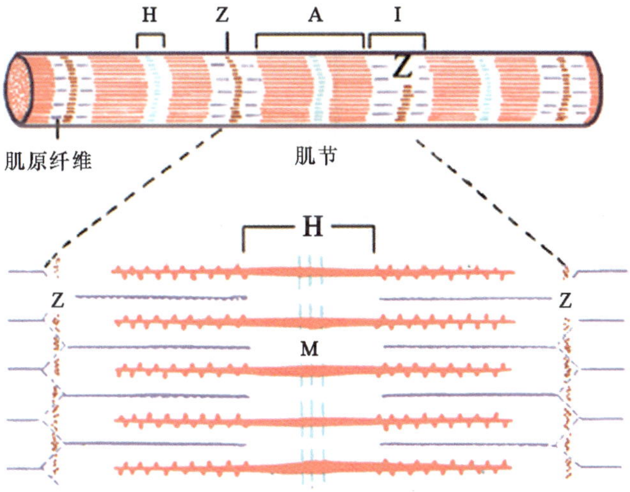

图 2－21 骨骼肌肌原纤维结构示意图

二、心肌组织

心肌分布于心壁，收缩持久而有节律。心肌收缩不受意识支配，为不随意肌。心肌纤维呈短圆柱形，有分支并互相交织；核 1－2 个，位于细胞中央，偶见双核；心肌纤维也有横纹，但不如骨骼肌明显；相邻心肌纤维分支连接处见颜色较深染的线，称**闰盘**，是心肌纤维间互递信息处。

三、平滑肌组织

平滑肌主要分布于内脏及血管壁，收缩缓慢而持久。平滑肌收缩不受意识支配，也为不随意肌。平滑肌纤维呈细长梭形；核单个，长椭圆形，位于细胞中央；肌纤维没有横纹，不属横纹肌。

第四节 神经组织

神经组织是构成神经系统的主要成分，由神经细胞和神经胶质细胞组成。神经细胞又称神经元，具有接受刺激、整合信息和传导冲动的功能。某些神经元还具有内分泌功能。神经胶质细胞对神经元起支持、营养、保护和绝缘等作用。

一、神经元

神经元的形态多样，大小不一，但均可分为细胞体和突起两部分。突起又分树突和轴突两类(图 2－22)。

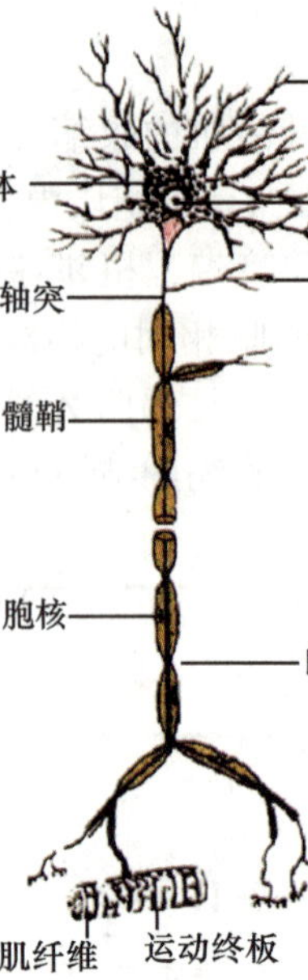

图 2－22　神经元的一般形态结构

（一）神经元的一般形态结构

1. 细胞体

大小不一，形态各异，是神经元的代谢和营养中心。

（1）细胞膜　能接受刺激，产生冲动。在构成细胞膜的膜蛋白中，有些是离子通道，有些是受体。前者可以通过特定的离子；后者可与相应的神经递质结合，从而产生神经冲动。

（2）细胞质　除含一般细胞器外，还含有嗜染质、神经原纤维等结构。嗜染质又称尼氏体，是胞质和树突内的一种嗜碱性物质，多呈斑块状或颗粒状。电镜下观察。实为许多平行排列的粗面内质网和游离核糖体。嗜染质能合成蛋白质和神经递质，是神经元功能状态的标志。神经原纤维是神经元的细胞骨架，其电镜结构是神经丝和神经管，参与胞质内的物质运输。神经元纤维在 HE 染色切片无法辨别，在银染切片中显示为棕黑色的丝状结构。

（3）细胞核　大而圆，位于细胞体中央，核仁大而明显。

2. 树突

每个神经元可有 1 个或多个树突，呈树枝状。在树突的表面常见许多棘状的小突起，是形成突触的主要部位。树突具有接受刺激并将冲动传向细胞体的功能。

3. 轴突

每个神经元只有一个轴突。光镜下，可见胞体发出轴突的部位呈圆锥形，称轴丘，此区域不含嗜染质，染色淡，是识别轴突的标志。轴突一般细长，表面光滑，末端分支较多，形成轴突终末。轴突的长度和直径随不同的神经元而异，短的仅数微米，长的可达 1m 以上。轴突可将冲动传递给其他神经元或效应器。轴突表面的细胞膜称轴膜，内含的细胞质称轴浆。轴浆可作双向性的流动，称轴浆运输。

（二）神经元的分类

神经元常以突起数目、功能及所释放的神经递质进行分类。

1. 根据突起的数目分类（图 2－23）

①多极神经元：有一个轴突和多个树突，如脊髓前角的运动神经元；②双极神经元：从细胞两端各发出一个突起，即一个树突和一个轴突，多起联络作用；③假单极神经元：从细胞体发出一个突起，后

又分为两支。一支分布到其他组织和器官，称周围突，另一支进入中枢神经，称中枢突，如脊神经节的感觉神经元。

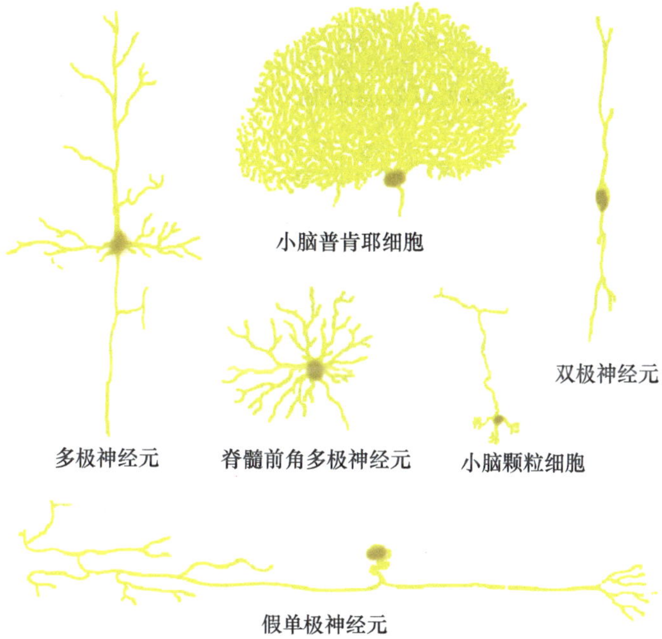

图 2－23　不同形态的神经元

2. 根据神经元功能分类（图 2－24）

①感觉神经元：或称传入神经元，多为假单极神经元，主要位于脑、脊神经节内，其周围突的末梢分布在皮肤、肌肉等处，接受刺激，并将刺激转为神经冲动经中枢突传向中枢；②运动神经元：或称传出神经元，多为多极神经元，主要位于脑、脊髓内，将神经冲动传给肌肉或腺体而产生效应；③联络神经元：又称中间神经元，多为双极神经元，在神经元之间传递信息。

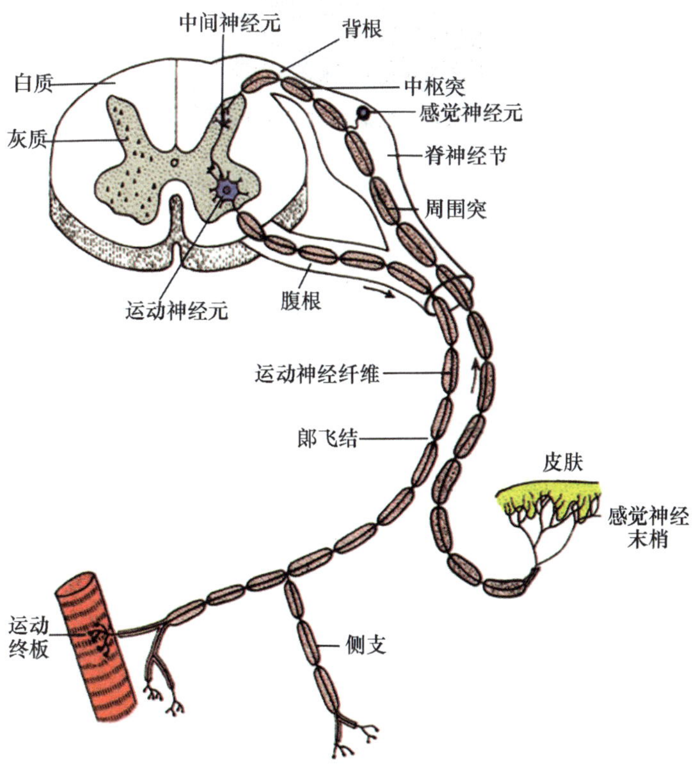

图 2－24　不同功能的神经元

3. 根据神经元末梢释放的神经递质分类

①胆碱能神经元；②肾上腺素能神经元；③肽能神经元等。

（三）突触

突触是神经元与神经元之间，或神经元与效应细胞（肌细胞、腺细胞）之间一种细胞连接结构，实现细胞之间的信息传递。

突触可分电突触和化学性突触两类。电突触实际是神经元之间的缝隙连接，以电流作为信息载体。通常所指的突触为化学性突触。化学性突触是以化学物质（神经递质）作为细胞之间的传递信息的媒介（图 2－25）。

化学性突触的结构包括突触前成分、突触间隙和突触后成分三部分。突触前、后成分彼此相对的细胞膜，分别称突触前膜和突触后膜，二者之间有狭窄的间隙为突触间隙。在突触前膜内侧的轴浆中有许多突触小泡以及线粒体、微丝、微管等细胞器。突触小泡内含有神经递质，如乙酰胆碱、去甲肾上腺素等。突触后膜上则有能结合神经递质的特异性受体。当神经冲动传至突触前膜时，突触小泡以胞吐方式将神经递质释放到突触间隙，然后与突触后膜上的特异性受体结合，引起突触后膜的兴奋性或抑制性变化，从而使突触后神经元兴奋或抑制。神经递质产生上述效应后，立即被相应的酶分解而失去活性，以保证突触传递的灵敏性。

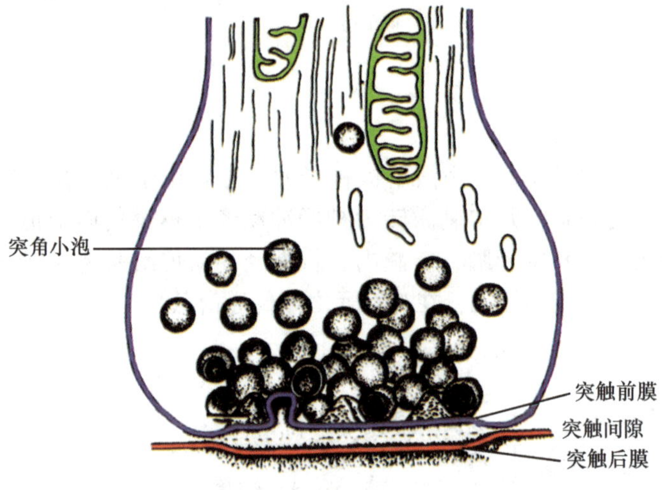

图 2－25　化学性突触结构模式图

二、神经胶质细胞

神经胶质细胞广泛分布于中枢和周围神经系统，其数量是神经元的 10～50 倍。神经胶质细胞形态各异，均有突起，但无树、轴突之分。

（一）中枢神经系统的胶质细胞

中枢神经系统的胶质细胞有星形胶质细胞、少突胶质细胞、小胶质细胞和室管膜细胞（图 2－26）。

1. 星形胶质细胞

突起伸展、充填在神经元及其突起之间，起支持、绝缘和分隔神经元的作用。

2. 少突胶质细胞

是中枢神经系统的髓鞘形成细胞，起绝缘、保护和营养作用。

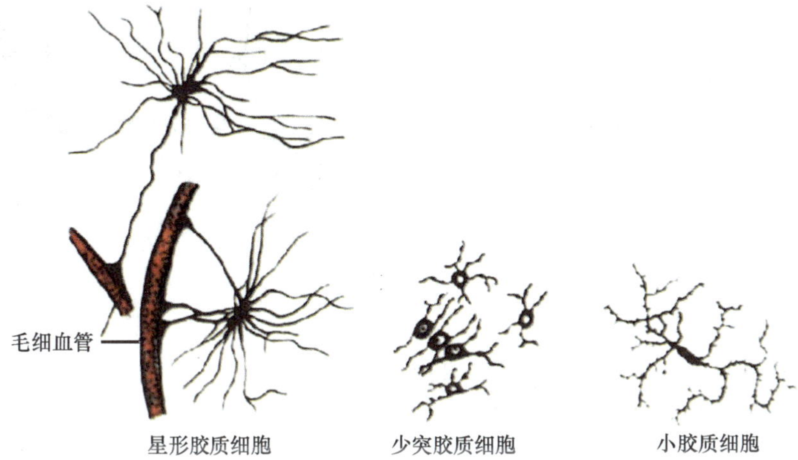

图 2－26　中枢神经系统的神经胶质细胞

3. 小胶质细胞

由血液中的单核细胞衍变而来，可转变为巨噬细胞，有吞噬功能。

4. 室管膜细胞

室管膜细胞覆盖在脑室和脊髓中央管壁，具有保护和支持中枢的作用，并参与脑脊液形成。

（二）周围神经系统的胶质细胞

周围神经系统中的神经胶质细胞主要是神经膜细胞，又称施万（Schwann）细胞，包缠在神经元突起的周围，形成周围神经的髓鞘、神经膜。

三、神经纤维

神经纤维是神经元的轴突外包神经胶质细胞构成。根据外包的胶质细胞是否形成髓鞘，可将神经纤维分为有髓神经纤维和无髓神经纤维两种。

（一）有髓神经纤维

在周围神经系统，有髓神经纤维的中央为神经元的长突起，周围包有髓鞘和神经膜。髓鞘是由神经膜细胞的细胞膜呈同心圆状包卷长突起并相互融合而成。每一条长突起被许多神经膜细胞呈节段性包裹，在相邻两个神经膜细胞的连接处无髓鞘，较狭窄，称郎飞结。相邻两个郎飞结之间的一段神经纤维，称为结间体（图 2－27）。

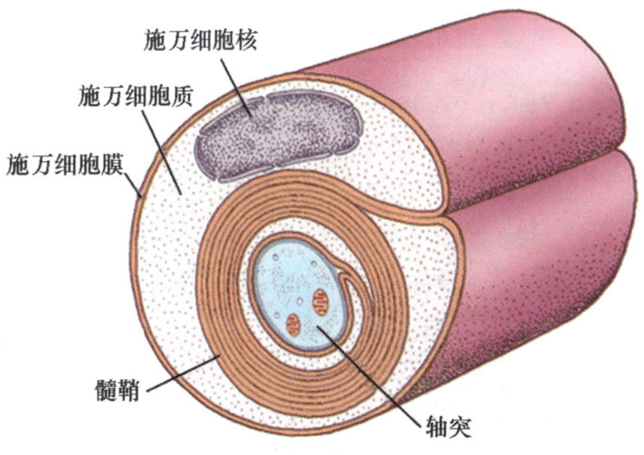

图 2－27　周围神经系统有髓纤维模式图

中枢神经系统的有髓神经纤维，其结构与周围神经系统的有髓神经纤维基本相似，不同之处主要在于形成髓鞘的细胞是少突胶质细胞。

髓鞘具有绝缘作用，故神经冲动只从一个郎飞结跳跃到下一个郎飞结，呈跳跃式传导，传导速度快。另外，由于有髓鞘绝缘，故兴奋在传导时不易向周围扩散，能确保反应的精确。

（二）无髓神经纤维

神经元长突起外无髓鞘，仅有神经膜包裹，无郎飞结。一个神经膜细胞可包裹许多条长突起而不形成髓鞘（图 2－28）。

无髓神经纤维较细，其冲动传导是连续式的，故传导的速度较慢。

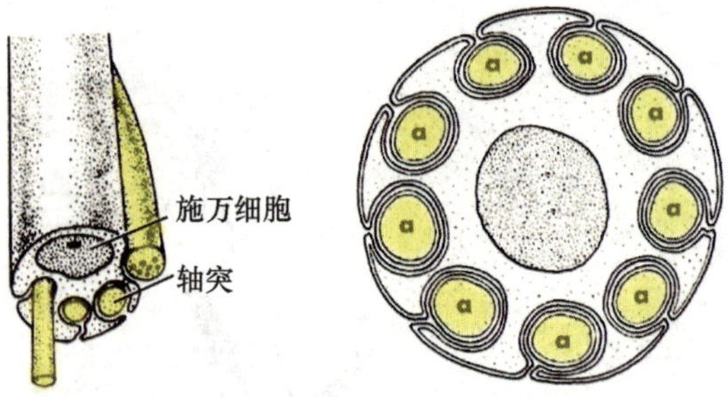

图 2－28　无髓神经纤维

四、神经末梢

周围神经纤维的终末部分在全身各组织或器官内形成的结构，称神经末梢。按其功能可分为感觉神经末梢和运动神经末梢两大类。

（一）感觉神经末梢

感觉神经末梢是感觉神经元的终末部分与所在组织共同形成的结构，又称感受器。感受器能接受外、内环境的各种刺激，并将刺激转化为神经冲动，传向中枢，产生感觉。

感觉神经末梢可分游离神经末梢和有被囊神经末梢两类。

1. 游离神经末梢

神经纤维的终末部分失去神经膜细胞，其裸露的细支广泛分布于表皮、角膜、黏膜上皮等，能感受痛、冷、热的刺激（图 2－29）。

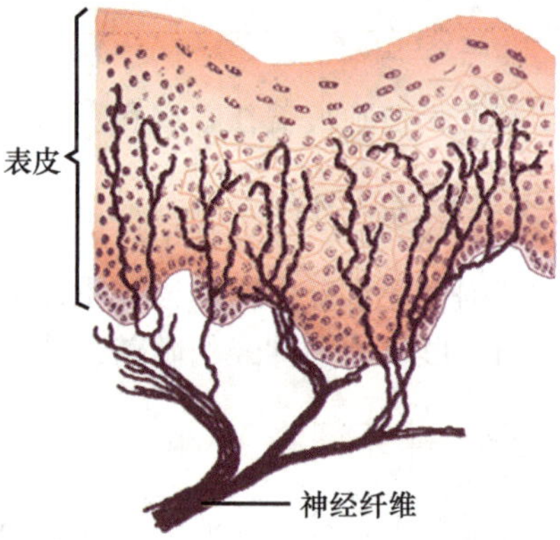

图 2－29　游离神经末梢

2. 有被囊的神经末梢

末梢外面包裹有结缔组织被囊，种类较多，常见的有如下几种：①触觉小体：多分布在皮肤的真皮乳头内，以手指掌侧的皮肤内最多，能感受触觉（图 2－30）；②环层小体：是体积较大的卵圆形或圆形小体，广泛分布在皮下组织、骨膜、韧带和关节囊等处，能感受压觉和振动觉（图 2－31）；③肌梭：是分布在骨骼肌内的长梭形小体，感觉神经纤维的细支包绕在梭内肌纤维上，能感受肌纤维的收缩变化（图 2－32）。

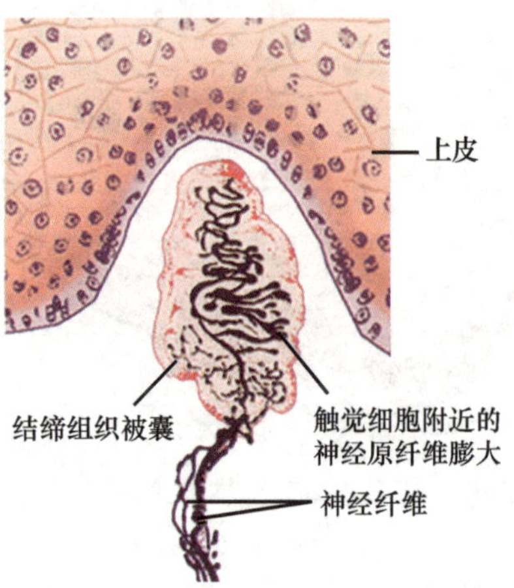

图 2－30　触觉小体

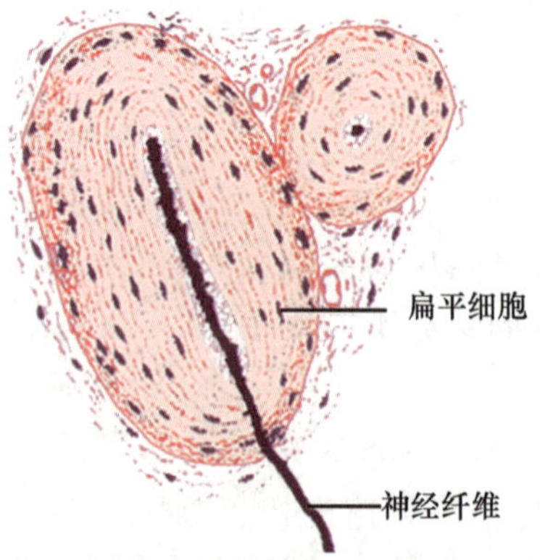

图 2－31　环层小体

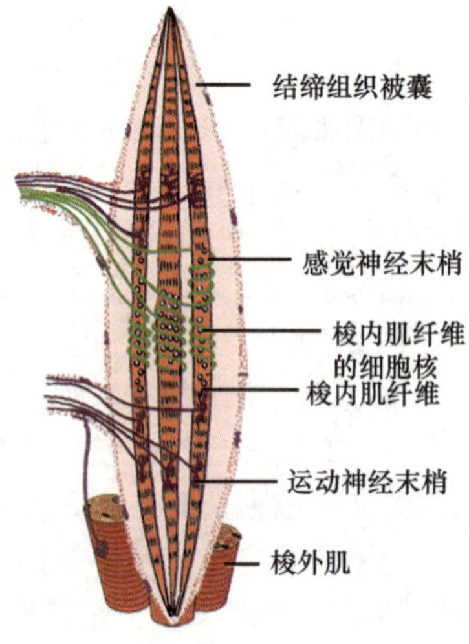

图 2－32　肌梭

（二）运动神经末梢

运动神经末梢是运动神经纤维分布到肌组织和腺体的终末结构，终止于骨骼肌、心肌、平滑肌和腺体等，形成效应器，支配肌肉收缩或腺体的分泌。

骨骼肌中的运动神经末梢，称为运动终板，又称神经—肌突触（图 2－33）。神经纤维接近肌细胞时，其裸露的轴突终末，呈爪形分支，末端膨大附着于肌膜上。

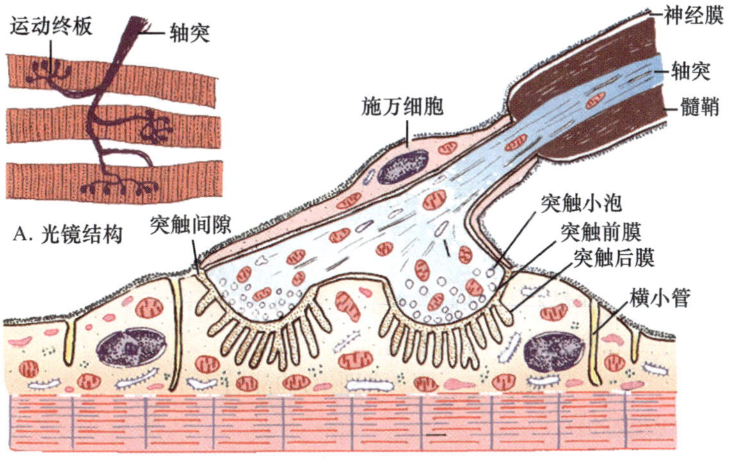

图 2－33　运动终板

专业知识拓展

神经组织能再生吗？

神经元是高度分化的细胞，通常不再分裂增殖，因此，神经元死亡后，不能由其他神经元来分裂增殖填补空缺。而神经胶质细胞却可以分裂增生。

如果神经元胞体是活的，只是其神经纤维受损伤，则神经纤维有再生的可能。因为胞体可不断合成新的蛋白质及其他产物输向轴突，使残留的近侧段轴突末端生长出新生的轴突枝芽，周围神经纤维近侧段末端长出的轴突枝芽，在施万细胞的诱导下可到达原来神经纤维末梢所在处而成功再生。施万细胞能产生多种神经营养因子对轴突的再生起重要作用。

中枢神经纤维的再生比周围神经困难。中枢的少突胶质细胞能产生多种抑制因子，可抑制中枢神经元轴突的再生。此外，中枢神经纤维受损伤时，星形胶质细胞增生肥大，在损伤区形成致密的胶质瘢痕，大多数再生轴突支不能越过此胶质瘢痕；也没有施万细胞的诱导，所以，中枢神经纤维损伤后，其功能不易恢复。

近年的研究表明，神经营养因子、胚胎脑组织或周围神经移植均能促进中枢神经再生。

本章小结

组织由细胞和细胞间质组成。人体的组织可分为上皮组织、结缔组织、肌组织和神经组织。上皮组织由紧密排列的细胞和少量的细胞间质组成。分为被覆上皮和腺上皮两类。被覆上皮被覆于体表及体内各种管、腔的内表面，又可分为单层扁平上皮、单层立方上皮、单层柱状上皮、假复层纤毛柱状上皮、复层扁平上皮和变移上皮；腺上皮是以分泌功能为主的上皮组织，是构成腺的主要成分。结缔组织由少量细胞和大量细胞间质构成，分为固有结缔组织、血液和淋巴、软骨组织和骨组织 4 类。固有结缔组织又分为疏松结缔组织、致密结缔组织、脂肪组织和网状组织。疏松结缔组织的细胞数量少、种类多，分布稀疏，细胞间质包括纤维和基质；致密结缔组织是以纤维为主的固有结缔组织；脂肪组织以脂肪细胞为主；网状组织主要由网状细胞和网状纤维构成。血液是液态的结缔组织，由血细胞和血浆组成。软骨组织是由软骨细胞、凝胶状的基质和纤维构成的结缔组织。骨组织是由骨细胞和钙化的细胞间质构成的结缔组织。肌组织主要由能收缩的肌细胞构成，分为骨骼肌、心肌和平滑肌三类。骨骼肌在镜下可见明暗相间的横纹；心肌亦有横纹，但不如骨骼肌明显，在细胞连接处有闰盘；平滑肌呈长梭形，没有横纹。神经组织由神经细胞和神经胶质细胞组成。神经细胞又称神经元，具有感受刺激、传导冲动的功能，其结构包括胞体和突起两部分。神经胶质细胞分布在神经元之间，对神经元起支持、保护、营养和绝缘等作用。

复习思考题

考试系统

一、名词解释

内皮　血清　肌节　闰盘　突触　感受器　运动终板

二、问答题

1. 比较上皮组织和结缔组织在结构特点上的差异。
2. 比较各类被覆上皮在分布和功能方面的不同点。
3. 试述成纤维细胞、浆细胞、巨噬细胞、肥大细胞的功能特点。
4. 试述血细胞的分类和正常值。
5. 试述神经元和神经胶质细胞在结构和功能上的不同之处。
6. 试述化学性突触、有髓神经纤维的构成。

第三章　运动系统

思维导图

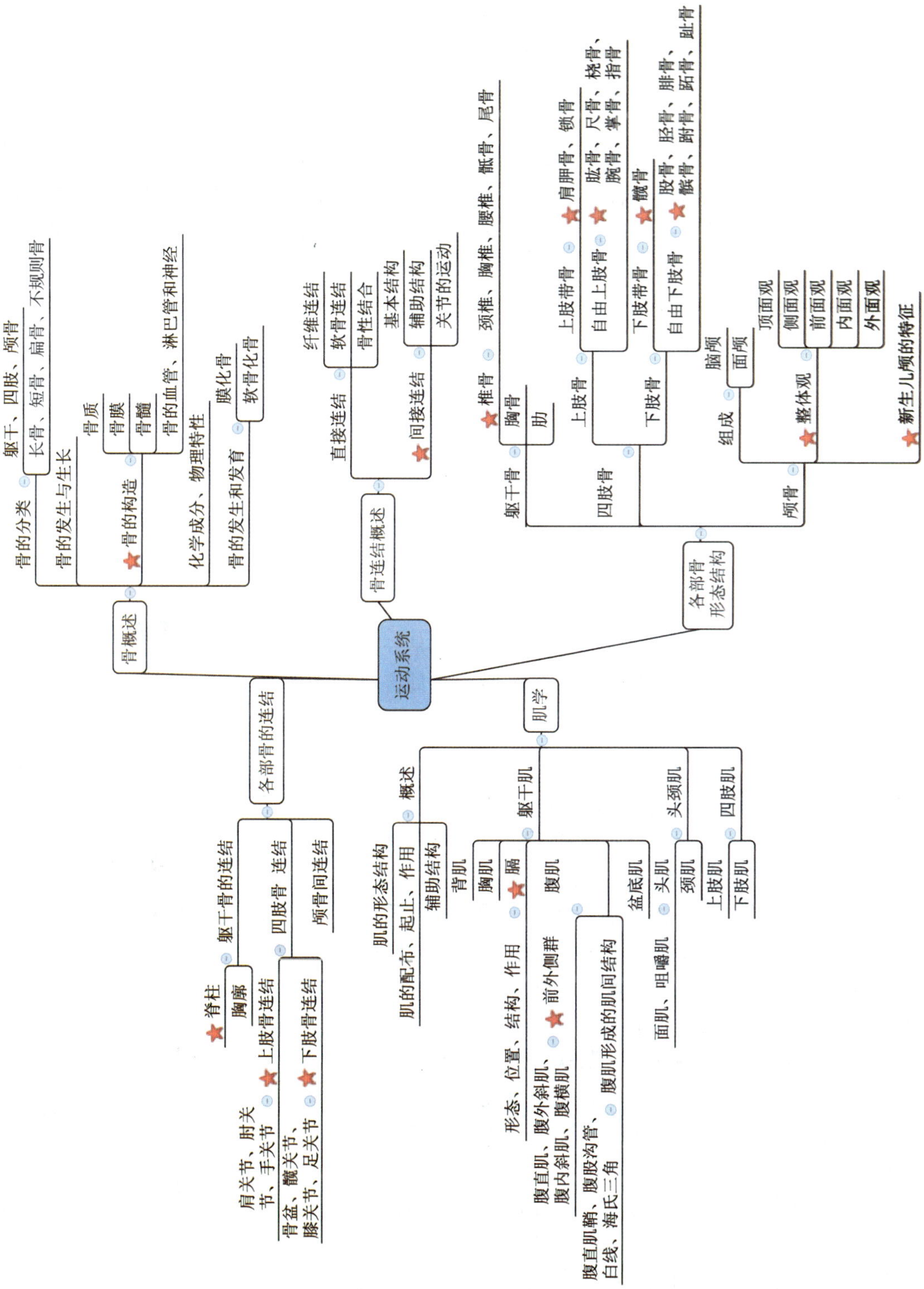

学习目标

1. 熟悉运动系统的组成，了解其功能。

2. 熟悉骨的形态分类、构造及理化特性；熟悉全身骨的名称、位置，了解其形态结构。熟悉颅的整体观和新生儿颅的特征；掌握全身的骨性标志。

3. 熟悉骨连结的概念、关节的构造及运动方式；熟悉椎骨间的连结、脊柱的整体观；了解肋的连结、胸廓的整体观；了解四肢骨的连结，掌握肩关节、肘关节、髋关节、膝关节，掌握骨盆的组成、分部、女性骨盆的特点，熟悉手关节和足关节；了解颞下颌关节。

4. 了解肌的形态、构造、起止、配布规律、辅助结构；了解躯干肌、头肌、四肢肌群的名称、位置、功能；掌握全身常用的肌性标志、熟悉躯干肌的肌间结构、头皮。

运动系统（locomotion system）由**骨**、**骨连结**和**骨骼肌**组成，占人体重量的60% ~70%。骨借骨连结形成的整体称为骨骼。骨骼肌附着于骨，并跨过关节，与骨和骨连结共同构成人体的基本轮廓，起着支持、保护和运动的作用。在神经系统的支配和其他系统的配合下，骨骼肌收缩与舒张，使骨以关节为支点发生位置的改变，从而产生运动。在运动中，骨起着杠杆作用，关节是运动的枢纽，骨骼肌则是动力器官。因而骨骼肌是运动的主动部分，骨和关节是运动的被动部分。三者中任何一部分缺陷、畸形、损伤或疾患，都将影响人体的运动功能。

第一节　骨与骨连结

一、概述

（一）骨

成人约有206块**骨**（bone）（图3-1）。每一块骨都是一个器官，有丰富的血管和神经，能不断进行新陈代谢，并具有修复、再生和改建的能力。

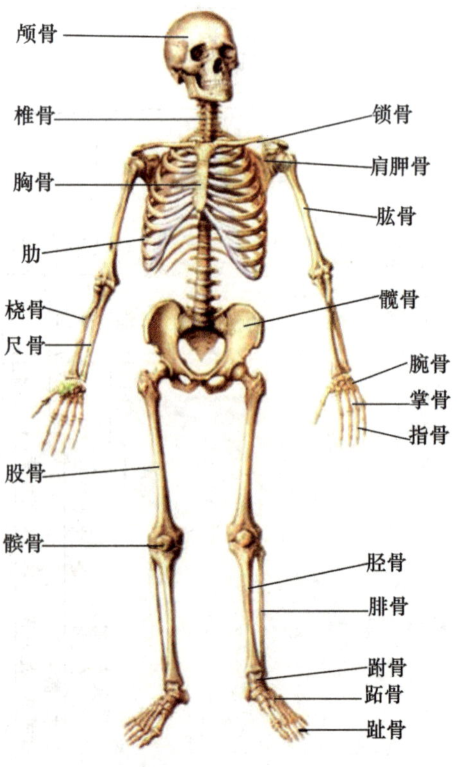

图3-1　全身骨骼

1. 骨的分类

按其所在的部位，可分为颅骨、躯干骨和四肢骨三部分。前二者又称为中轴骨，后者可分为上肢骨和下肢骨。根据骨的形态又可分为长骨、短骨、扁骨和不规则骨四种（图3-2）。

（1）长骨　呈长管状，分一体两端。体又称**骨干**，骨质致密，内部的空腔称髓腔，容纳**骨髓**。体的表面有1~2个血管出入的孔，称滋养孔。两端膨大部分称**骺**，有光滑的关节面，被覆关节软骨，与相邻关节面构成关节。骨干与骺邻接的部分称干骺端。幼年时保留有软骨称骺软骨，骺软骨细胞不断分裂增殖和骨化，使骨不断加长，成年后骺软骨完全骨化，骨干与骺融为一体，其间遗留一骺线。长骨分布于四肢，如肱骨、股骨、掌骨、指骨。

（2）短骨　呈立方形，多成群分布于承受压力较大和运动复杂的部位，如腕骨和跗骨。

（3）扁骨　呈板状，主要构成颅腔、胸腔和盆腔的壁，起保护作用，如颅盖诸骨、胸骨和肋骨。

（4）不规则骨　形状不规则，如椎骨、上颌骨、颞骨。

此外，位于某些肌腱内的小骨称籽骨，在运动中起减少摩擦和转变肌牵引方向的作用，髌骨是人体最大的籽骨。

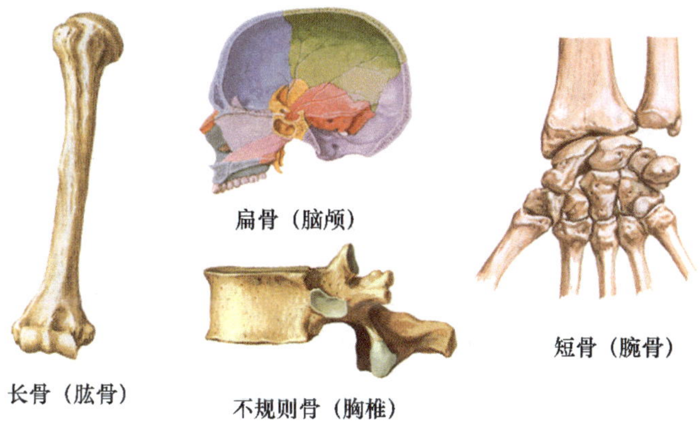

图 3－2　骨的形态

2. 骨的构造

骨由骨质、骨膜和骨髓等构成并有血管、淋巴管和神经分布。(图 3－3)。

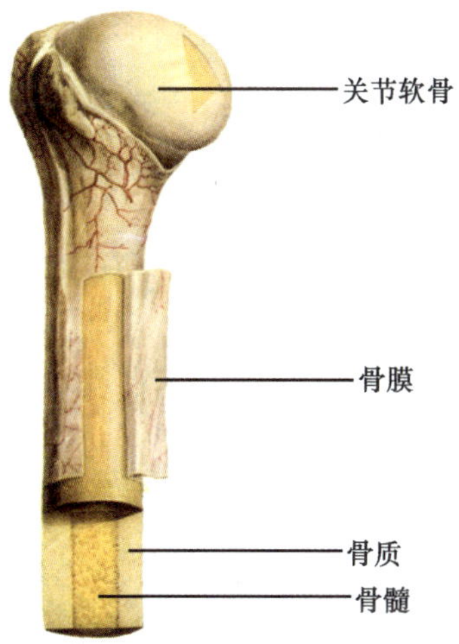

图 3－3　骨的构造

（1）骨质　骨质由骨组织构成，是骨的主要成分，分为**骨密质**和**骨松质**。骨密质致密，配布于长骨的骨干和其他骨的表层。骨松质结构疏松，由许多片状的骨小梁交织排列而成，配布于长骨两端膨大处及其他骨的内部。颅盖骨表层的骨密质称外板和内板，两板之间的骨松质称**板障**。

（2）骨膜　骨膜由致密结缔组织构成，被覆于除关节面以外的整个骨面，含有丰富的神经、血管和淋巴管，对骨的营养、再生和感觉有重要作用，手术时应注意保护骨膜。

（3）骨髓　骨髓是人体最重要的造血组织，充填于长骨髓腔和所有骨松质的间隙内，分为**红骨髓**和**黄骨髓**。红骨髓有造血功能，能产生各种血细胞，胎儿及幼儿的骨髓全是红骨髓。一般 5 岁以后，长骨髓腔内的红骨髓逐渐被脂肪组织所代替，呈黄色，称黄骨髓，失去造血功能，但保留了造血的潜能。髂骨、胸骨和椎骨等处的红骨髓终生存在，临床多在此处进行骨髓穿刺检查造血功能。

3. 骨的化学成分与物理特性

骨化学成分包括有机质和无机质。有机质主要是骨胶原纤维和黏多糖蛋白，使骨具有弹性和韧性，无机质主要是磷酸钙和碳酸钙，赋予骨硬度和脆性。两种成分的比例，随年龄的增长而发生变化。幼儿有机质和无机质各占一半，成年人骨有机质和无机质的比例约为3∶7，老年人的骨无机质所占比例更大，脆性较大，故易发生骨折。

专业知识拓展

骨髓穿刺术的解剖学特点

临床进行造血功能的检查时，常需从骨松质中抽取红骨髓进行检验，以诊断造血系统疾病，即进行骨髓穿刺。髂骨、胸骨和椎骨等扁骨或不规则骨的骨松质内的红骨髓终生存在，临床常在此进行骨髓穿刺。

髂骨穿刺：常取髂前上棘穿刺点，位于髂前上棘后上外方5～7cm，操作方便，无危险性，患者取仰卧位，是常用的骨髓穿刺部位。

胸骨穿刺：胸骨柄的上部宽而厚，是骨髓穿刺的部位。胸骨较薄，其后方为心房和大血管，穿刺深度一般不超过1cm，严防穿通胸骨发生意外。

椎骨穿刺：一般选择第11—12胸椎或第1、2、3腰椎棘突为穿刺点。

三岁以下小儿可穿刺胫骨头部内侧。

（二）骨连结

骨与骨之间的连结，称**骨连结**（bone union）。按连结形式的不同可分为**直接连结**和**间接连结**两种（图3－4）。

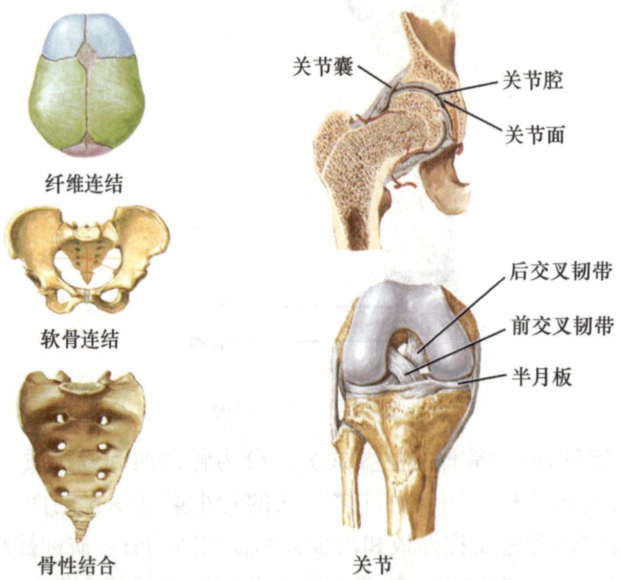

图3－4　骨连结

1. 直接连结

直接连结是指骨与骨之间借致密结缔组织、软骨或骨直接相连，连结牢固，活动范围极小或完全不能活动。如颅顶的缝、椎骨间的椎间盘和髋骨的骨性结合等。

2. 间接连结

间接连结又称**关节**（joint），两骨之间借膜性囊互相连结，相对骨面间有腔隙，活动度大。关节是人体骨连结的主要形式，是骨连结的最高分化形式。

（1）关节的基本结构：关节的基本结构有**关节面、关节囊**和**关节腔**。

1）关节面　是构成关节的相邻骨面，表面覆有关节软骨。关节软骨具有弹性，表面光滑，覆以少量滑液，可减小磨擦，并减轻运动时的震荡和冲击。每一关节至少包括两个关节面，一般为一凸一凹，凸者称为关节头，凹者称为关节窝。

2）关节囊　由致密结缔组织构成，附于关节面周围的骨面，像“袖套”把构成关节的各骨连结起来。关节囊可分为内、外两层：外层为**纤维层**，厚而坚韧；内层为**滑膜层**，能产生滑液，有营养和润滑作用。

3）关节腔　由关节软骨和关节囊滑膜层共同围成的密闭腔隙，腔内有少量滑液，腔内为负压，有利于关节的稳固。

关节除上述基本结构外，还有韧带、关节盘和关节唇等辅助结构，对增加关节的稳固性或灵活性有重要作用。

1）韧带（ligament）　是连于相邻两骨之间的致密纤维组织束或膜，对关节起加固作用。韧带可分囊外韧带和囊内韧带两种。囊外韧带多为关节囊的纤维层增厚形成，囊内韧带位于关节囊内，被滑膜包绕，故不在关节腔内，如膝关节的交叉韧带等。

2）关节盘（discus articularis）　是位于两骨关节面之间的纤维软骨板，其中央稍薄、周围略厚。关节盘周围附于关节囊上，将关节腔分隔成互不相通的两半。关节盘使相对的关节面互相适应，增加了关节的稳固性和运动的多样性。膝关节的关节盘为半月形，称半月板。

3）关节唇（labrum articulare）　是附着在关节窝周缘的纤维软骨环，使关节窝略为增大加深，以增加关节的稳固性。

（2）关节的运动

关节的运动形式基本上可依照关节的三轴分为三组拮抗性运动：**屈**和**伸**、**内收**和**外展**、**旋内**和**旋外**，能沿两轴以上运动的关节还可作环转运动。

二、人体各部骨及骨连结

人体各部骨可分为**颅骨**（23 块，中耳内的 6 块听小骨未计入）、**躯干骨**（51 块）和**四肢骨**（上肢骨 64 块、下肢骨 62 块）。听小骨将在感觉器官中介绍。

（一）颅骨及其连结

颅（skull）位于脊柱上方，由 23 块骨彼此借骨连结形成，有保护与支持脑、感觉器等功能。

1. 颅骨

颅骨可分为**脑颅骨**和**面颅骨**两部分（图 3－5）。

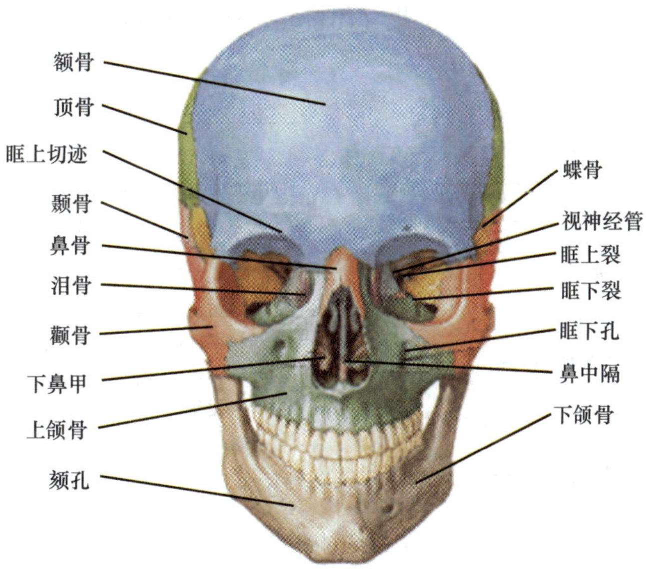

图 3－5　颅前面观

（1）脑颅骨

脑颅骨位于颅的后上部，共有8块，包括成对的**顶骨**和**颞骨**，不成对的**额骨**、**枕骨**、**筛骨**和**蝶骨**。脑颅骨围成颅腔容纳脑。

（2）面颅骨

面颅骨位于颅的前下部，共有15块，成对的有**上颌骨**、**鼻骨**、**泪骨**、**颧骨**、**下鼻甲**及**腭骨**，不成对的有**犁骨**、**下颌骨**和**舌骨**。它们形成颜面的基本轮廓，并参与构成口腔、鼻腔和眶等。

下颌骨分一体两支。下颌体为弓形，有上、下两缘及内、外两面，下缘圆钝为下颌底，上缘构成牙槽弓，有容纳牙根的牙槽。体外面正中有凸向前的颏隆凸，其两侧各有一颏孔，内面正中有两对颏棘，外下方各有一浅窝为二腹肌窝；下颌支为体后方向上耸的方形骨板，末端有两个突起，前方的为冠突，后方的是髁突，两突之间为下颌切迹，髁突上端膨大为下颌头，与下颌窝相关节，头下方较细处为下颌颈，下颌体与下颌底交界处为下颌角，下颌支内面中央有下颌孔（图3-6）。

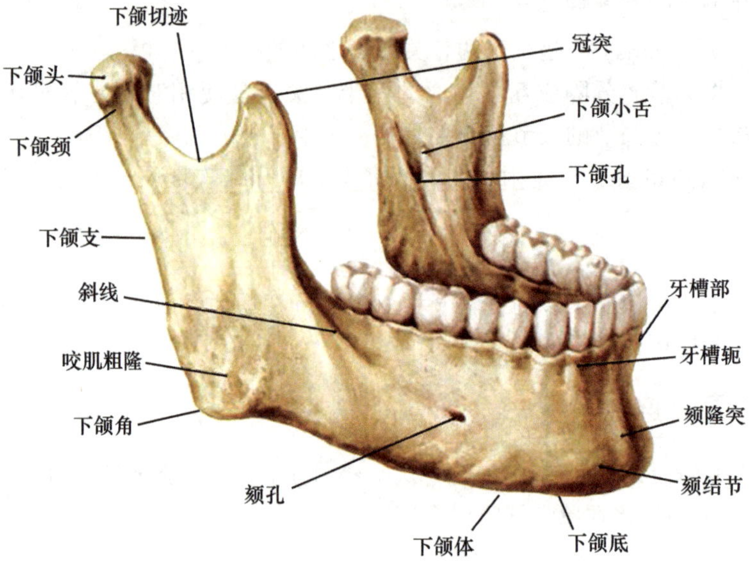

下颌骨（外侧面观）

图3-6　下颌骨的形态

2. 颅骨的连结

各颅骨之间多借缝、软骨或骨性结合直接连结。间接连结只有**颞下颌关节**（图3-7），其由下颌骨与颞骨构成。该关节联合运动，可使下颌骨做上提（闭口）、下降（张口）、前进、后退及侧方运动。

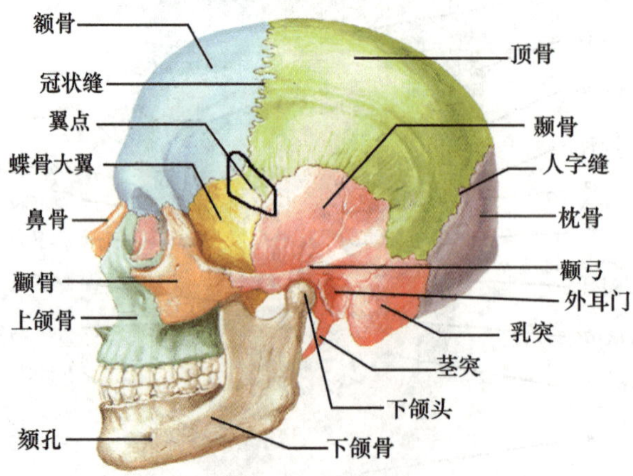

图3-7　颅侧面观

3. 颅的整体观

（1）颅顶面观　额骨与两侧顶骨连接处有**冠状缝**，两侧顶骨间连接处有**矢状缝**，两侧顶骨与枕骨连接处有**人字缝**。

（2）颅底面观

1）颅底内面观　颅底内面凹凸不平呈阶梯状，由前向后分别为**颅前窝、颅中窝、颅后窝**，窝中有很多孔裂，大都与颅底外面相通（图3-8）。

①颅前窝　最浅，中央低凹部分是筛骨的**筛板**，板上有**筛孔**，通鼻腔。此部薄弱，为骨折好发部位。

②颅中窝　中央隆起，两侧凹陷。中部是**蝶骨体**，体上面的凹窝为**垂体窝**；窝前外侧有**视神经管**，通入眶；视神经管的外侧有**眶上裂**。蝶骨体两侧由前内向后外依次有**圆孔、卵圆孔**和**棘孔**。颅中窝与颅后窝间的三棱锥状骨突是**颞骨岩部**。在蝶骨体后外颞骨岩部尖端处有一破裂孔，在颅中窝外侧的鼓室上方有一薄层骨片称鼓室盖。

③颅后窝　位置最深，中央有枕骨大孔，向下通椎管。枕骨大孔的前外侧缘有舌下神经管，其外侧有**颈静脉孔**。枕骨内面隆起称**枕内隆凸**。两侧有横窦沟、乙状窦沟。颞骨岩部后面的中部有**内耳门**。

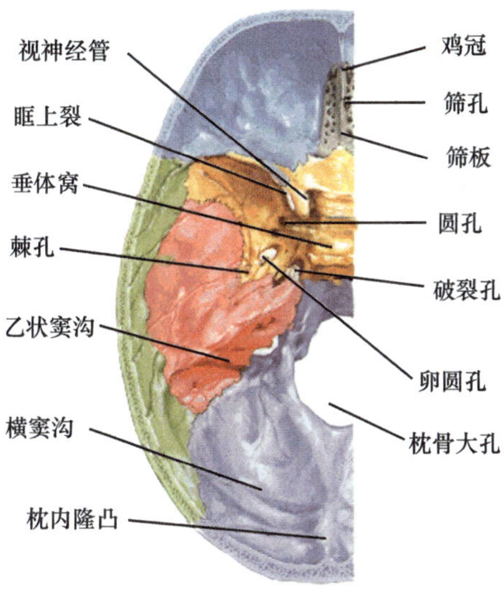

图3-8　颅底内面观

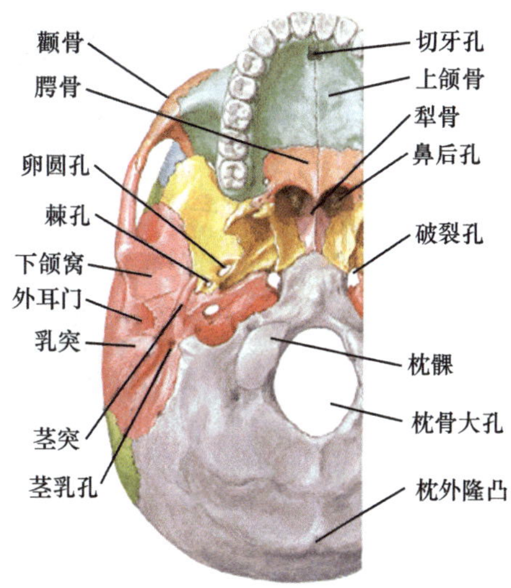

图3-9　颅底外面观

2）颅底外面观　高低不平，分前、后两部。前部有上颌骨的**牙槽弓**，容纳上颌牙；牙槽弓后内侧的骨板称**骨腭**，构成骨性口腔的顶，即骨性鼻腔的底；骨腭以上被鼻中隔后缘（犁骨）分成左、右两个**鼻后孔**。鼻后孔后部中央可见**枕骨大孔**；枕骨大孔两侧有椭圆形的**枕髁**，枕髁外侧有一不规则的颈静脉孔，其前方为圆形的颈动脉管外口。颈静脉孔的后外侧有细长的茎突，茎突根部后方有茎乳孔，颧弓根部后方有下颌窝，与下颌头相关节。枕骨大孔后上方中央最突出部为**枕外隆凸**（图3-9）。

（3）颅侧面观　侧面中部有**外耳门**，外耳门前方是**颧弓**，后方是**乳突**，二者在体表可摸到。颧弓上方的凹陷为**颞窝**，在颞窝内，额、顶、颞、蝶四骨相接处形成的H形缝，称**翼点**（pterion），其内面有脑膜中动脉经过，此处骨质薄弱，骨折时，易伤及该动脉，引起颅内血肿（图3-7）。针灸的“太阳穴”即为翼点处。

（4）颅前面观　由大部分面颅和部分脑颅构成，共同围成两眶、骨性鼻腔和骨性口腔（图3-5）。

1）眶　为一对四面锥体形的腔，容纳眼球。眶内侧壁前份的窝称**泪囊窝**。

2）骨性鼻腔　位于面颅中央，骨性鼻中隔将其分为左右两半。鼻腔外侧壁自上而下有三个向下卷曲的骨片，分别称**上鼻甲、中鼻甲、下鼻甲**；每个鼻甲下方的空间，分别称**上鼻道、中鼻道、下鼻道**。

鼻腔周围骨的含气空腔称为**鼻旁窦**，共4对，包括**额窦**、**筛窦**、**蝶窦**及**上颌窦**，均开口于鼻腔，它们有发音共鸣和减轻颅骨重量的作用（图3－10）。额窦位于额骨内，开口于中鼻道。筛窦位于筛骨内，呈蜂窝状，分前、中、后3群，前、中群开口于中鼻道，后群开口于上鼻道。蝶窦居蝶骨体内，开口于上鼻甲的后上方的蝶筛隐窝。上颌窦最大，位于鼻腔两侧的上颌骨内，开口于中鼻道，由于窦口高于窦底，上颌窦炎症时，脓液不易引流，病情易迁延。

3）骨性口腔　由上颌骨、腭骨及下颌骨围成，向后通口咽。

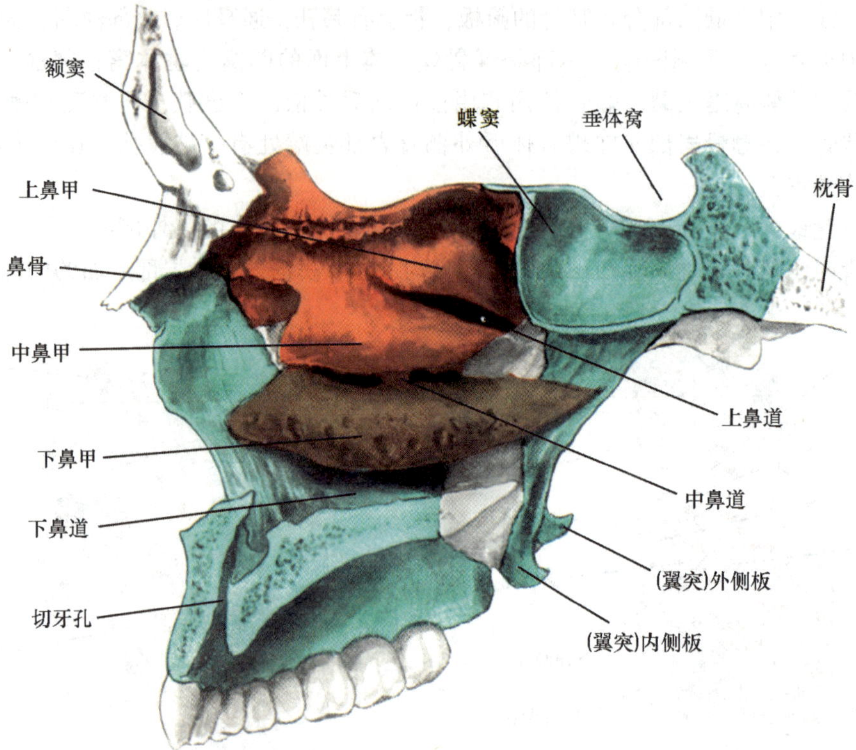

图3－10　鼻腔外侧壁（切除部分鼻甲）

4. 新生儿颅的特征

新生儿颅顶各骨尚未完全发育，骨与骨之间的间隙由结缔组织膜封闭，称囟。主要有前囟和后囟，前囟在1—2岁时闭合，后囟在出生后6个月内闭合（图3－11）。

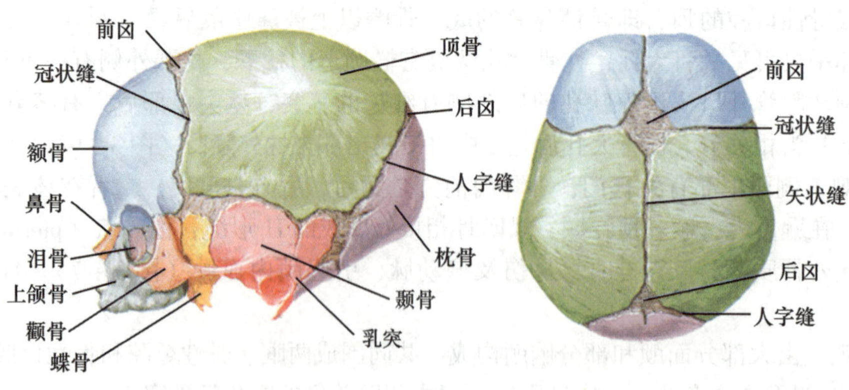

图3－11　新生儿颅

专业知识拓展

颅囟穿刺术

前囟在临床上常作婴儿发育和颅内压变化的检查部位之一。前囟饱满见于各种颅内压增高者，是婴儿脑膜炎、脑炎的重要指征；前囟凹陷常见于脱水或极度消瘦的小儿。

前囟、后囟穿刺术：在诊治新生儿疾病中，常需经静脉采集血液以供检查。若在四肢、头皮及颈部的浅静脉穿刺不易成功，常改用前囟或后囟穿刺取血。适用于前、后囟未闭合婴儿。

（二）躯干骨及其连结

躯干骨包括 24 块**椎骨**、1 块**骶骨**、1 块**尾骨**、1 块**胸骨**和 12 对**肋**。它们相互连结构成**脊柱、胸廓**，并与髋骨组成**骨盆**。

1. 躯干骨

（1）椎骨

幼年时**椎骨**（vertebrae）为 32 或 33 块，即颈椎 7 块，胸椎 12 块，腰椎 5 块，骶椎 5 块，尾椎 3 ~ 4 块。随着年龄的增加，5 块骶椎融合成 1 块骶骨，3 ~ 4 块尾椎融合成 1 块尾骨。

1）椎骨的一般形态　椎骨一般由前方的**椎体**和后方的**椎弓**构成（图 3 – 12）椎弓前部缩窄的部分为椎弓根，其上、下缘为椎上切迹、椎下切迹。后部较宽的部分为椎弓板，椎弓板上有 7 个突起：向两侧伸出一对**横突**，向上、下分别伸出一对**上关节突、下关节突**，向后伸出一个**棘突**，棘突尖端可在体表扪到。椎体和椎弓共同围成**椎孔**，所有椎孔连成**椎管**，容纳脊髓。在相邻椎骨的椎弓根处，椎下切迹和椎上切迹围成的孔称**椎间孔**，有脊神经和血管通过。

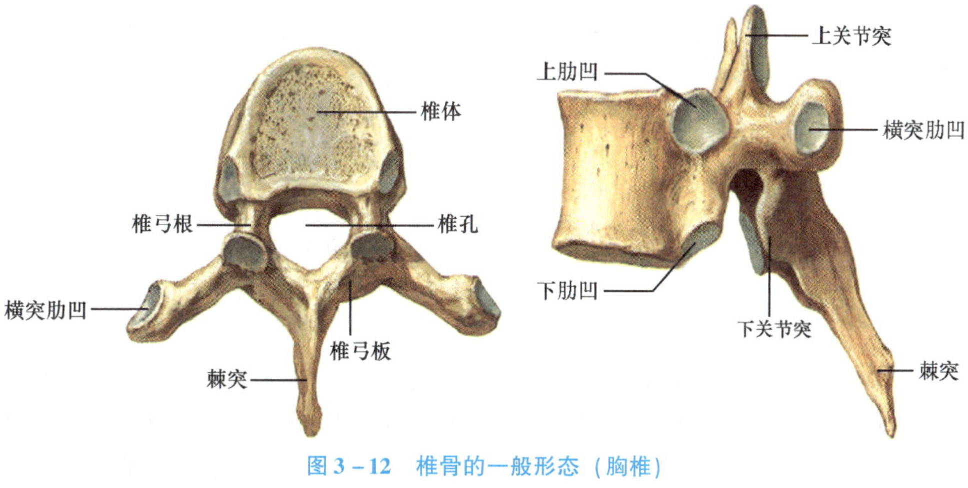

图 3 – 12　椎骨的一般形态（胸椎）

2）各部椎骨的形态特征

①颈椎　共 7 块，椎体较小，横突根部有**横突孔**，孔内有椎动脉通过（图 3 – 13）。其中，第 1 颈椎又名**寰椎**，无椎体、棘突和关节突，由前弓、后弓和侧块组成。第 2 颈椎又名**枢椎**，椎体向上伸出**齿突**。第 2—6 颈椎的棘突较短，末端分叉。第 7 颈椎又名**隆椎**，棘突较长，末端不分叉，头微低时易触及，常作为计数椎骨序数的标志。

②胸椎　12 块，椎体与横突上均有**肋凹**，与肋相关节。棘突较长，向后下方倾斜（图 3 – 12）。

③腰椎　5 块，椎体较大，棘突呈板状，水平伸向后方（图 3 – 14）。

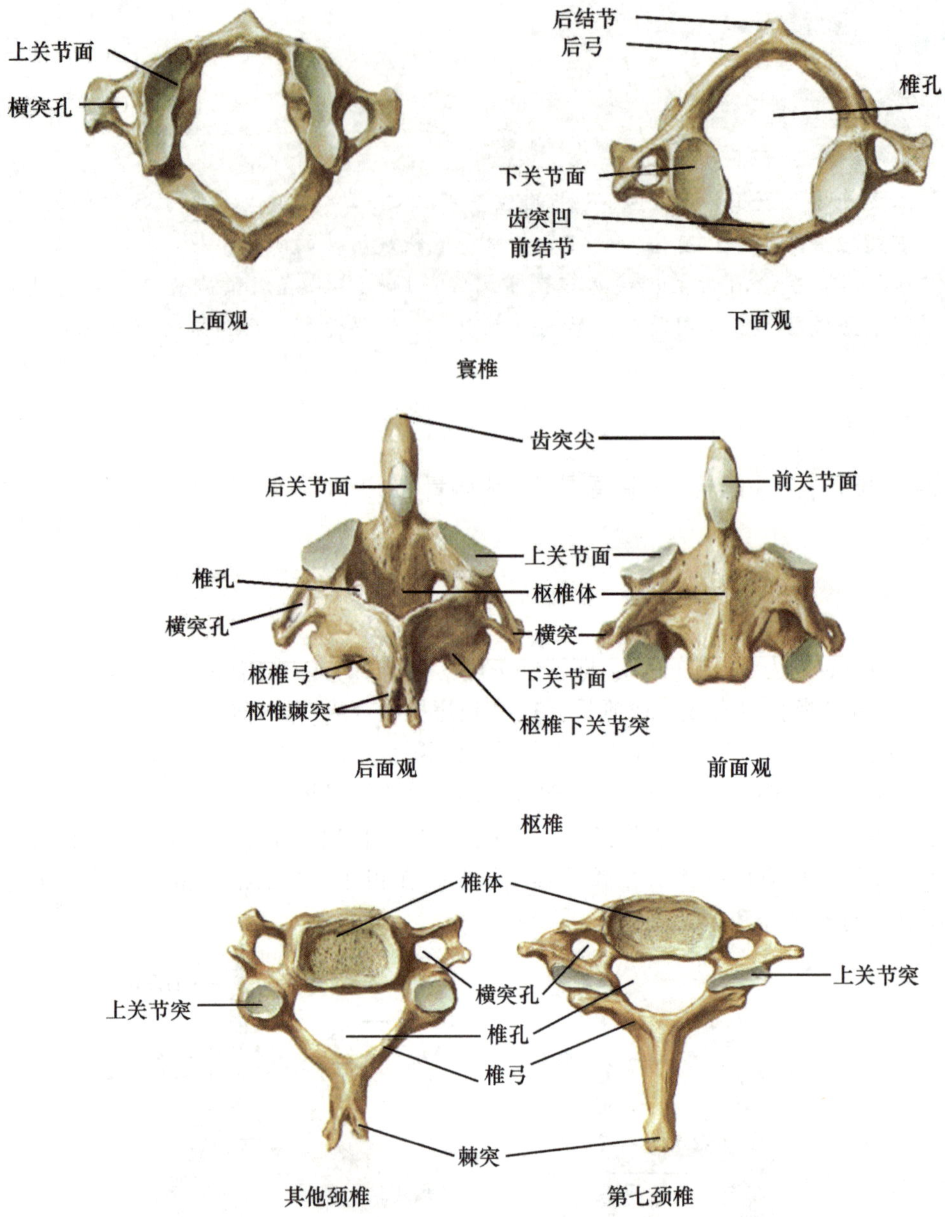

图 3－13　颈椎

④骶骨　由 5 个骶椎（sacral vertebrae）融合而成，呈倒置的三角形。底向上，底的前缘中份向前突起，称岬。骶骨前面光滑微凹，中部有 4 条横线，是骶椎椎体融合的痕迹，横线两侧有 4 对骶前孔。背面隆凸粗糙，正中线上有骶正中嵴，嵴外侧有 4 对骶后孔。骶椎椎孔连接成骶管，骶前、后孔均与骶管相通，有骶神经的前后支通过。骶管下端裂开成骶管裂孔，裂孔两侧向下的突起称骶角，骶管麻醉常以骶角作为标志。骶骨两侧有耳状面与髂骨耳状面构成骶髂关节，耳状面后方骨面凹凸不平，称骶粗隆。

⑤尾骨　由 3 ~4 块退化的尾椎融合而成。上接骶骨，下端游离为尾骨尖（图 3－15）。

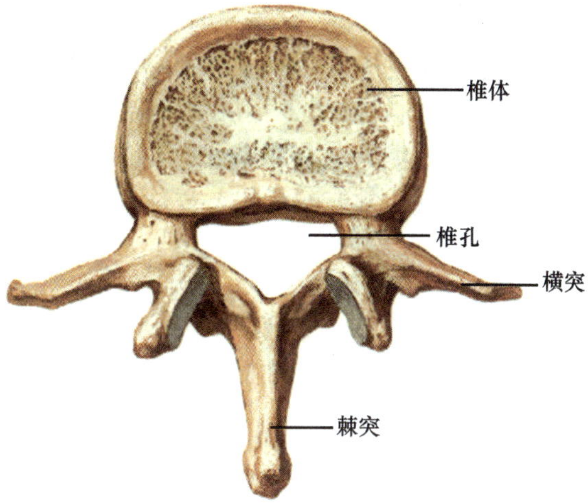

图 3－14　腰椎

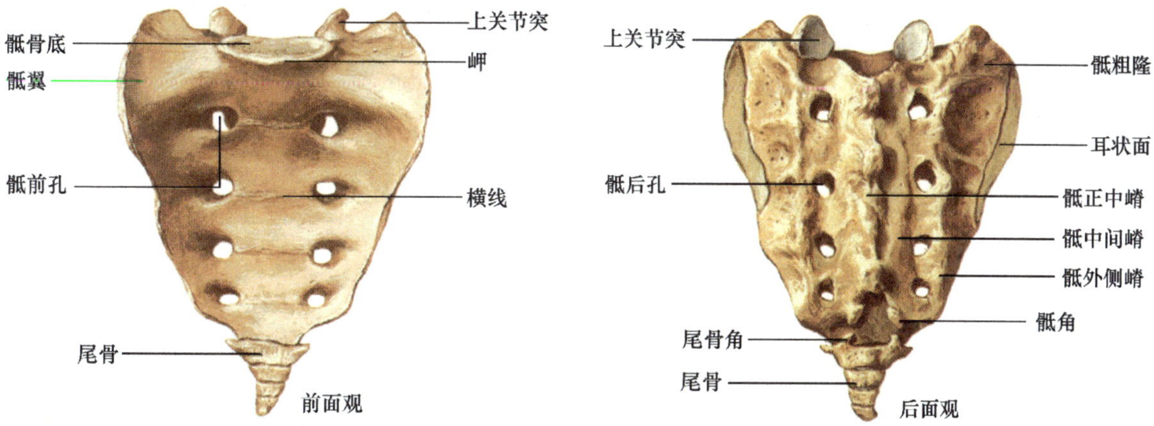

图 3－15　骶骨和尾骨

（2）胸骨

胸骨（sternum）为长方形扁骨，位于胸前壁正中。自上而下分为**胸骨柄**、**胸骨体**和**剑突** 3 部分（图 3－16）。胸骨柄上缘中份凹陷，为**颈静脉切迹**。胸骨柄与胸骨体连接处微向前突，称**胸骨角**（sternal angle），其两侧平对第 2 肋、向后平对第 4 胸椎体下缘，可在体表扪及，是计数肋的重要标志。

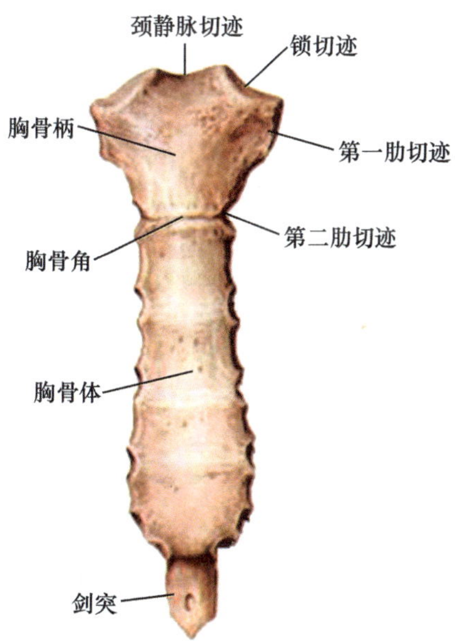

图 3－16　胸骨（前面观）

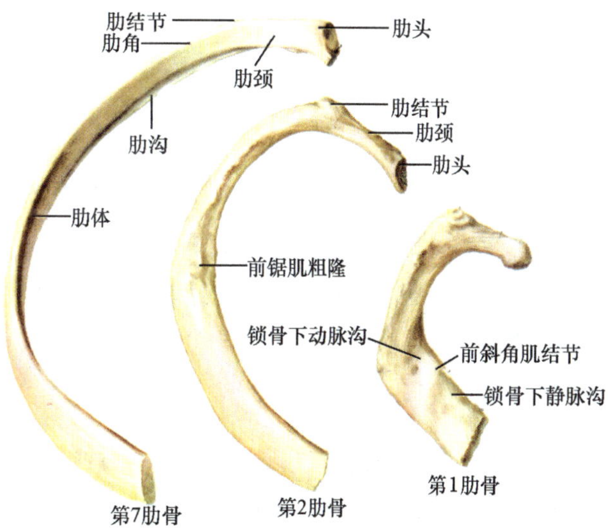

图 3－17　肋骨

(3) 肋

肋 (ribs) 12 对，由**肋骨**与**肋软骨**组成（图 3－17）。第 1～7 对肋前端与胸骨相连，称真肋；第 8～10 对肋前端借助软骨与上位肋软骨连接，形成肋弓，称假肋；第 11～12 对肋前端游离于腹肌中，称浮肋。肋骨属扁骨，分为体和前、后两端。后端膨大称**肋头**，肋体内面近下缘有**肋沟**，肋间神经、血管沿此沟走行。肋软骨由透明软骨构成，位于各肋骨的前端。

2. 躯干骨的连结

躯干骨借骨连结构成脊柱和胸廓。

(1) 脊柱

1) 脊柱的连结

脊柱 (vertebral column) 由 24 块椎骨、1 块骶骨和 1 块尾骨，借椎间盘、韧带和关节紧密连结而成（图 3－18）。

①**椎间盘** (intervertibral disc)　是连结相邻两个椎体之间的纤维软骨盘（图 3－19）。其中央部是**髓核**，柔软而富有弹性；周围部是**纤维环**，保护并限制髓核向周围膨出。椎间盘既能牢固连结相邻两个椎体，又容许椎体间有少量的运动。

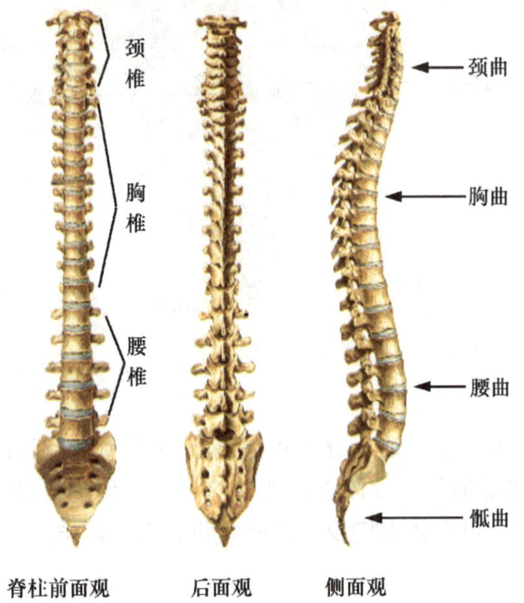

图 3－18　脊柱整体观

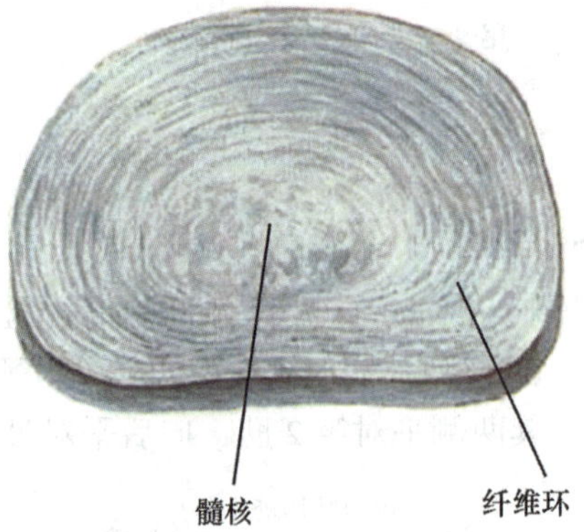

图 3－19　椎间盘

专业知识拓展

椎间盘突出症

正常的椎间盘坚固且有弹性，既可承受压力，又具有“弹簧垫”样缓冲震荡的作用。随着年龄的增长，椎间盘可发生退行性改变，失去弹性，常在猛力扭转、体位骤变、过度劳损或暴力撞击下，引起纤维环破裂、髓核膨出。椎间盘后外侧较薄，故髓核容易向后外脱出，进入椎管或椎间孔，压迫脊髓或脊神经根，临床上称为椎间盘突出症。由于腰部的活动度较大，故此病多发生于腰部，出现“腰腿痛”。

当颈椎间盘退变突出或颈椎椎骨赘生物形成时，椎间盘可突向椎管、椎间孔和横突孔，压迫脊髓、脊神经和椎动脉，引起血管神经等一系列症状，临床上称为“颈椎病”。

②韧带 连结椎骨的韧带有长短两类（图3－20）。长韧带有3条：**前纵韧带**和**后纵韧带**分别位于椎体和椎间盘的前面、后面，二者对连结椎体、固定椎间盘都具有重要作用；**棘上韧带**连于各棘突尖端，细长而坚韧，可限制脊柱过度前屈。短韧带有2条：**黄韧带**连于相邻椎弓之间，厚而坚韧；**棘间韧带**连于相邻棘突之间，较薄弱。

腰椎穿刺时，穿刺针由浅入深依次经过棘上韧带、棘间韧带和黄韧带。

③关节 相邻椎骨的上、下关节突构成**关节突关节**，运动幅度很小。寰椎与枕骨构成寰枕关节，寰椎与枢椎构成寰枢关节。

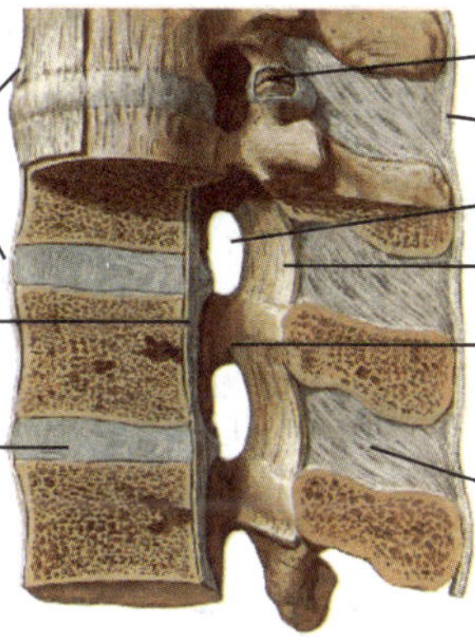

图3－20 椎骨间的连结（腰椎侧面）

2）脊柱整体观及其运动（图3－18）

①前面观 脊柱自上而下，椎体由小渐大，自骶部以下又变小，这与脊柱承受重力递增及转移有关。

②后面观 所有棘突纵列成一条直线，颈椎棘突短而分叉，近水平位伸向后方；胸椎棘突斜向后下方，呈叠瓦状，排列较紧密；腰椎棘突近水平伸向后方，且棘突间隙较大，临床上可在此处做腰椎穿刺术。

③侧面观 可见脊柱有4个生理弯曲，**颈曲**和**腰曲**凸向前，**胸曲**和**骶曲**凸向后。这些弯曲增大了脊柱的弹性，可维持人体的重心稳定，运动时，可减轻对脑和内脏器官的冲击与震荡。

脊柱可作前屈、后伸、侧屈，旋转和环转运动。由于颈、腰部运动灵活，故损伤多出现于颈、腰部。

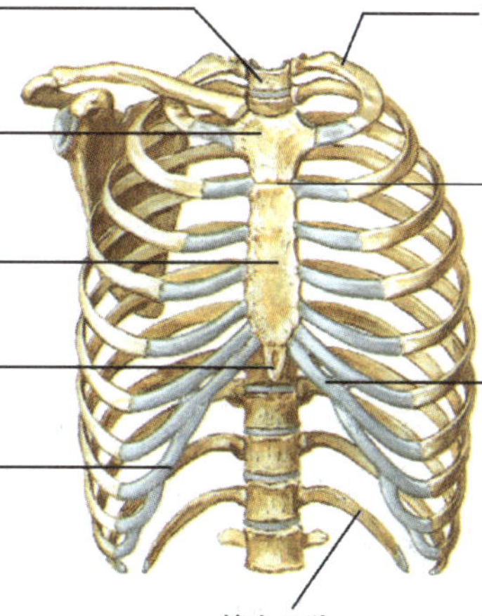

图3－21 胸廓

（2）胸廓

胸廓（thorax）由12个胸椎、12对肋和1块胸骨连结而成（图3－21）。肋的后端与胸椎构成关节。肋的前端，第1～7对肋软骨与胸骨直接相连；第8—10对肋软骨依次连于上位肋软骨的下缘，形成**肋弓**（costal arch）；第11、12对肋前端游离于腹壁肌层中，又称**浮肋**。

成人胸廓近似圆锥形，横径长、前后径短，上窄下宽。胸廓有上、下两口和前、后、外侧壁。胸廓上口由第1胸椎体、第1肋和胸骨柄上缘围成，胸廓下口由第12胸椎、第11和第12对肋、左、右肋弓和剑突共同围成，被膈封闭。

相邻两肋之间的间隙称**肋间隙**，由肌和韧带所封闭。胸廓的内腔称为**胸腔**，容纳并保护心及其大血管、肺、气管、食管等胸腔脏器。肋在呼吸肌牵引下可上提或下降，从而改变胸腔容积，参与呼吸运动。

专业知识拓展

胸廓的形状

胸廓的形状和大小，与性别、年龄、健康状况和职业等因素有关。新生儿胸廓呈桶状，横径与前后径大致相等。成年女性的胸廓短而圆，各径均较男性小。老年人胸廓因弹性减小，运动减弱，致使胸廓下塌，变得长而扁。佝偻病儿童，因缺乏钙盐而骨质疏松，易变形，胸廓前后径增大，胸骨明显突出，形成“鸡胸”。患慢性支气管炎、肺气肿和气喘病的老年人，因长期咳喘，使胸廓各径增大而成“桶状胸”。

（三）四肢骨及其连结

四肢骨包括上肢骨和下肢骨。上肢骨每侧32块，共64块，下肢骨每侧31块，共62块。由于人类直立行走，上肢从支持功能中解放出来，成为灵活运动的劳动器官，故上肢骨形体轻巧，利于劳动；而下肢骨粗壮强大，起着支持、负重的作用。

1. 上肢骨及其连结

（1）上肢骨

每侧上肢骨包括**锁骨、肩胛骨、肱骨、桡骨**及**尺骨**各1块，**腕骨**8块，**掌骨**5块，**指骨**14块。

1）**锁骨**（clavicle）　横架于胸廓前上方，略呈“～”形弯曲，全长可在体表扪到，是重要的骨性标志（图3－22）。锁骨骨折多在中、外1/3交界处。

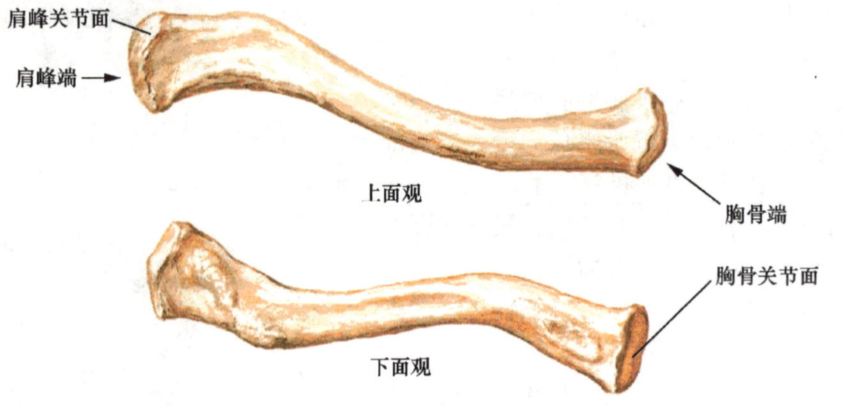

图3－22　锁骨

2）**肩胛骨**（scapula）　位于胸廓后外侧的上份，介于第2～7肋。为三角形的扁骨（图3－23），可分为三缘、三角和前、后两面。上缘短而薄，外侧有肩胛切迹和喙突；外侧缘肥厚，又称腋缘；内侧缘薄而锐长，又称脊柱缘。外侧角最肥厚，有关节盂，与肱骨头相关节，上角平对第2肋，下角平对第7肋或第7肋间隙，计数肋的标志。前面有一大而浅的窝，为肩胛下窝，后面有一自内下向外上的骨嵴，称肩胛冈（spine of scapula），冈上、下方的浅窝分别称冈上窝和冈下窝。肩胛冈向外上延伸的扁平突起称肩峰（acromion）。

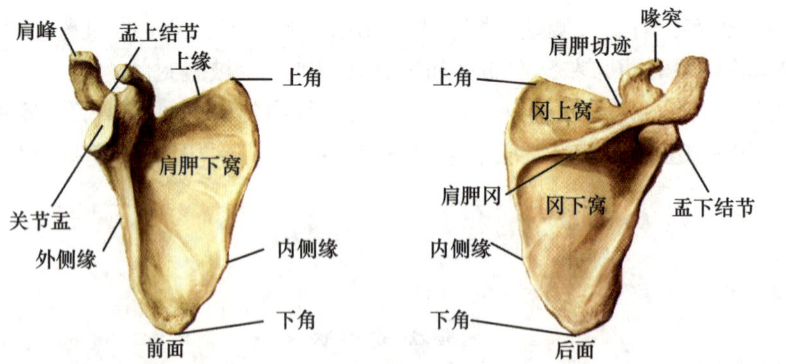

图3－23　肩胛骨

3）**肱骨**（humerus）　为典型的长骨，分一体两端。上端膨大，有朝向上内后方的半球形的肱骨头（head of humerus），与肩胛骨的关节盂相关节。头周围稍细的部分称解剖颈，肱骨头外侧和前方有隆起的大结节和小结节。上端与体交界稍细的部分，称外科颈（surgical neck），较易发生骨折。肱骨体上半部呈圆柱形，下半部呈三棱柱形，中部外侧面有粗糙的三角肌粗隆，体后面中份有自内上斜向外下的桡神经沟（sulcus for radial）。桡神经沿此沟经过，肱骨中段骨折可能伤及桡神经。下端较扁，内侧部有滑车状的肱骨滑车，与尺骨相关节；滑车前面上方有冠突窝。外侧部有半球形的肱骨小头，与桡骨相关节，其前面上方有桡窝。滑车后面上方有鹰嘴窝，伸肘时容纳尺骨鹰嘴。下端的两侧各有一突起，分别称外上髁（lateral epicondyle）和内上髁（medial epicondyle）。内上髁后方有一浅沟称尺神经沟，有尺神经经过。肱骨大结节和内外上髁都可在体表摸到（图3－24）。

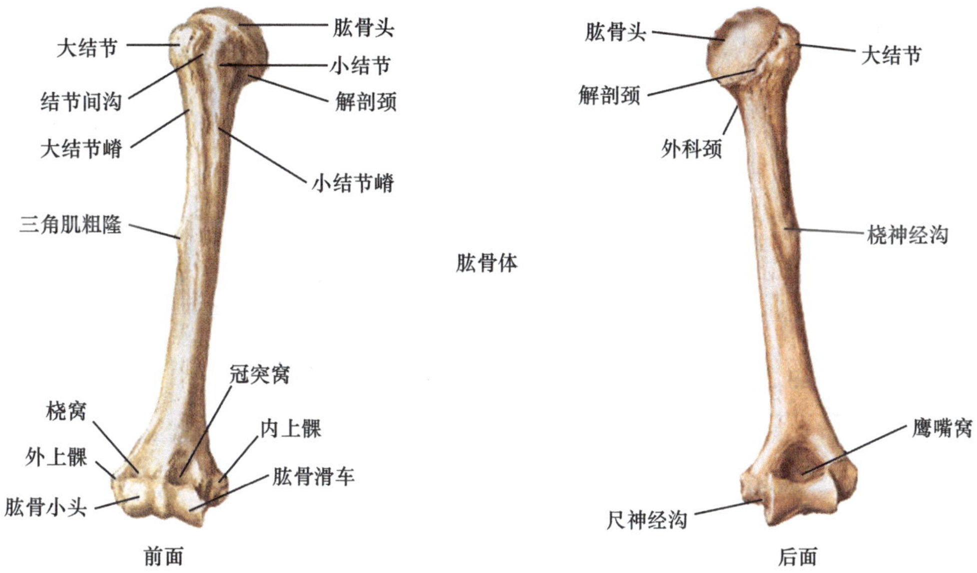

图 3－24　肱骨

4）**桡骨**（radius）　位于前臂外侧（图 3－25）。上端小称桡骨头（head of radius），上面有关节凹，头周围有环状关节面，与尺骨桡切迹相关节。桡骨头下方缩细的部分称桡骨颈（neck of radius）。桡骨颈的下方有向前内侧突出的桡骨粗隆。桡骨下端内侧有尺切迹，与尺骨头相关节；下面有桡腕关节面，下端外侧部向下突出称桡骨茎突。骨体呈三棱柱形。

5）**尺骨**（ulna）　位于前臂内侧，分一体两端。上端粗大，前面有一半圆形深凹称滑车切迹，与肱骨滑车相关节。在滑车切迹的前下方和后上方各有一突起，分别称冠突和鹰嘴，冠突外侧有桡切迹，与桡骨头相关节。冠突下方的粗糙隆起称尺骨粗隆。尺骨体上粗下细，外缘锐利为骨间缘，与桡骨相对。尺骨下端称尺骨头（head of ulna），其前、外、后有环状关节面与桡骨的尺切迹相关节。头后内侧向下的突起，称尺骨茎突。尺骨的鹰嘴、后缘全长、尺骨头及茎突均可在体表摸到。

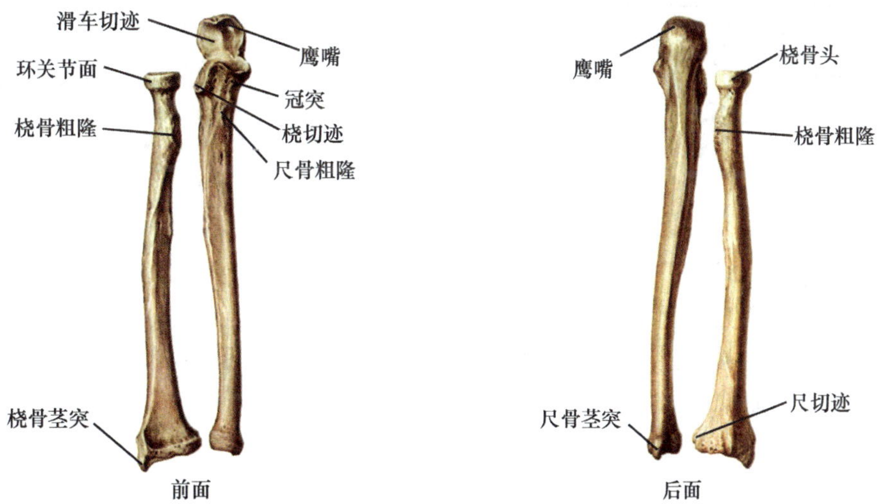

图 3－25　桡骨和尺骨

6）手骨　包括腕骨、掌骨和指骨（图 3 - 26）。**腕骨**属于短骨，排成两列，每列 4 块，由外侧向内侧，近侧列为手舟骨、月骨、三角骨和豌豆骨；远侧列为大多角骨、小多角骨、头状骨和钩骨。**掌骨**由桡侧向尺侧分别为第 1—5 掌骨。指骨 14 块，拇指 2 节，其余各指为 3 节，由近向远分别为近节指骨、中节指骨和远节指骨。

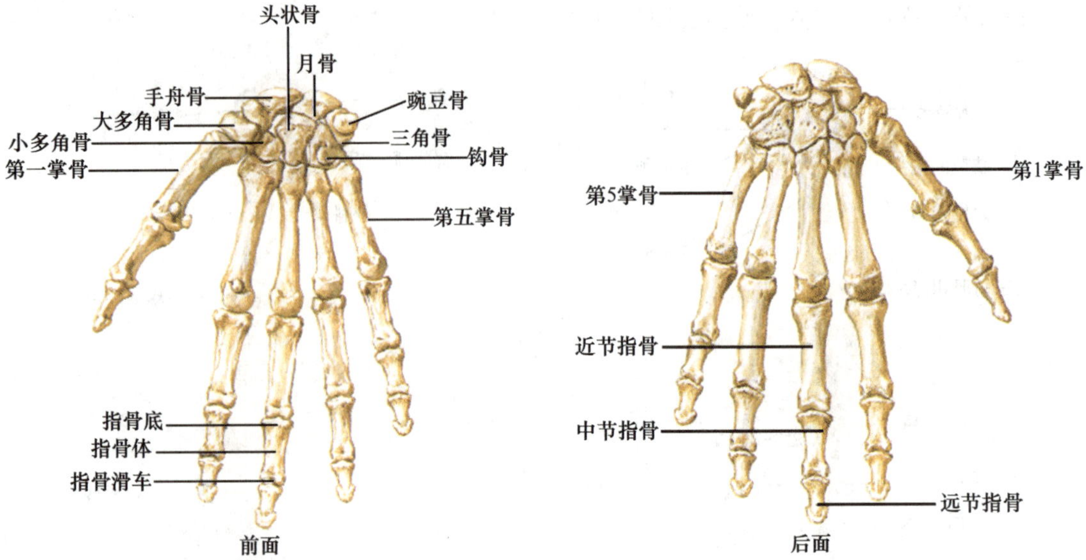

图 3 - 26　手骨

（2）上肢骨的连结

1）**肩关节**（shoulder joint）　由肱骨头与肩胛骨的关节盂构成（3 - 27），也称盂肱关节，是典型的球窝关节。其特点是肱骨头大，关节盂浅小，关节盂周缘虽有纤维软骨构成的盂唇加深关节窝，但仍仅能容纳肱骨头的 1/4 ~ 1/3；关节囊薄而松弛，囊的上端附于关节盂缘，下端附着于肱骨解剖颈，囊内有肱二头肌的长头肌腱通过，囊的上壁有喙肩韧带加强，囊的前、后方有肌肉加强，囊下壁相对薄弱，肩关节脱位时，肱骨头常从此脱向下方。

肩关节是全身活动幅度最大、运动最灵活的关节，可作屈、伸、内收、外展、旋转和环转运动。

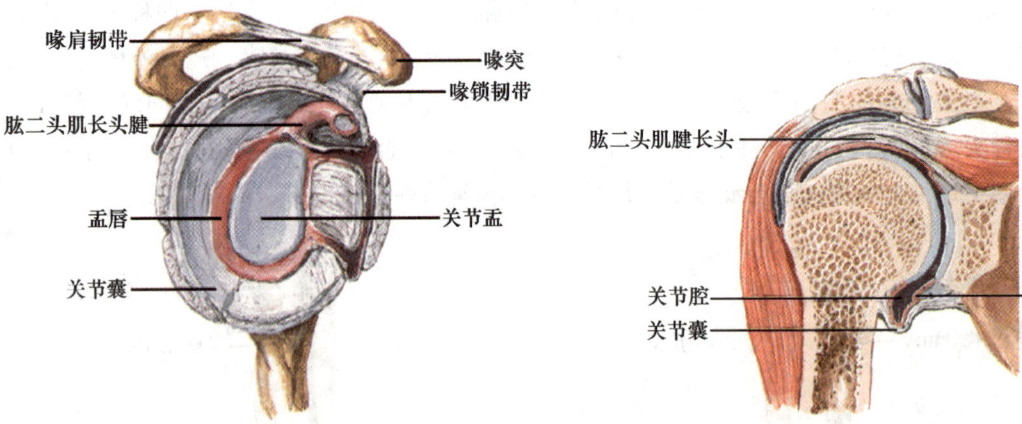

图 3 - 27　肩关节

2）**肘关节**（elbow joint）　由肱骨下端与尺、桡骨上端分别构成肱桡关节、肱尺关节和桡尺近侧关节，上述三个关节包在一个关节囊内，称**肘关节**（图 3 - 28）。其特点为：①3 个关节共同包在一个共同的关节囊内，有一个共同的关节腔；②关节囊两侧有韧带加强，前、后壁薄而松弛，尤其后壁最为薄弱，故肘关节常见的脱位是后脱位。③关节囊外下部有桡骨环状韧带，环绕桡骨头。

肘关节主要做屈、伸运动。

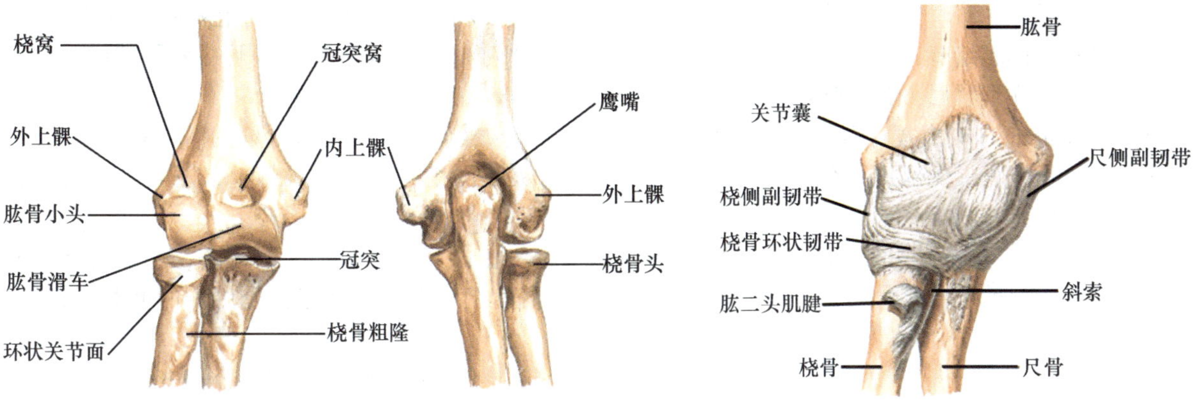

图 3-28　肘关节

3）手关节　包括**桡腕关节**、**腕骨间关节**、**腕掌关节**、**掌骨间关节**、**掌指关节**和**指骨间关节**（图 3-29）。

桡腕关节又称**腕关节**，由桡骨下端的远侧面、尺骨头下方的关节盘和近侧列外侧的三块腕骨（手舟骨、月骨和三角骨）组成。关节囊松弛，四周都有韧带加强。可做屈、伸、内收、外展和环转运动。

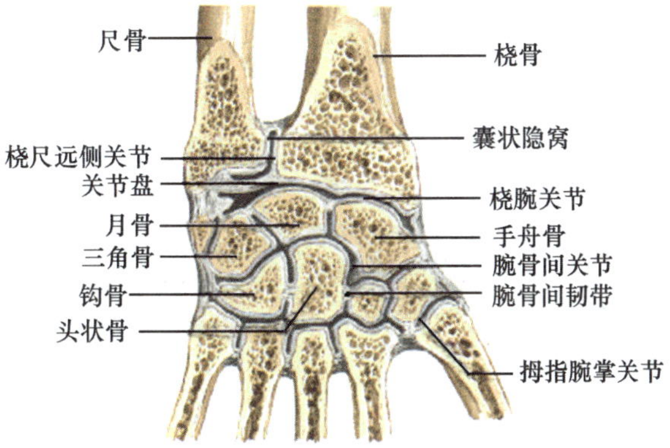

图 3-29　手关节

专业知识拓展

肩关节、肘关节临床

肩关节是人体易发生脱位的关节之一。当上肢极度外展时，易发生肱骨头向下脱位。肩关节周围的肌、肌腱、滑膜囊和关节囊等软组织发生炎症，导致肩关节疼痛，活动受限等临床表现，临床上称“肩周炎”。

桡骨头有桡骨环状韧带环绕，可防止桡骨头脱出。幼儿的桡骨头发育不全，桡骨环状韧带松弛，当前臂伸直时，突然猛力牵拉，可能发生桡骨头半脱位。当肘关节伸直时，肱骨内、外上髁和尺骨鹰嘴三点在一条直线上；当关节屈曲至90°时，此三点的连线构成一个尖朝下的等腰三角形；肘关节发生脱位时，鹰嘴向后上移位，三点位置关系发生改变。

2. 下肢骨及其连结

（1）下肢骨

每侧下肢骨包括**髋骨**、**股骨**、**髌骨**、**胫骨**及**腓骨**各 1 块，**跗骨** 7 块，**跖骨** 5 块，**趾骨** 14 块。

1）**髋骨**（hip bone）　位于盆部，上部扁阔，中部窄厚，有朝向下外的深窝，称**髋臼**；下部有一大孔，称**闭孔**。髋骨由**髂骨**、**耻骨**和**坐骨**三骨会合于**髋臼**，16 岁左右完全融合（图 3-30）。

髂骨（ilium）构成髋骨上部。上缘肥厚，称**髂嵴**，两侧髂嵴最高点的连线平对第 4 腰椎棘突，是腰椎穿刺的定位标志。髂嵴前、后端的突出部，分别称为**髂前上棘**和**髂后上棘**。髂前上棘后外方 5 ~ 7cm 处髂嵴向外突起，称**髂结节**，是骨髓穿刺最常选的部位。髂骨内面的浅窝称**髂窝**，下端为**弓状线**，弓状线后端粗糙的骨面称**耳状面**，与骶骨耳状面相关节。

坐骨（ischium）构成髋骨后下部，分坐骨体和坐骨支。坐骨体与坐骨支移行处的后部是粗糙的隆起，为**坐骨结节**，是坐骨最低部，可在体表扪到。坐骨后缘有尖形的坐骨棘，坐骨棘上、下方分别有坐骨大切迹和坐骨小切迹。

耻骨（pubis）构成髋骨前下部，分一体和上、下两支。耻骨上支上面有一条锐嵴，称**耻骨梳**，向后移行于弓状线，向前终于**耻骨结节**，是重要的体表标志。耻骨上、下支相互移行处内侧的椭圆形粗糙面，称**耻骨联合面**，两侧联合面借软骨相接，构成**耻骨联合**。

2）**股骨**（femur）　位于大腿部，为人体最长最结实的长骨，约占身高的 1/4，分一体和两端（图 3－31）。上端有球形的**股骨头**，朝向内上前方，与髋臼相关节；头的外下方较细部分为**股骨颈**，易发生骨折；颈与体的交界处有两个隆起，上外侧的大隆起为**大转子**，内下侧的小隆起为**小转子**。股骨体的后上方纵形粗糙的隆起，称**臀肌粗隆**。下端有两个向下后方的膨大突起，分别称**内侧髁**和**外侧髁**；两髁前方为**髌面**，与髌骨相接。侧面上方分别有突出的**内上髁**和**外上髁**。大转子、内侧髁、外侧髁是股骨的主要骨性标志。

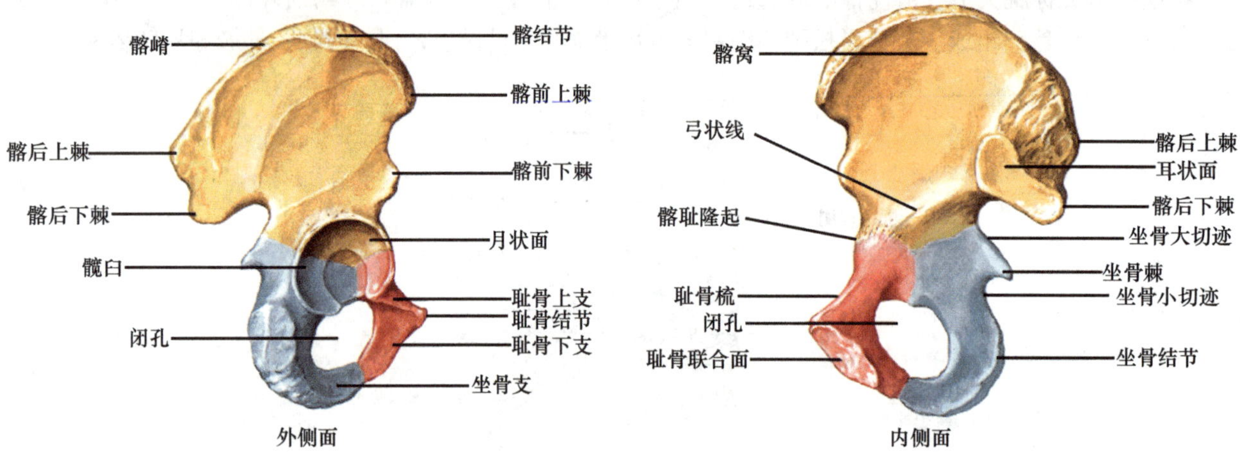

图 3－30　髋骨

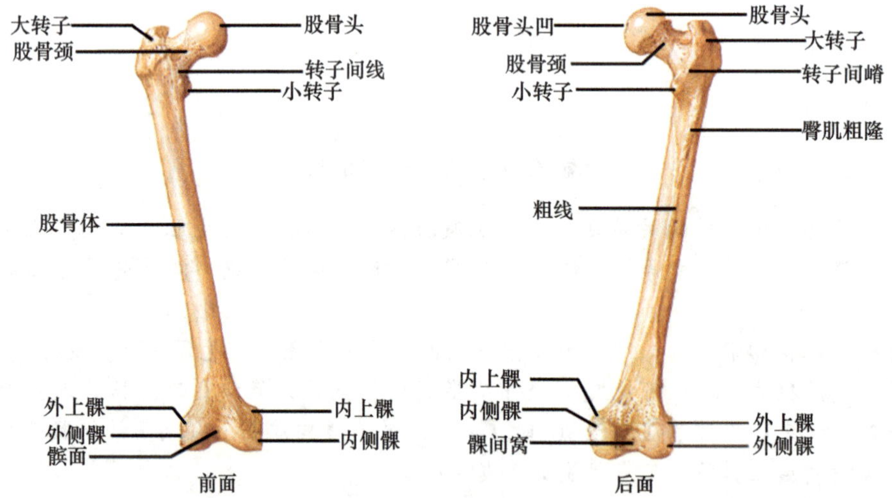

图 3－31　股骨

3）**髌骨**（patella）　是最大的籽骨，位于股四头肌腱内，上宽下尖，前面粗糙，后面为关节面，是维护膝关节正常功能的结构（图 3－32）。髌骨可在体表扪到。

4）**胫骨**（tibia）　居小腿内侧，为粗大的长骨（图 3－33）。上端膨大，称为**内侧髁**和**外侧髁**。上端前面的“V”字形隆起称**胫骨粗隆**，是股四头肌腱的附着处，为重要的骨性标志。胫骨体呈三棱柱形，较锐的前缘和内侧面直接位于皮下。下端向内下的突起，称**内踝**，可在体表扪到。

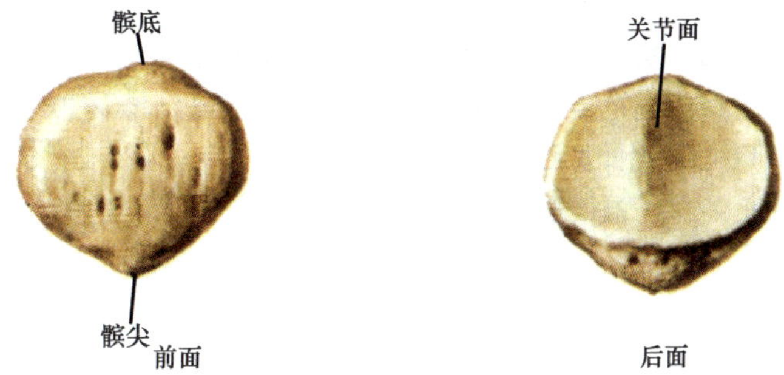

图 3－32 髌骨

5）**腓骨**（fibula） 居小腿外侧，细长（图 3－33）。上端稍膨大，称**腓骨头**。头下方缩窄，称**腓骨颈**，此处骨折易损伤腓总神经。下端向外下的突起称**外踝**。腓骨头和外踝都可在体表扪到。

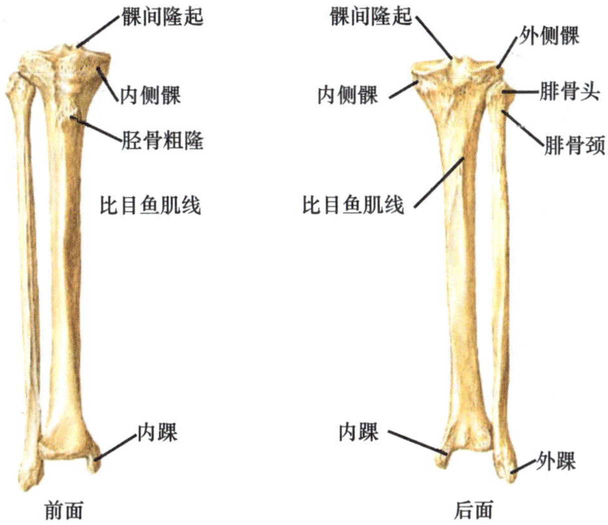

图 3－33 胫骨和腓骨

6）**足骨** 位于足部，包括跗骨、跖骨和趾骨（图 3－34）。**跗骨**有 7 块，属短骨，分前、中、后 3 列。后列上方为**距骨**，下方为**跟骨**；距骨前方为足舟骨，向前连三块楔骨，楔骨外侧是骰骨。**跖骨**由内侧向外侧分别为第 1—5 跖骨。**趾骨** 14 块，踇趾为 2 块，其余各趾为 3 块。

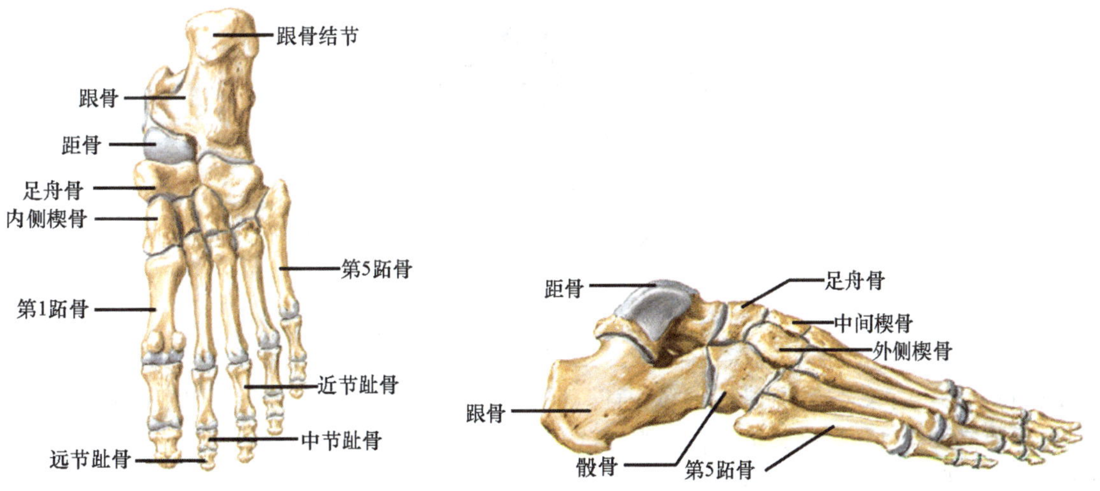

图 3－34 足骨

（2）下肢骨的连结

1）**骨盆**（pelvis） 是由左右髋骨、骶、尾骨借关节和韧带构成的完整骨环（图 3－35）。两侧坐骨支与耻骨下支连成**耻骨弓**，其间的夹角称**耻骨下角**。骨盆以骶骨岬、弓状线、耻骨梳、耻骨结节、耻骨联合上缘为**界线**，分为上方的**大骨盆**和下方的**小骨盆**。大骨盆较宽大，向前开放，其内腔是腹腔的一部分。小骨盆有上、下两口：上口由上述界线围成，下口由尾骨、骶结节韧带、坐骨结节、坐骨支、耻骨支和耻骨联合下缘围成；两口之间为**骨盆腔**，是胎儿娩出的通道。

骨盆起着传导重力和支持、保护盆腔脏器的作用。在人类的全身骨骼中，性别差异最显著的是骨盆。约在 10 岁以后男、女性骨盆出现差异。男性骨盆狭而长；女性骨盆宽而短，上口圆形，下口宽大，盆腔圆桶状，耻骨下角 90°～100°。女性骨盆的这些特点主要与妊娠和分娩有关。

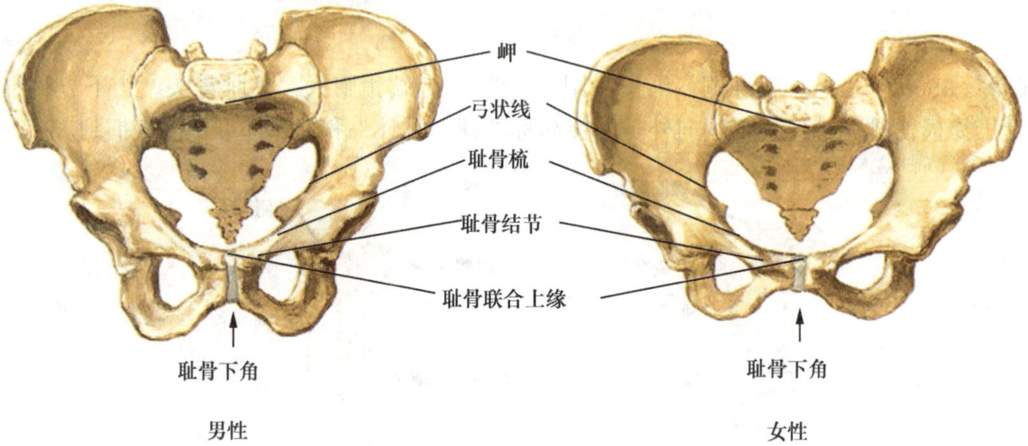

图 3－35　骨盆

2）**髋关节**（hip joint）　由髋臼与股骨头构成（图 3－36）。结构特点：①髋臼深，股骨头大；②关节囊紧张而坚韧，囊的周围有韧带加强，囊内有股骨头韧带，连结于股骨头与髋臼之间，内有营养股骨头的血管。

髋关节的运动形式与肩关节相同，但由于股骨头深藏于髋臼内，关节囊厚韧且受韧带限制，故其运动幅度较肩关节小，但稳固性比肩关节大，以适应其支持和下肢行走的功能。

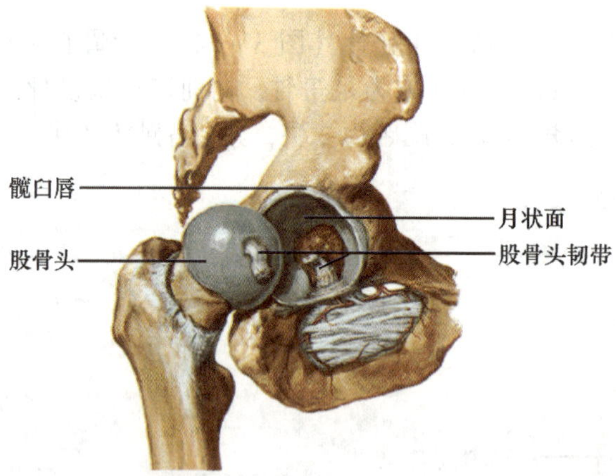

图 3－36　髋关节

3）**膝关节**（knee joint）　是人体最大最复杂的关节，由股骨下端、胫骨上端和髌骨构成（图 3－37）。其结构特点是：①关节囊薄而松弛，囊前壁有强大的髌韧带加固，两侧有胫侧和腓侧副韧带加强；②关节囊内有**前交叉韧带**和**后交叉韧带**，牢固地连结股骨和胫骨，可防止胫骨过度前后移位；③在股骨与胫骨之间垫有**内侧半月板**和**外侧半月板**，使两骨的关节面更为适合，加强了关节的稳固性和灵活性，并可缓冲压力，吸收震荡，起弹性垫作用。

膝关节主要做屈、伸运动。

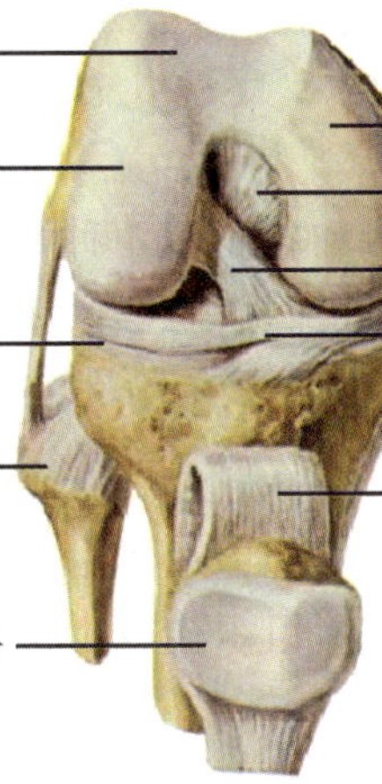

图 3－37　膝关节

4）足关节　包括**距小腿关节、跗骨间关节、跗跖关节、跖趾关节**和**趾骨间关节**。

距小腿关节亦称**踝关节**（ankle joint），由胫、腓骨下端的关节面与距骨上部的关节面构成（图 3－38）。可做背屈（伸）和跖屈（屈）运动。

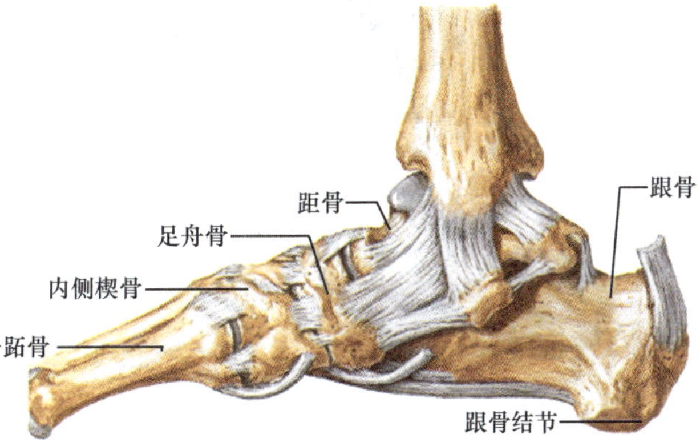

图 3－38　足关节

三、骨性标志

人体的骨性标志主要有：眶上缘、眶下缘、颧弓、下颌角、乳突、枕外隆凸；第七颈椎棘突、胸骨角、剑突、肋骨、肋弓；锁骨、肩胛冈、肩峰、肩胛骨下角、肱骨内上髁、肱骨外上髁、尺骨鹰嘴、桡骨茎突、尺骨茎突、豌豆骨；髂嵴、髂结节、髂前上棘、髂后上棘、坐骨结节、耻骨结节、耻骨联合上缘、股骨大转子、股骨内上髁、股骨外上髁、髌骨、胫骨粗隆、腓骨头、内踝、外踝。

第二节　骨骼肌

一、概述

全身**骨骼肌**（skeletal muscle）约 600 多块，约占体重的 40%。每块肌都可视为一个器官，它有一定的形态结构和辅助装置，神经、血管和淋巴管分布丰富，并执行一定的功能。若肌的血液供应受阻或支配肌的神经遭受损伤，可分别引起肌的坏死和瘫痪。若长期不活动，肌则萎缩退化。

（一）肌的形态和构造

1. 肌的形态

根据肌的外形，可分为长肌、短肌、扁肌和轮匝肌4种（图3－39）。①**长肌**呈梭形，多见于四肢，有些长肌的起端有两个以上的头，称为二头肌、四头肌等；②**短肌**小而短，多见于躯干深层；③**扁肌**宽扁呈薄片状，多见于胸腹壁；④**轮匝肌**呈环形，位于孔、裂的周围。

2. 肌的构造

骨骼肌由**肌腹**和**肌腱**构成。肌腹位于肌的中部，主要由骨骼肌纤维构成，具有收缩和舒张功能。肌腱多位于肌腹的两端，附着于骨骼，由致密结缔组织构成，无收缩功能，只起力的传递作用。长肌的腱细小呈条索状；扁肌的腱多薄而宽阔，又称**腱膜**。

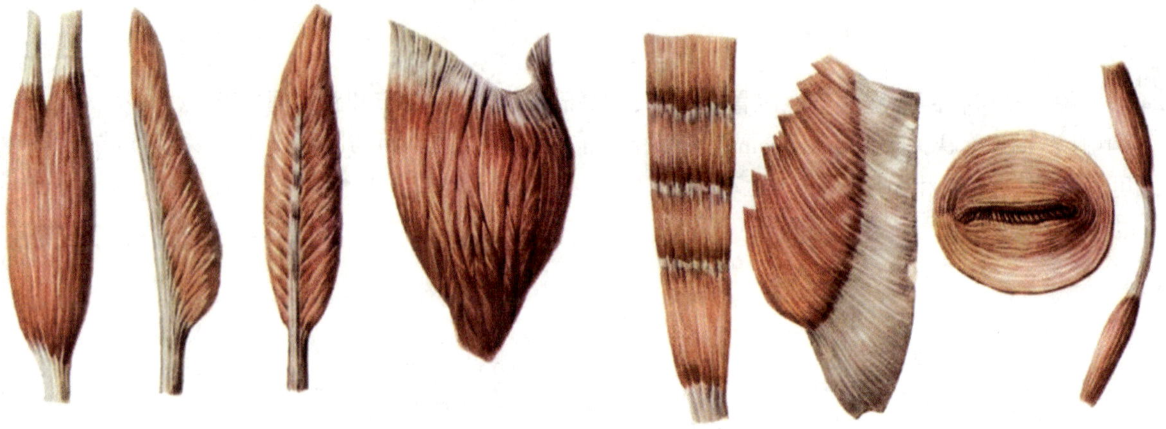

图3－39　肌的形态

（二）肌的起止和配布

肌一般以两端附着于两块或两块以上的骨面上，中间跨过一个或多个关节，收缩时，使两骨彼此靠近而产生运动。通常把位于躯干的内侧或四肢近侧的一端称**起点**，另一端称**止点**。

大多数肌都成群配布在关节的周围，其配布形式与关节的运动轴密切相关。每一个运动轴的两侧配布有两组运动方向完全相反的肌，互称**拮抗肌**；配布在运动轴同侧并具有相同功能的肌或肌群，互称**协同肌**。

（三）肌的辅助装置

肌的辅助装置包括**筋膜、滑膜囊**和**腱鞘**等。

1. 筋膜

分**浅筋膜**和**深筋膜**（图3－40）。

（1）浅筋膜　又称**皮下筋膜（皮下组织）**，位于真皮之下，包被全身各部，由疏松结缔组织构成，其内含浅动脉、皮下静脉、皮神经、淋巴管及脂肪等。临床进行皮下注射，就是将药液注入浅筋膜内。

（2）深筋膜　又称**固有筋膜**，位于浅筋膜的深面，由致密结缔组织构成，包裹每一块骨骼肌。在四肢，深筋膜伸入肌群之间，并附着于骨，构成**肌间隔**，以分隔肌群。深筋膜包绕血管、神经形成**血管神经鞘**。

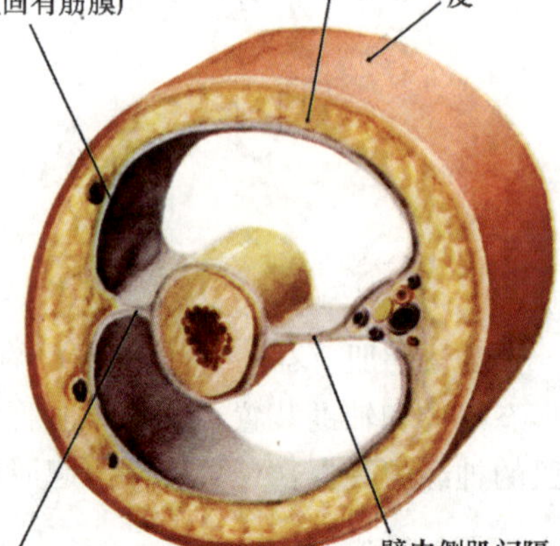

图3－40　筋膜

2. 滑膜囊

为封闭的结缔组织小囊，壁薄，内有滑液，多位于腱与骨面相接触处，以减少两者之间的摩擦。

3. 腱鞘

是套在肌腱外面的鞘管，存在于活动性较大的腕、踝、手指和足趾等处。腱鞘可分为外层的**纤维层**和内层的**滑膜层**（图3－41）。**滑膜层**呈双层套管状，又分为脏层和壁层，脏层包在肌腱的表面，壁层贴在纤维层的内面。脏、壁两层之间相互移行，形成的腔隙称**滑膜腔**，内含少量滑液，肌腱能在其内自由滑动。当肌收缩时，腱鞘可减少腱与骨的摩擦。

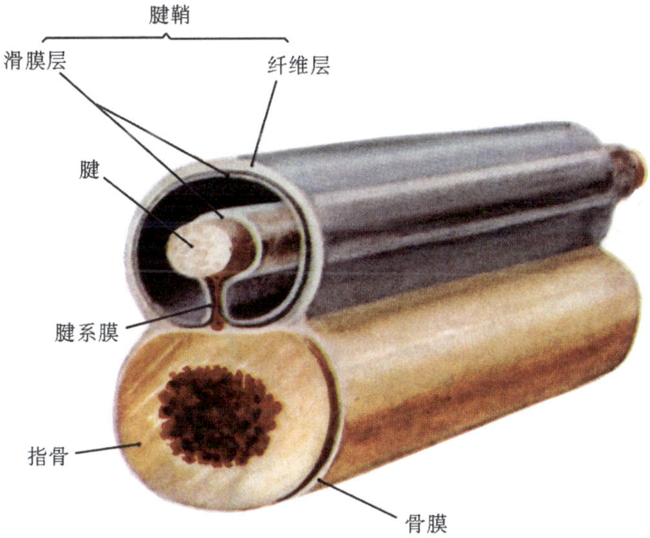

图3－41　腱鞘示意图

若手指不恰当地做长期、过度而快速的活动，可导致腱鞘损伤，产生疼痛并影响肌腱的滑动，临床上称为腱鞘炎，为常见多发病之一。

二、全身骨骼肌

全身骨骼肌包括**头颈肌、躯干肌**和**四肢肌**。

（一）头颈肌

1. 头肌

头肌分为**面肌**（facial muscle）和**咀嚼肌**（masticatory muscle）两部分（图3－42）。

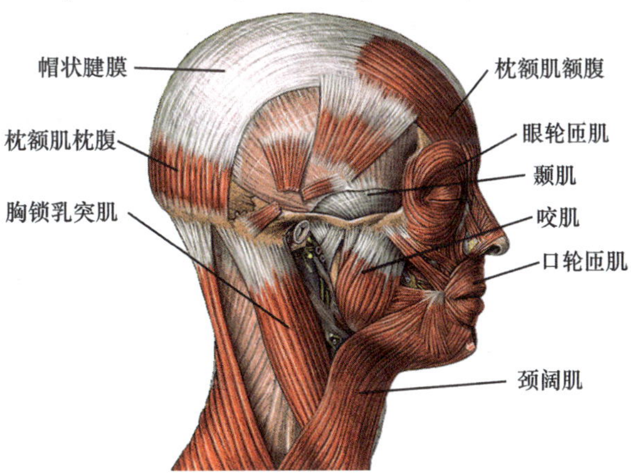

图3－42　头颈肌

（1）面肌

起自颅骨，止于面部皮肤，收缩时能牵动面部皮肤产生喜怒哀乐等各种表情，故面肌又称**表情肌**。

①眼轮匝肌和口轮匝肌　分别位于睑裂和口裂的周围，有缩小睑裂和口裂的作用。

②枕额肌　有**额腹、枕腹**两个肌腹，分别位于额部和枕部皮下，两肌腹间以**帽状腱膜**相连。额腹收缩可扬眉，形成额纹。

专业知识拓展

颅顶的层次、头皮与“危险区”

颅顶层次由浅入深可分为皮肤、皮下组织、帽状腱膜、腱膜下疏松组织、颅骨外膜等五层。其中，浅部三层（帽状腱膜与皮肤、皮下组织）紧密结合不易分开，共同组成“头皮”，当头皮外伤撕裂时，此三层可一并撕脱。头皮深面是腱膜下疏松结缔组织，又称腱膜下间隙，间隙内有通向颅内的导血管，头皮的感染可扩散到全部颅顶，也可经导血管向颅内扩散，因而把腱膜下间隙称颅顶的“危险区”。

（2）咀嚼肌

位于颞下颌关节周围，有**咬肌、颞肌、翼内肌和翼外肌。**

咬肌（masseter）位于下颌骨的外面。当闭口咬牙或咀嚼运动时，在下颌角的前上方、颧弓下方可摸到咬肌呈坚硬的条状隆起。**颞肌**（temporalis）位于颞窝内，当牙咬紧时，在颞窝于颧弓上方可摸到颞肌呈坚硬的隆起。

作用：二肌收缩都可上提下颌骨，参与咀嚼运动。

2. 颈肌

颈肌位于颅和胸廓之间可分为浅群和深群，前群有颈阔肌、胸锁乳突肌、舌骨上肌群和舌骨下肌群。深群又可分为内侧、外侧群。浅层有**颈阔肌和胸锁乳突肌**（图 3－42）。

（1）**颈阔肌**　位于颈部浅筋膜内，为一薄而宽阔的皮肌。收缩可拉口角向下，并使颈部皮肤出现皱褶。

（2）**胸锁乳突肌**（sternocleidomastoid）　位于颈部两侧皮下，呈长带状，体表可见其轮廓。起自胸骨柄的前面和锁骨的胸骨端，斜向后上，止于颞骨乳突。

作用：一侧肌收缩使头向同侧倾斜，脸转向对侧；两侧收缩可使头后仰。

（3）**舌骨上肌群**　当舌骨固定时，下颌舌骨肌、颏舌骨肌和二腹肌前腹均能拉下颌骨向下而张口。吞咽时下颌骨固定，舌骨上肌群收缩上提舌骨，使舌升高，推挤食团入咽，并关闭咽峡。

（4）**舌骨下肌群**　共同的作用是下降舌骨和喉，甲状舌骨肌在吞咽时可提喉使之靠近舌骨。舌骨上、下肌群相互配合有固定舌骨和喉或使之上下移动，参与张口、吞咽和发音等作用。

（5）**外侧群**　位于脊柱颈段的两侧，有前斜角肌、中斜角肌和后斜角肌。各肌均起自颈椎横突，其中前、中斜角肌止于第 1 肋，后斜角肌止于第 2 肋。前、中斜角肌与第 1 肋之间的空隙为斜角肌间隙（scalene fissure），有锁骨下动脉和臂丛通过。前斜角肌肥厚或痉挛可压迫这些结构，产生相应症状，称斜角肌综合征。一侧斜角肌收缩，使颈侧屈；两侧同时收缩可上提第 1，2 肋助深吸气。如肋骨固定则可使颈前屈。

（6）**内侧群**　内侧群在脊柱颈段的前方，有头长肌和颈长肌等，合称椎前肌，能屈头屈颈。

专业知识拓展

胸锁乳突肌临床应用

胸锁乳突肌最主要的作用是维持头正常的姿势。是形成痉挛性斜颈最重要的颈肌，一侧肌出现各种不自主的病理性挛缩时，可出现斜颈。胸锁乳突肌后缘中点附近为颈丛皮支的浅出点，此处是颈浅部浸润麻醉的阻滞点。在胸锁乳突肌前缘中点，平环状软骨高度可摸到颈总动脉的搏动，是临床压迫颈总动脉临时止血点的部位。在锁骨中1/3上方，胸锁乳突肌后缘与斜方肌前缘之间的凹陷底部可触到锁骨下动脉的搏动，是临床压迫锁骨下动脉的止血点。

（二）躯干肌

躯干肌可分为背肌、胸肌、膈、腹肌和会阴肌。会阴肌（包括盆肌）在生殖系统中描述。

1. 背肌

位于躯干后面，可分为浅、深两层，背浅肌有**斜方肌、背阔肌**等，背深肌有**竖脊肌**等（图3-43）。

（1）斜方肌（trapezius）　位于项部和背上部的浅层，为三角形的阔肌，左右两块合在一起呈斜方形。

作用：上部肌束可上提肩胛骨，中部肌束使肩胛骨向脊柱靠拢，下部肌束使肩胛骨下降。如肩胛骨固定，两侧同时收缩可使头后仰。该肌瘫痪时，产生“塌肩”。

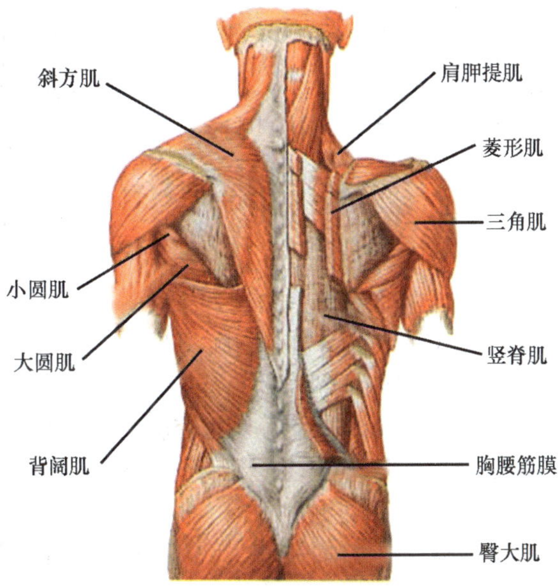

图3-43　背肌

（2）**背阔肌**（latissimus dorsi）　为全身最大的扁肌，位于背的下半部及胸的后外侧。

作用：使肱骨内收、旋内和后伸（背手）。当上肢上举固定时，可引体向上。

（3）**竖脊肌**（erector spinae）　为背肌中最长、最大的肌，列于躯干的背面、脊柱两侧的沟内，在体表呈纵形肌性隆起。

作用：使脊柱后伸和仰头，一侧收缩使脊柱侧屈。竖脊肌对维持人体直立起重要作用。

专业知识拓展

肩胛骨下角的内侧为**听诊三角**（肩胛旁三角），其下界为背阔肌上缘，内上界为斜方肌的外下缘，外侧界为肩胛骨的脊柱缘，表面覆以皮肤和筋膜，是背部听诊呼吸音最清晰的部位。

竖脊肌外侧缘与第 12 肋形成的夹角称**肋脊角**（肾区），是肾门在腹后壁的体表投影部位，肾病变时此区常有叩击痛，肾囊封闭常经此进针。

被覆于斜方肌和背阔肌表面的深筋膜较薄弱，但在竖脊肌周围的筋膜特别发达，称**胸腰筋膜**（thoracolumbar fascia）。胸腰筋膜包裹在竖脊肌和腰方肌的周围，在腰部筋膜明显增厚。由于腰部活动度大，胸腰筋膜常可扭伤，为腰背劳损病因之一。

2. 胸肌

胸肌参与构成胸前壁，主要有**胸大肌、胸小肌、前锯肌**和**肋间肌**（图 3－44）。

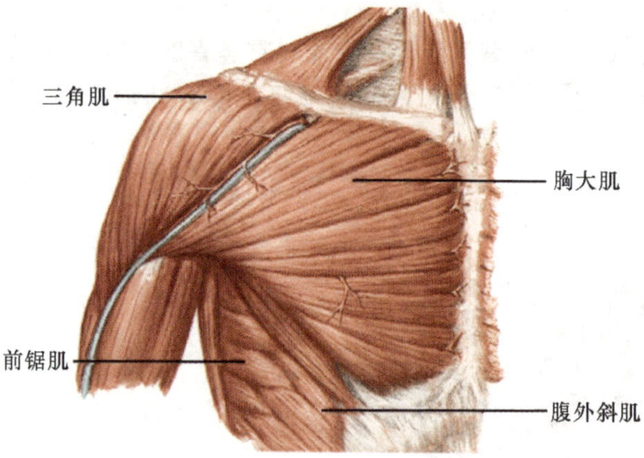

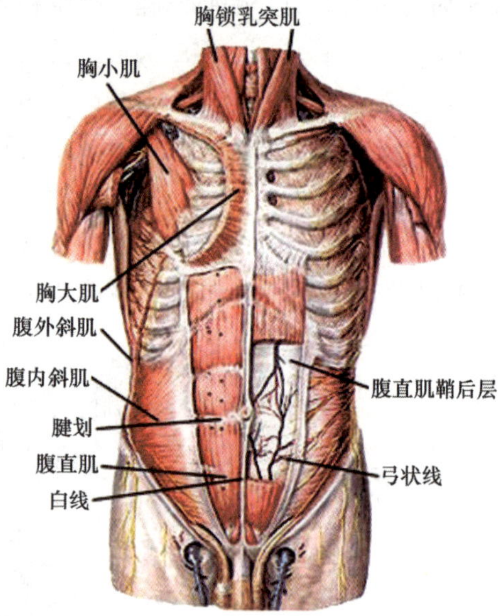

图 3－44　躯干前面浅层肌

（1）**胸大肌**（pectoralis major）　位置表浅，覆盖胸廓前壁大部，呈扇形，宽而厚。作用：使肩关节内收、旋内和前屈。如上肢固定可上提躯干，与背阔肌一起完成引体向上的动作，也可提肋助吸气。在劳动中推举重物用力过猛，或在运动中挥臂动作过度，均可使胸大肌猛烈收缩而致伤。

（2）**胸小肌**　位于胸大肌深面，呈三角形。可牵拉肩胛骨向前下方，当肩胛骨固定时，可提肋助吸气。

（3）**前锯肌**（serratus anterior）　位于胸廓外侧壁。收缩可拉肩胛骨向前紧贴胸廓。此肌瘫痪，则肩胛骨内侧缘与下角离开胸廓而突出于皮下，称为"翼状肩"。

（4）**肋间肌**　位于各肋间隙内，分为浅层的**肋间外肌**（intercostales externi）和深面的**肋间内肌**（intercostales interni）。作用：肋间外肌收缩时提肋，使胸廓前、后、左、右径皆扩大，以助吸气。肋间内肌收缩时，可降肋助呼气。

3. 膈

膈（diaphragm）位于胸腔和腹腔之间，为向上膨隆的扁肌，成为胸腔的底和腹腔的顶（图 3－45）。膈的周

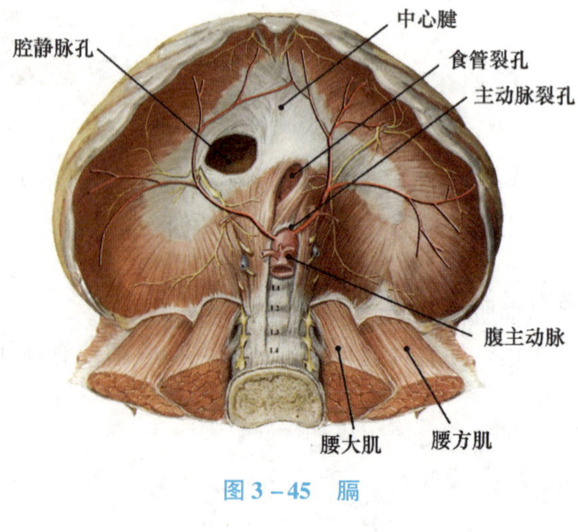

图 3－45　膈

围部为肌部，肌束起自胸廓下口周缘和腰椎前面，各部肌束向中央移行为腱膜，称**中心腱**（central tendon）。

膈上有3个裂孔：自后向前有**主动脉裂孔、食管裂孔、腔静脉孔**，分别有主动脉和胸导管、食管和迷走神经、下腔静脉通过。

作用：膈是主要的呼吸肌。收缩时，膈顶下降，胸腔容积扩大助吸气；松弛时，膈顶上升恢复原位，胸腔容积减小助呼气。膈与腹肌同时收缩，则能增加腹压，协助排便、呕吐及分娩等活动。

4. 腹肌

腹肌位于胸廓下部与骨盆上缘之间，是腹壁的主要组成部分，按部位分为前外侧群和后群。前外侧群形成腹腔的前外侧壁，包括**腹直肌、腹外斜肌、腹内斜肌、腹横肌**。后群有**腰大肌**和**腰方肌**，腰大肌在下肢肌中叙述。

（1）腹直肌（rectus abdominis）　为位于腹前正中线两侧的一对长带状肌，包被于腹直肌鞘内，上宽下窄，起自耻骨嵴，肌束向上止于剑突和第5～7肋软骨的前面，其肌纤维被3～4条横行的腱划分隔成4～5个肌腹，腱划属致密结缔组织，与腹直肌鞘的前层紧密结合。但在腹直肌后面，因腱划不明显、不与腹直肌鞘愈合而完全游离。

（2）腹外斜肌（obliquus externus abdominis）　为一宽扁的阔肌，位于前外侧壁的浅层，以8个肌齿起自下8个肋骨外面，与前锯肌、背阔肌的肌齿交错，肌纤维斜向前下，后部肌束向下止于髂嵴前部，其余肌束向内移行于腱膜，经腹直肌的前面，并参与形成腹直肌鞘的前层，终于腹前壁正中的腹白线。

腹外斜肌腱膜下缘卷曲增厚连于髂前上棘与耻骨结节之间，称为腹股沟韧带（lig inguinal）。此韧带的内侧端分出一小束腱纤维转向后下方附于耻骨梳，称为腔隙韧带或陷窝韧带（lacunar ligament）。腔隙韧带延伸并附于耻骨梳的部分称耻骨梳韧带（pectineal ligament），即Cooper韧带。

在耻骨结节外上方，腹外斜肌腱膜形成一个三角形的裂口，为腹股沟管浅（皮下）环（superficial inguinal）。

（3）腹内斜肌（obliquus internus abdominis）　位于腹外斜肌深面，起自胸腰筋膜、髂嵴、腹股沟韧带外侧半，肌束呈扇形展开，上部肌束向前上与腹外斜肌的肌束交叉，在腹直肌外侧缘移行为腱膜，并分为前、后两层，包绕腹直肌，终于白线。

腹内斜肌的下部肌束行向前下，呈弓形越过精索或子宫圆韧带前面延为腱膜，与腹横肌的腱膜会合形成腹股沟镰（inguinal falx）或称联合腱（conjoint tendon）。在男性腹内斜肌最下部发出一些细散的肌纤维包绕精索和睾丸，称为提睾肌（cremaster），收缩时，可上提睾丸。

（4）腹横肌（transversus abdominis）　位于腹内斜肌深面，起自下6个肋软骨的内面、胸腰筋膜、髂嵴和腹股沟韧带的外侧1/3，肌束横行向前，延为腱膜，经腹直肌后面，参与组成腹直肌鞘的后层，终于白线。

腹前外侧群肌的作用：对保护腹腔脏器及维持腹内压，保持腹腔脏器位置的固定有重要意义，若这些肌张力减弱，可使腹腔脏器下垂。腹肌收缩时，能使脊柱前屈、侧屈与旋转，还可降肋助呼气。腹肌与膈共同收缩，可增加腹压以协助排便、分娩、呕吐和咳嗽等生理功能。

（三）四肢肌

包括上肢肌和下肢肌。上肢肌数目多而细小，运动精细灵活，下肢肌数目较少但粗壮强大，适应维持人体直立姿势、负重和行走等功能。

1. 上肢肌

上肢肌按部位可分为**肩肌、臂肌、前臂肌**和**手肌**（图3－46）。

（1）肩肌

主要有**三角肌**（deltoid）。三角肌位于肩部，呈三角形，底朝上。起自锁骨的外侧1/3、肩峰和肩胛冈，肌束从前、外、后三方包裹肩关节，逐渐向外下方集中，止于肱骨体外侧的三角肌粗隆。肱骨上端由于三角肌的覆盖，在肩部形成圆隆的外形。三角肌较丰厚，是临床上肌内注射的部位之一。其作用是使肩关节外展。

（2）臂肌

覆盖肱骨，分为前、后两群。前群为屈肌，主要有**肱二头肌**；后群为伸肌，有**肱三头肌**。

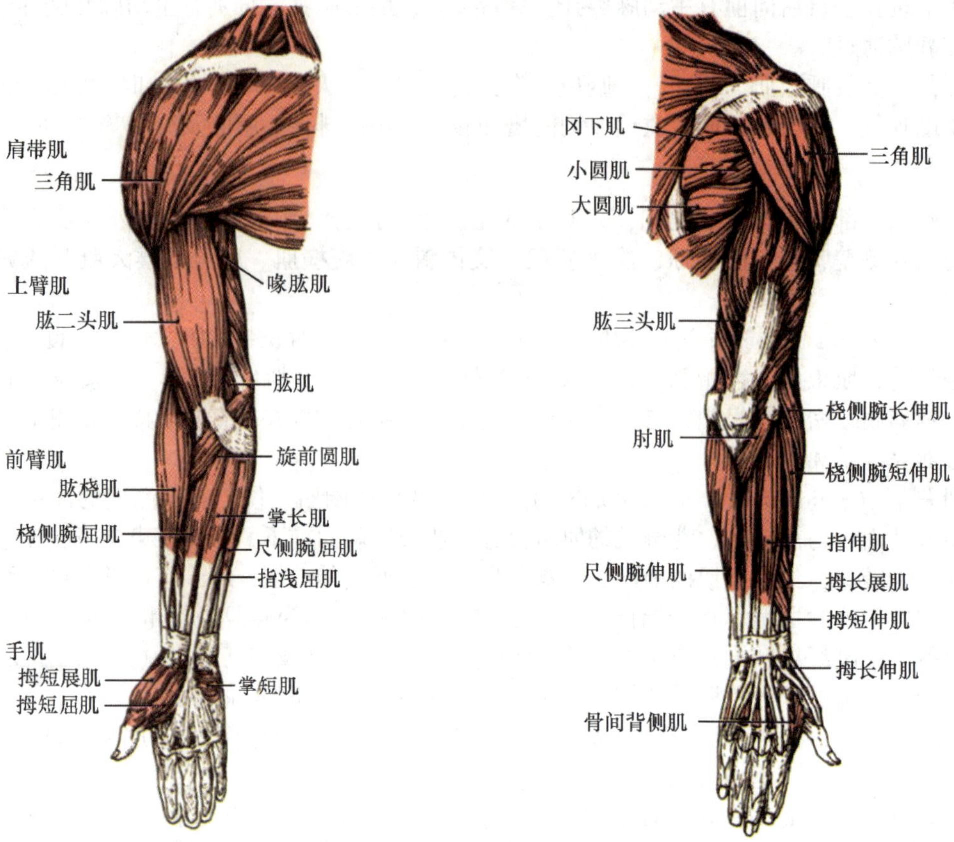

图 3－46　上肢肌（前群、后群）

1）**肱二头肌**（biceps brachii）　位于臂前部，呈梭形，起端有两个头，长头起自肩胛骨盂上结节，短头起自肩胛骨喙突，二头合为一个肌腹，下端以肌腱止于桡骨粗隆。当屈肘握拳并使前臂稍旋后时，在肘窝中央可明显摸到此肌的肌腱及其内侧的腱膜。作用主要为屈肘关节。

2）**肱三头肌**　位于臂后部，作用主要为伸肘关节。

（3）前臂肌

前臂肌位于尺、桡骨的周围，分为前、后两群。

1）前群　位于前臂的前面和内侧面，为屈肌群，共 9 块，主要作用是屈腕、屈指和使前臂旋前。屈腕时，前臂远端中部明显可见外侧的桡侧腕屈肌肌腱和内侧的掌长肌肌腱。

2）后群　位于前臂的后面，为伸肌群，共 10 块，主要作用为伸肘、伸腕、伸指和使前臂旋后。

（4）手肌

位于手的掌侧，止于手指，是一些短小的肌，分为外侧、中间和内侧 3 群。外侧群较为发达，在拇指侧呈鱼腹状的隆起，称**鱼际**（thenar），可使拇指做展、屈、对掌和收等动作。内侧群在小指侧，形成一隆起称**小鱼际**，使小指做外展、屈和对掌等动作。中间群位于掌心，使第 2、3、4 指作内收和外展运动。

来自前臂的长肌完成手和手指的用力运动，而手肌主要完成手的精细技巧性动作。它们共同作用，使手执行一系列重要活动，如抓、捏、握持、夹、提等。

2. 下肢肌

下肢肌按部位可分为髋肌、大腿肌、小腿肌和足肌（图 3－47）。

（1）髋肌

主要起自骨盆的内面和外面，跨过髋关节，止于股骨上端，可分为前、后两群。

前群主要有**髂腰肌**，由**髂肌**和**腰大肌**组成。作用：使髋关节前屈和旋外。下肢固定时，可使躯干前屈，与腹直肌等共同完成仰卧起坐的动作。

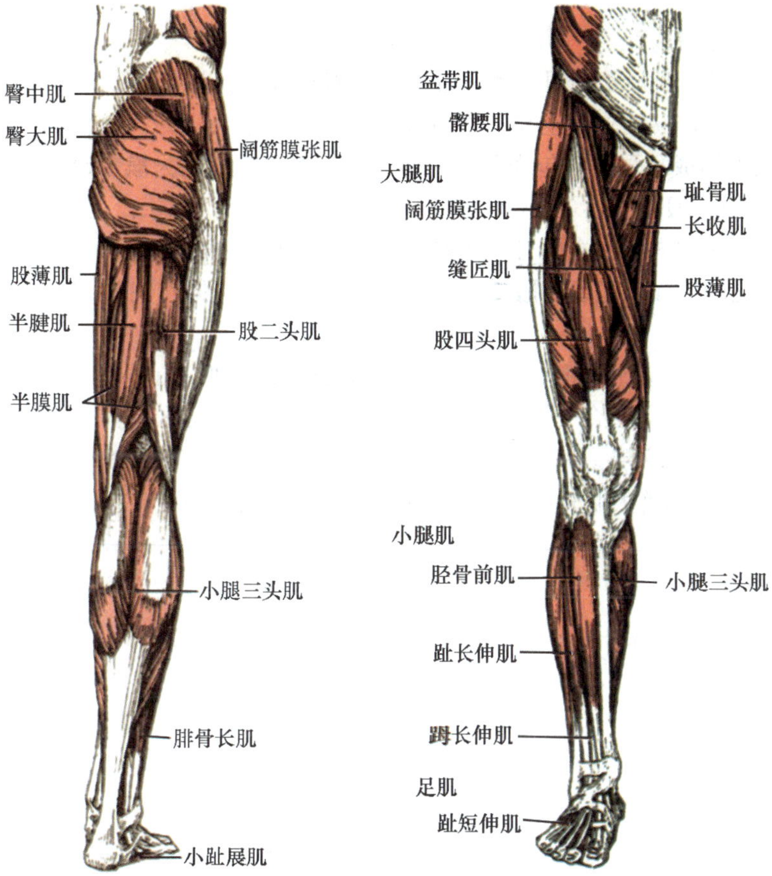

图 3－47　下肢肌（前群、后群）

后群位于臀部，故又称臀肌，浅层为**臀大肌**，中层有**臀中肌**、**梨状肌**等，深层有**臀小肌**。

臀大肌（gluteus maximus）位于臀部皮下，强大肥厚，形成臀部隆起，为肌内注射的常选部位。起自髂骨翼外面和骶骨背面，肌束斜向下外，止于髂胫束和股骨臀肌粗隆。作用：使髋关节后伸和外旋。下肢固定时，能伸直躯干，防止躯干前倾，是维持人体直立的主要肌之一。

专业知识拓展

肌内注射术

临床肌内注射以臀大肌最为常见，其次为臀中肌、臀小肌、股外侧肌及三角肌。

臀大肌注射术定位方法有两种：①十字法：从臀裂顶点向外划一水平横线，再通过髂嵴最高点向下作一垂线，两线十字交叉，将臀区分为四区，外上 1/4 区为臀肌注射最佳部位，不易损伤坐骨神经。②连线法：将髂前上棘至骶尾连结处作一连线，将此线分为三等分，其外上 1/3 为注射区。

三角肌注射术部位选择：将三角肌长宽各分三等分，分别作水平线和垂直线将全肌分为九个区域，外上 2/3 部因肌肉较厚，没有大血管及神经通过，为注射的绝对安全区，三角肌注射均应在此区进行。

2 岁内的婴儿因臀肌不发达，肌内注射首选股外侧肌。选择在大腿中段外侧，膝关节上方 10cm 与髋关节下方 10cm 之间的区域，约 7.5cm 宽的范围内，注射区内无大血管及神经分布。

（2）大腿肌

大腿肌位于股骨周围，分为前群、后群和内侧群。

1）前群

前群有**缝匠肌**和**股四头肌**。

缝匠肌（sartorius）是全身最长的肌，呈扁带状。收缩时可屈髋关节和膝关节。

股四头肌（quadriceps femoris）是全身体积最大的肌，有4个头，即：**股直肌、股内侧肌、股外侧肌**和**股中间肌**，4个头向下形成一强腱，包绕髌骨的前面和两侧，向下延为**髌韧带**，止于胫骨粗隆。股四头肌是膝关节强有力的伸肌，股直肌还可屈髋关节。

2）内侧群　位于大腿的内侧，主要有**长收肌**等，可使髋关节内收。

3）后群　位于大腿的后面，主要有**股二头肌**等，可屈膝关节、伸髋关节。

（3）小腿肌

小腿肌比前臂肌数目少，但比较粗壮，后群有强大的**小腿三头肌**（triceps surae），它由浅层的**腓肠肌**和其深面的**比目鱼肌**组成。三头会合，向下移行为人体最长、最粗大的肌腱即**跟腱**，止于跟骨结节。作用：屈踝关节（跖屈）和屈膝关节。

小腿三头肌、股四头肌和臀大肌是维持人体直立姿势的三块主要肌。

（4）足肌

分为足背肌和足底肌。

三、肌间结构及肌性标志

（一）肌间结构

1. 腹直肌鞘（sheath of rectus abdominis）

包绕腹直肌，由腹前外侧壁3块扁肌的腱膜形成，分前后两层（图3－48）。

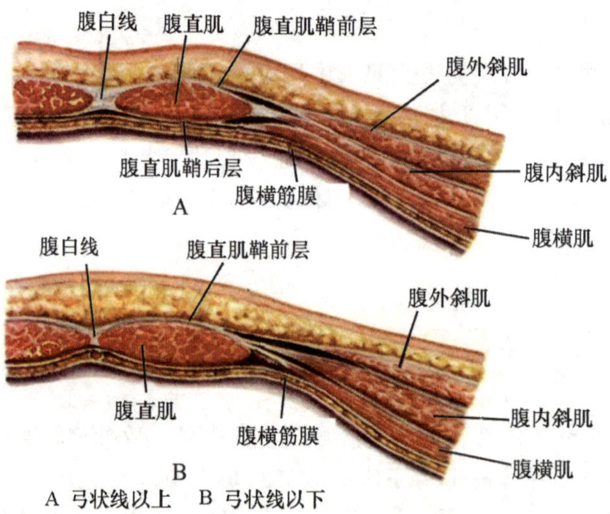

图3－48　腹直肌鞘

2. 白线（linea alba）

位于腹前壁正中线上，由两侧的腹直肌鞘纤维彼此交织而成，上方起自剑突，下方止于耻骨联合。在脐周围形成脐环，在胎儿时期，有脐血管通过。白线坚韧而少血管，常作为腹部手术的入口。

3. 腹股沟管（inguinal canal）

腹股沟管位于腹股沟韧带内侧半的稍上方，为腹前外侧壁三层扁肌下缘之间的一条斜行裂隙（图3－49）。内口称**腹股沟管深环**（腹环），外口为**腹股沟管浅环**（皮下环）。管内男性有精索、女性有子宫圆韧带通过。

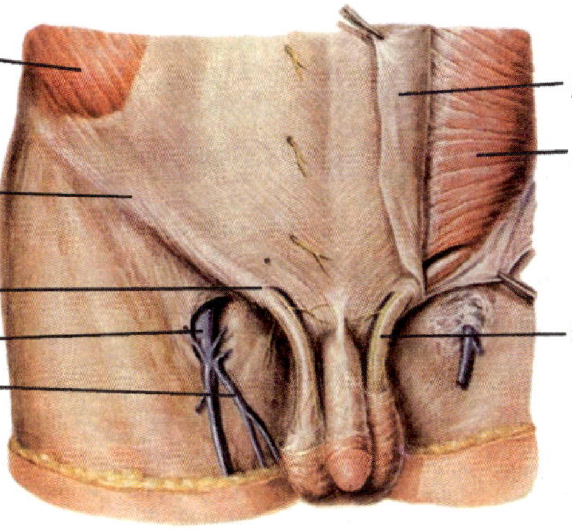

图 3－49　腹股沟管

4. 腹股沟三角（inguinaltriangle）

位于腹前壁下部，是由腹直肌外侧缘、腹股沟韧带和腹壁下动脉围成的三角区。

专业知识拓展

疝

腹腔内容物从薄弱区膨出，称疝。

脐环、腹股沟管、腹股沟三角等为腹壁薄弱区，为疝的好发部位。当腹内压过大时，若腹腔脏器由脐环膨出称为**脐疝**。若腹腔内容物经腹股沟管深环，进入腹股沟管，经浅环突出下降入阴囊，形成**腹股沟斜疝**。若腹腔内容物从腹股沟三角膨出称为**腹股沟直疝**。女性股三角最内侧的股管较大，为**股疝**易发部位。

5. 腋窝（axillary fossa）

腋窝是位于臂上部和胸外侧壁之间的锥形空隙，内有血管、神经和淋巴结等。

6. 肘窝（cubital fossa）

在肘关节前面的三角形凹窝为**肘窝**。窝内主要结构自外向内有桡神经、肱二头肌腱、肱动脉及其分支、正中神经。在肘窝稍上方，肱二头肌腱与内侧肌性隆起间有一沟，向上与肱二头肌内侧沟相续，在沟内可明显触及肱动脉搏动，是测量血压的听诊部位。

7. 股三角（femoral triangle）

大腿前面上部的三角形区域称**股三角**，其上界为腹股沟韧带、内侧界为长收肌内侧缘、外侧界为缝匠肌的内侧缘。股三角内，由外向内依次排列有股神经、股动脉和股静脉。在腹股沟韧带中点下方可摸到股动脉的明显搏动，临床上可以此为标志分别进行股神经阻滞麻醉、股动脉压迫止血、股静脉穿刺。

8. 腘窝（popliteal fossa）

在膝关节后方的菱形凹窝称**腘窝**。窝内有血管、神经、脂肪和淋巴结等。

（二）肌性标志

人体的肌性标志主要有：咬肌、颞肌、胸锁乳突肌；斜方肌、背阔肌、竖脊肌、胸大肌、前锯肌、腹直肌、腹股沟韧带；三角肌、肱二头肌、肱三头肌、掌长肌腱、桡侧腕屈肌腱、尺侧腕屈肌腱；臀大肌、缝匠肌、股四头肌、髌韧带、股二头肌、小腿三头肌、跟腱。

本章小结

运动系统由206块骨、600多块骨骼肌及骨连结组成。骨包括颅骨、躯干骨、四肢骨，全身各骨借骨连结相连，构成坚硬的骨支架，支持体重，保护内脏，赋予人体基本形态。骨骼肌分为头颈肌、躯干肌、四肢肌，各肌附着于骨，在神经系统支配下收缩和舒张，以关节为支点牵引骨改变位置、产生运动。学习本章内容时，要紧扣解剖学姿势分清上下左右，掌握各骨、关节、肌的位置、形态与结构，认真体会结构与功能的一致。人体的各结构互相依存，其他器官均存在于运动系统周围。运动系统中相关结构是器官、血管、神经等的附着点和识别标志，只有深入了解运动系统的内容，才能在今后的学习中掌握其他器官的位置、血管及神经的走行等。尤为重要的是，全身骨性标志、肌性标志与临床操作应用关系密切，故应在活体准确指认。

复习思考题

考试系统

1. 请问老人与儿童谁更易发生骨折？为什么？
2. 全身有哪些骨？请在活体上指出它们的部位。
3. 请说出颈椎、胸椎和腰椎的主要特点。
4. 请问计数椎骨和肋的骨性标志各有哪些？
5. 请问全身用于肌内注射的肌有哪些？注射时，应注意什么？
6. 请简述肩关节和髋关节的组成、结构特点和运动形式。
7. 请问骨盆是怎样组成的？大小骨盆如何区分？女性骨盆有何特点？
8. 请结合自身，在活体上触摸全身骨性和肌性标志。

第四章　消化系统

思维导图

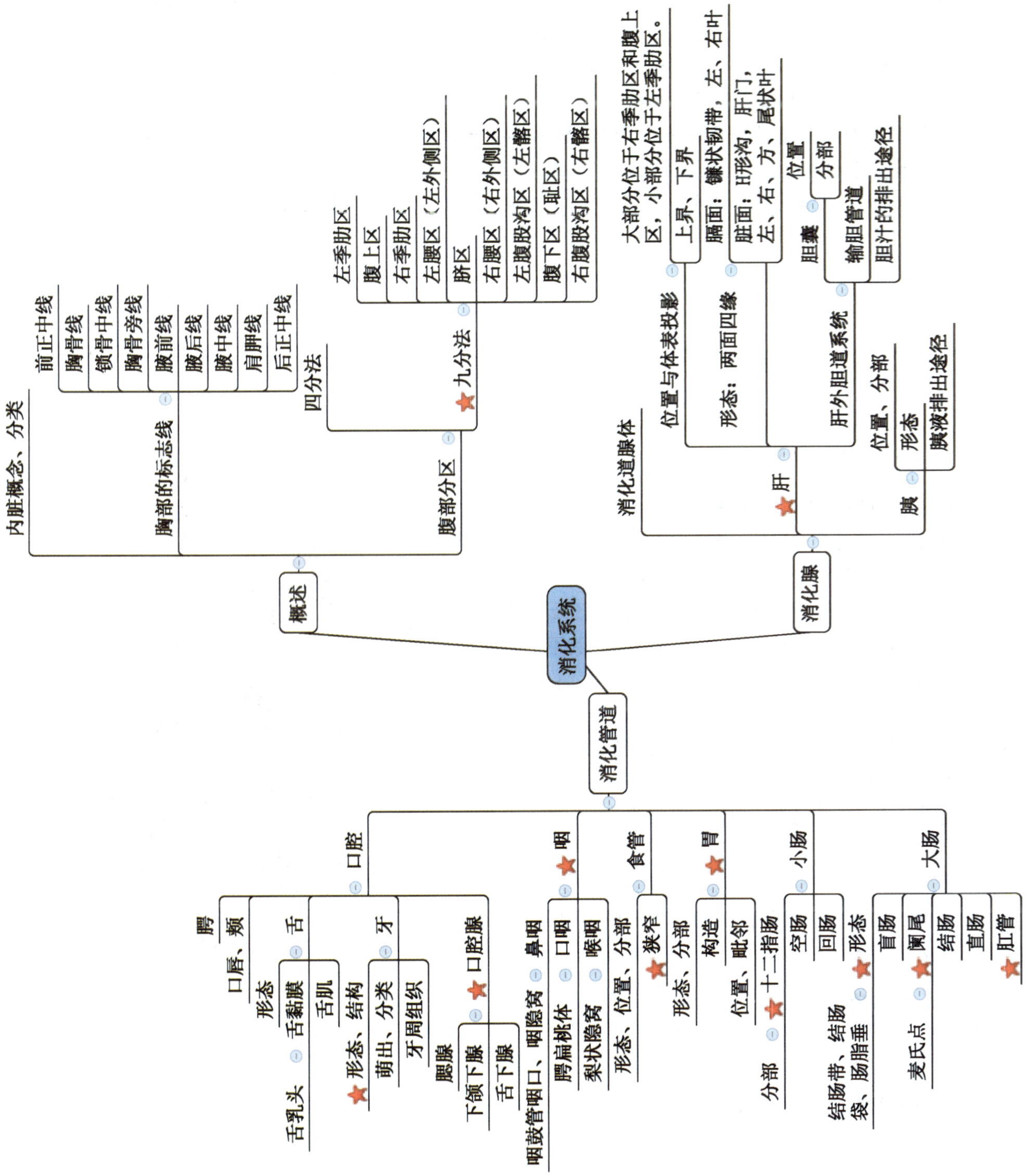

学习目标

1. 掌握消化系统的组成，上、下消化道的概念；了解胸部的标志线；熟悉腹部的分区。

2. 掌握肝的位置；熟悉肝的形态、组织结构；熟悉胆囊、胆汁产生的部位和排出的途径；掌握胆囊底的体表投影；熟悉胰的位置；了解胰的形态、结构和胰岛。

3. 熟悉消化管的一般结构和黏膜特点；熟悉口腔的境界、分部、各界的主要形态、结构；了解牙的一般形态、构造、牙周组织、牙式；了解舌的一般形态、结构；了解三对大唾液腺的名称、位置、腺管开口部位；掌握咽的位置、沟通关系、分部及各部的主要结构名称；掌握食管的分部、长度、三狭窄的位置及距中切牙的距离；熟悉胃的位置、形态、分部、组织结构特点；了解小肠的位置、分部、组织结构特点；了解大肠的分部、各部的位置；掌握阑尾根部的体表投影，直肠的弯曲，肛管的结构。

3. 熟悉腹膜与腹膜腔的概念；掌握腹膜的解剖生理特点；了解腹膜与脏器的关系；腹膜形成的结构；掌握腹膜陷凹。

5. 解释：上消化道、咽峡、胃窦、十二指肠悬肌、麦氏点、齿状线、肝小叶、膀胱直肠陷凹、子宫直肠陷凹。

第一节　概　述

一、消化系统的组成

消化系统由消化管和消化腺两部分组成（图4－1）。

消化管是从口腔到肛门的一条粗细不等的管道。包括口腔、咽、食管、胃、小肠（十二指肠、空肠、回肠）及大肠（盲肠、阑尾、结肠、直肠、肛管)。临床上常把十二指肠及其以上的消化管称为上消化道；把空肠及其以下的消化管称为下消化道。

消化腺包括大消化腺和小消化腺两种。大消化腺为独立的器官，包括唾液腺、肝、胰；小消化腺位于消化管壁内，包括舌腺、胃腺、肠腺等；它们分泌的消化液都进入消化管，参与食物的消化。

消化系统主要功能是消化食物、吸收营养物质和排出粪便。

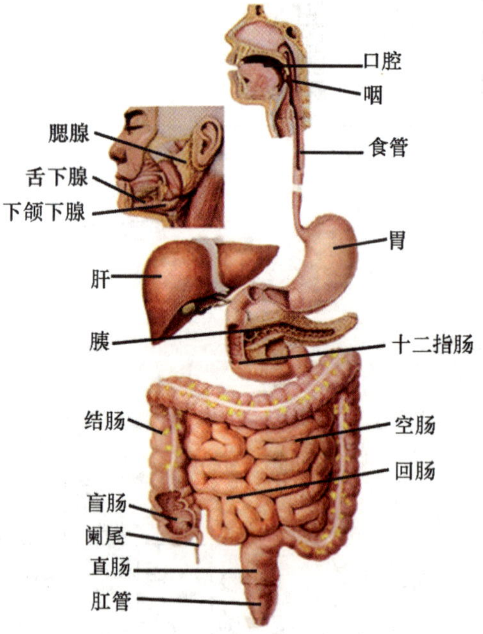

图4－1　消化系统模式图

二、胸腹部的标志线及腹部的分区

为了便于描述胸、腹腔器官的位置和体表投影，通常在胸腹部体表确定若干标志线和分区（图4－2）。

（一）胸部的标志线

1. 前正中线

通过身体前面正中所做的垂线。

2. 胸骨线

通过胸骨外侧缘所做的垂线。

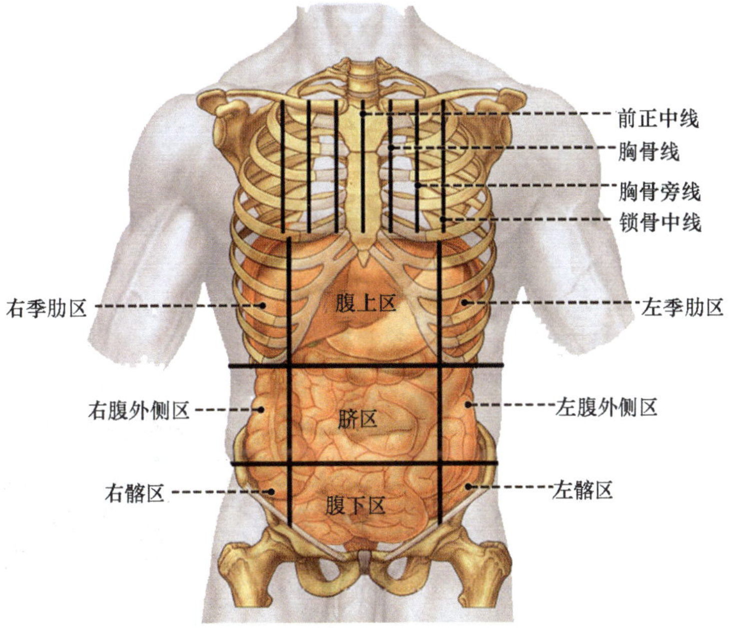

图 4－2 胸部标志线和腹部分区

3. 锁骨中线

通过锁骨中点所做的垂线。

4. 腋前线

通过腋窝前襞所做的垂线。

5. 腋中线

通过腋前、后线之间中点所做的垂线。

6. 腋后线

通过腋窝后襞所做的垂线。

7. 肩胛线

通过肩胛骨下角所做的垂线。

8. 后正中线

通过身体后面正中所做的垂线。

（二）腹部的标志线及腹部的分区

1. 九分法：

在腹部前面，用两条横线和两条纵线将腹部分成 9 个区。上横线是经过左右肋弓最低点的连线，下横线是经过左、右髂结节的连线，两条纵线是经腹股沟韧带中点的垂线。以上四条线将腹部分成 9 个区：即左季肋区、腹上区、右季肋区；左腰区（左腹外侧区）、脐区、右腰区（右腹外侧区）；左髂区、耻区、右髂区。

2. 四分法：

临床上有时通过脐作水平线和垂直线将腹部分为四个区：即左上腹、右上腹、左下腹、右下腹。

第二节　消化管

一、消化管的一般结构

除口腔外，消化管壁由内向外一般可分为黏膜、黏膜下层、肌层和外膜四层（图4－3）。

（一）黏膜层

黏膜位于消化管壁最内层，自内向外包括上皮、固有层和黏膜肌层。具有消化、吸收和保护功能。上皮覆盖在管腔内表面，口腔、咽、食管和肛门为复层扁平上皮，有耐磨、保护的作用。其余部分为单层柱状上皮，其主要功能是消化和吸收。固有层由结缔组织构成，含有腺、血管、神经、淋巴管和淋巴组织。黏膜肌层由1～2层平滑肌构成。

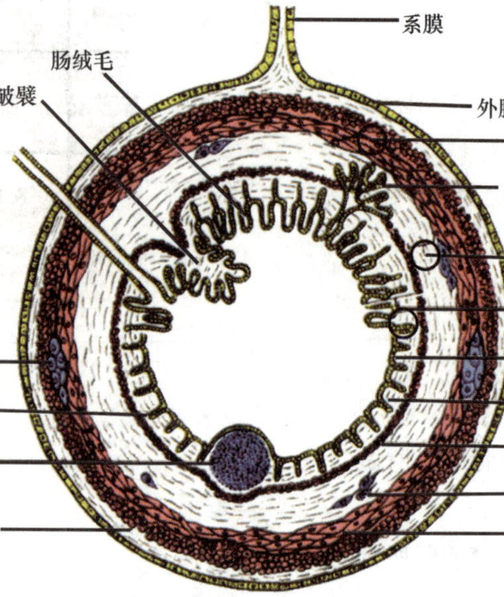

图4－3　消化管壁一般结构模式图

（二）黏膜下层

黏膜下层由疏松结缔组织构成，含有较大的血管、神经、淋巴管和黏膜下神经丛。在某些部位，黏膜和黏膜下层共同向管腔内突出，形成纵行或环形的黏膜皱襞，以扩大黏膜面积。

（三）肌层

口腔、咽、食管上段和肛门外括约肌为骨骼肌，其他部位均为平滑肌，某些部位环形肌增厚形成括约肌。

（四）外膜

外膜位于消化管最外层，由结缔组织构成。在咽、食管和直肠下部的外膜为纤维膜；其他部位的外膜为浆膜。

二、消化管各部形态结构

（一）口腔

口腔（oral cavity）是消化管的起始部，容纳舌和牙等器官，借上、下牙弓分为口腔前庭和固有口腔，当上、下颌牙咬合时，口腔前庭仅能通过第三磨牙后方的间隙与固有口腔相通。

1. 口腔的界限

前为上、下唇，上、下唇之间的间隙为口裂，两唇结合处为口角，上唇外面正中线处有一纵行浅沟称人中，急救昏迷患者时，可在此处进行按压或针刺；两侧为颊，平对上颌第二磨牙的牙冠处有腮腺导管的开口；顶为腭，腭的前2/3以骨为基础表面覆盖黏膜称硬腭，腭的后1/3以肌肉、腱膜为基础表面覆盖黏膜称软腭，软腭后缘游离，其中央部向下突起称腭垂，腭垂两侧形成前后两个弓形黏膜皱襞，前方连于舌根称腭舌弓，后方连于咽侧壁称腭咽弓。腭垂、两侧腭舌弓以及舌根共同形成咽峡，是口腔与咽分界处；下为口腔底，由肌、黏膜和皮肤构成（图4－4）。

2. 口腔内器官

(1) 牙

牙（teeth）分为三部分，露于口腔的牙冠，嵌于牙槽的牙根，介于二者之间且被牙龈覆盖的牙颈。

牙由牙质、牙釉质、牙骨质构成，牙质是牙的主体。在牙冠，牙质表面覆盖牙釉质质地坚硬，呈乳白色有光泽；在牙颈和牙根，牙质表面有牙骨质。牙内部的腔隙称牙腔，分为牙冠腔和牙根管，牙的神经、血管和淋巴管通过牙根尖端的牙根尖孔及牙根管进入牙腔内，并与结缔组织一起共同构成牙髓（图 4-5）。

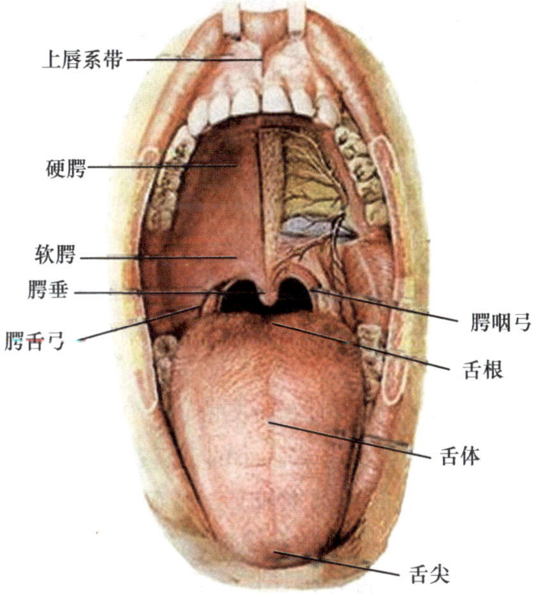

图 4-4　口腔与咽峡

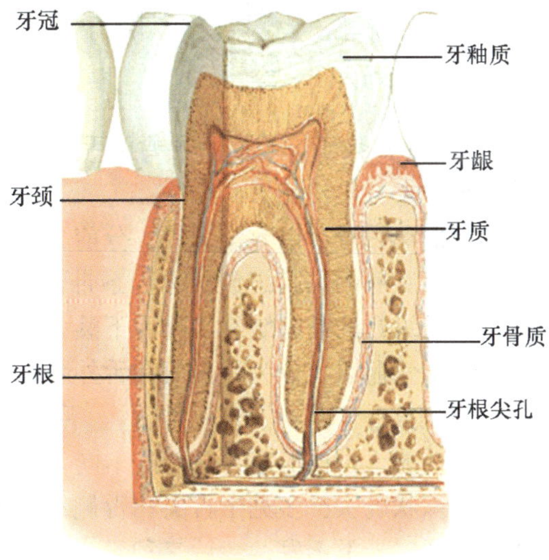

图 4-5　牙的构造模式图

人的一生有两组牙，第一组为乳牙，一般在出生后 6 个月开始萌出，3 岁左右出齐，共 20 颗，分为乳切牙、乳尖牙、乳磨牙（图 4-6）；第二组为恒牙，6 岁起乳牙逐渐脱落，恒牙相继萌出，14 岁左右基本出齐，只有第 3 磨牙一般在成年后萌出或终生不萌出，共 32 颗，分为切牙、尖牙、前磨牙、磨牙（图 4-7）。

乳牙和恒牙均以各自固定的排列形成牙列，临床上为了方便起见，用“+”表示方位，用罗马数字Ⅰ～Ⅴ表示乳牙，用阿拉伯数字 1—8 表示恒牙（图 4-6，图 4-7）。

牙周组织包括牙槽骨、牙周膜和牙龈，对牙起固定、支持和保护作用。牙周膜是连于牙根和牙槽骨之间的致密结缔组织，有固定牙根的作用；牙龈是口腔黏膜一部分，呈淡红色，坚韧富有弹性，紧贴在牙颈及邻近的牙槽骨上，直接与骨膜相连。如果牙周组织发炎，牙容易松动。

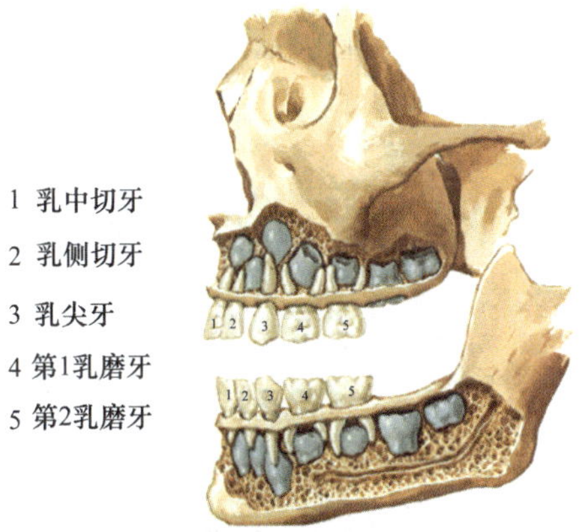

图 4-6　乳牙的形态、名称及排列

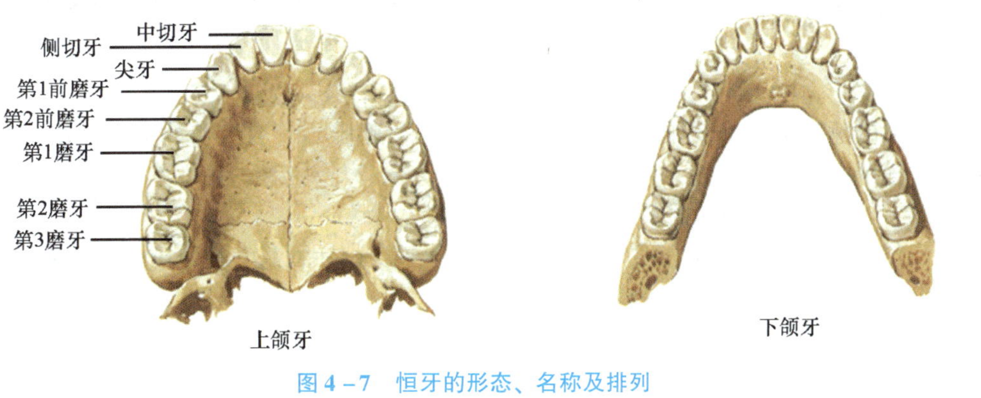

图 4-7　恒牙的形态、名称及排列

专业知识拓展

牙齿的生长

刚出生的婴儿口腔里看不到一颗牙齿，其实牙齿已经存在了，只是没有显露出来。随着婴儿的不断生长，牙齿也开始发育，一般婴儿出生后6个月，乳牙开始萌出。5—6岁，乳牙开始脱落并逐渐长出恒牙，恒牙比乳牙大而坚硬，而且陪伴我们一生，随着年龄增长，恒牙慢慢脱落但不会再生。1989年，由卫生部、教委等部委联合签署，确定每年的9月20日为全国爱牙日。

（2）舌

舌（tongue）位于口腔底，主要由舌肌构成，表面覆盖黏膜，具有协助咀嚼、搅拌和吞咽食物以及感受味觉、辅助发音等功能。

舌的上面称舌背，以界沟为界，分前2/3舌体和后1/3舌根，舌体前端狭窄称舌尖。舌的下面正中线处有一连于口腔底的黏膜皱襞，称舌系带，舌系带两侧的黏膜各形成一个小的隆起，称舌下阜，舌下阜后外方有一条纵行的黏膜皱襞，称舌下襞（图4－8）。

舌肌均为骨骼肌，分为舌内肌和舌外肌。舌外肌主要有颏舌肌，该肌单侧收缩时可使舌尖伸向对侧，双侧同时收缩拉舌伸向前下方（伸舌）。舌黏膜呈淡红色，舌背和舌侧面有许多小的突起称舌乳头，具有触觉和味觉功能。根据形态与功能的不同，舌乳头分为四种：丝状乳头，数量最多，遍布舌背2/3，具有一般感觉；菌状乳头，多见于舌尖和舌侧缘；轮廓乳头，体积最大，排列在界沟前方；叶状乳头，分布于舌侧缘后部，人类不发达。后三种乳头中含有味蕾，能感受味觉。舌扁桃体位于舌根的黏膜内，由淋巴组织构成。

（3）口腔腺

口腔腺又称唾液腺，分泌唾液，包括腮腺、下颌下腺、舌下腺等3对大唾液腺和分布于口腔黏膜的小唾液腺（图4－9）。

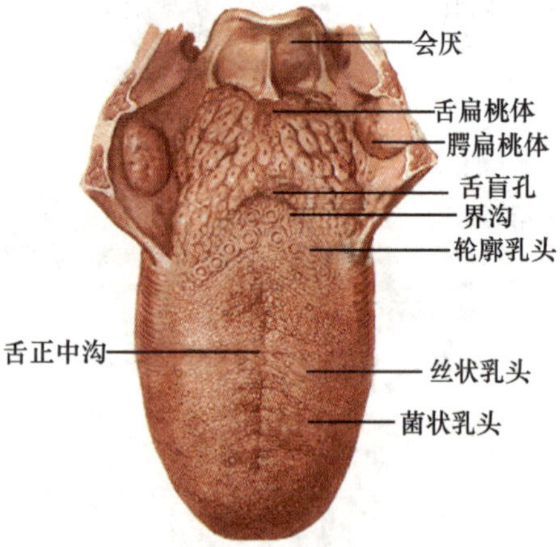

图4－8　舌

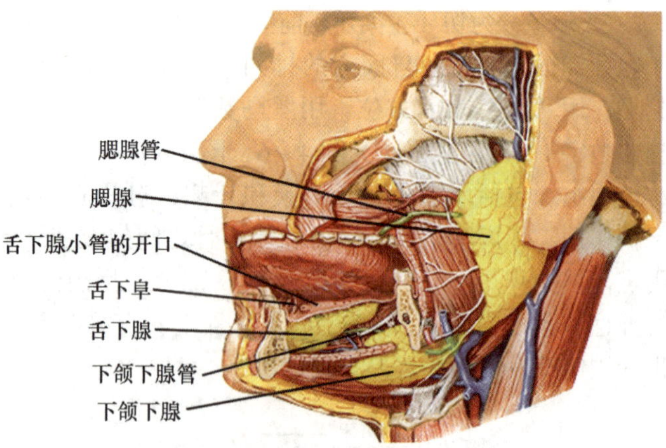

图4－9　唾液腺

①腮腺　最大的唾液腺，位于耳廓的前下方，呈锥形。腮腺导管自腮腺的前缘发出，开口于上颌第二磨牙平对的颊黏膜。

②下颌下腺　位于下颌体的深面，导管开口于舌下阜。

③舌下腺　位于舌下襞的深面，其大导管开口于舌下阜，小导管数十条开口于舌下襞。

专业知识拓展

味蕾的产生

舌的背面有许多细小的舌乳头：丝状乳头、菌状乳头、轮廓乳头和叶状乳头，除丝状乳头外，其他3种均有味觉感受器—— 味蕾。不同部位的味蕾可分别感知甜、酸、苦、咸4种味道。舌尖两侧对咸敏感，舌体两侧对酸敏感，舌根对苦的感受性最强，舌尖对甜敏感。不同的味觉对人的生命活动起着信号的作用：甜味是需要补充热量的信号；酸味是新陈代谢加速和食物变质的信号；咸味是帮助保持体液平衡的信号；苦味是保护人体不受有害物质危害的信号；而鲜味则是蛋白质来源的信号。味蕾对各种味的敏感程度也不同。人分辨苦味的本领最高，其次为酸味，再次为咸味，而甜味则是最差的。

（二）咽

咽是消化道和呼吸道共同通道，是一个上宽下窄、前后略扁的漏斗形肌性器官，上起颅底、下于第6颈椎下缘移行为食管，位于第1—6颈椎前方。咽的前壁不完整，分别与鼻腔、口腔和喉腔相通，因此，咽可分为鼻咽、口咽、喉咽三部分（图4－10，图4－11）。

1. 鼻咽

鼻咽位于软腭与颅底之间，向前与鼻腔相通。鼻咽两侧壁正对下鼻甲后方有咽鼓管咽口，经此口与中耳鼓室相通。咽鼓管咽口的前、后上方有明显的隆起称咽鼓管圆枕，它是寻找咽鼓管咽口的标志。咽鼓管圆枕的后方有一纵行凹陷称咽隐窝，是鼻咽癌的好发部位。咽后壁的黏膜内有丰富的淋巴组织，称咽扁桃体。

2. 口咽

口咽位于会厌上缘与软腭平面之间，向前经咽峡与口腔相通。口咽侧壁腭舌弓和腭咽弓之间有腭扁桃体。咽扁桃体、腭扁桃体和舌扁桃体共同形成咽淋巴环，是消化道和呼吸道起始端的重要防御结构。

（1）扁桃体窝：在口咽部外侧壁的腭舌弓与腭咽弓之间的凹窝，内容纳腭扁桃体。

（2）腭扁桃体：是一对扁卵圆形的淋巴上皮器官。

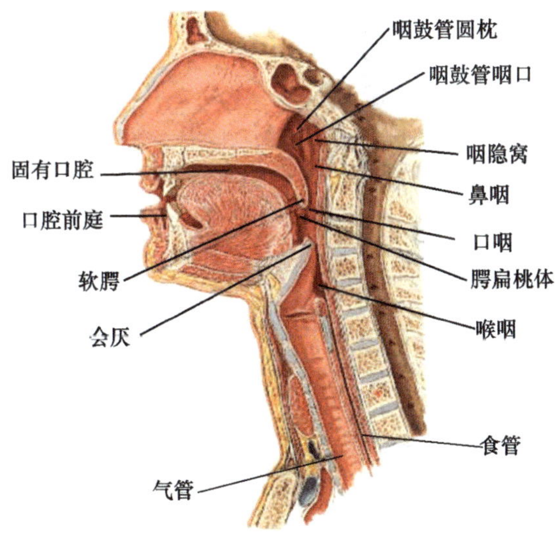

图4－10　头颈部正中矢状面

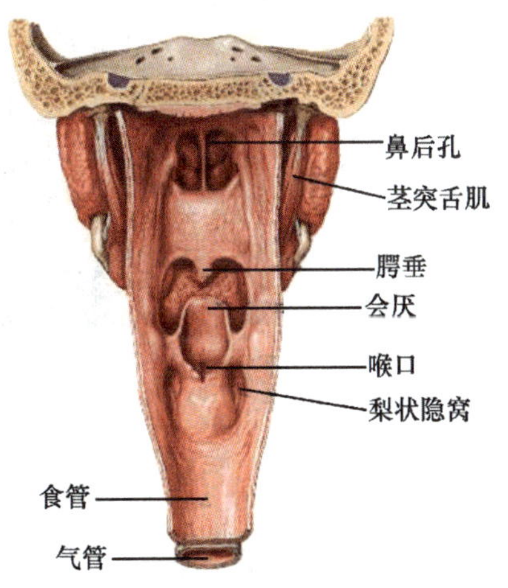

图4－11　咽前壁（后壁切开）

3. 喉咽

位于喉的后方，向下与食管相连，是咽最狭窄的地方。在喉口两侧与咽侧壁之间的深窝称梨状隐窝，左、右各一，是食物残渣或异物容易滞留之处。

（三）食管

1. 食管的位置和分段

食管为一扁窄的长管状肌性器官。上端在第6颈椎体下缘平面与咽相接，下端在第11胸椎体平面左侧连于胃的贲门，全长约25cm（图4－12）。食管按行程可分为颈部、胸部和腹部。颈部较短，长约5 cm，为起始处至胸骨颈静脉切迹平面；胸部较长，长约18～20cm，自颈静脉切迹平面至食管裂孔处；腹部最短，长约1～2cm，自膈的食管裂孔至胃的贲门。

2. 食管的狭窄

食管全长有三个生理性狭窄，第1个狭窄在食管的起始处，距中切牙约15cm；第2个狭窄在食管与左主支气管交叉处，距中切牙约25cm；第3个狭窄在食管穿过膈的食管裂孔处，距中切牙约40cm。这些狭窄是异物滞留和食管癌的好发部位，在插胃管时，要注意这些狭窄。

3. 食管的微细结构

（1）黏膜层　黏膜形成纵行皱襞，食物通过时，皱襞消失。黏膜上皮为复层扁平上皮，具有保护功能，固有层为结缔组织，黏膜肌层为平滑肌。

（2）黏膜下层　为疏松结缔组织，内含食管腺，分泌物排放于食管腔，有湿润食物和润滑食管壁的作用。

（3）肌层　内层环行外层纵行，上1/3为骨骼肌，中段1/3为骨骼肌和平滑肌混合组成，下1/3为平滑肌。

（4）外膜层　为纤维膜，较薄。

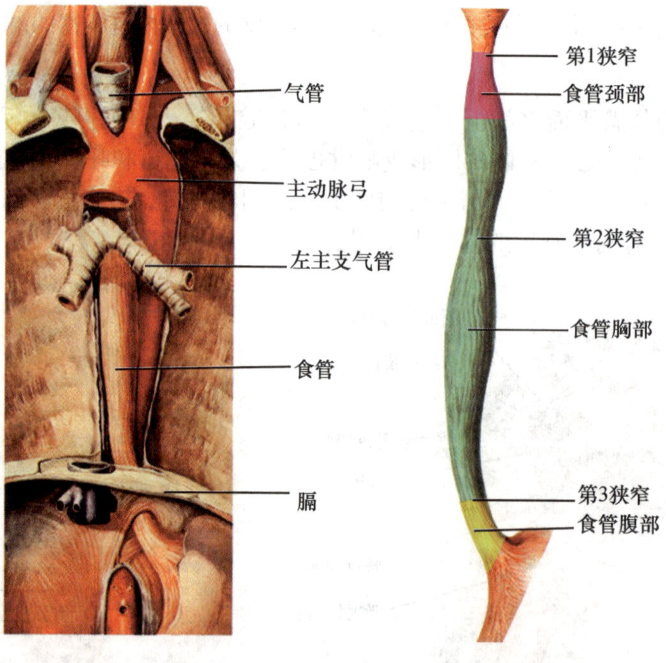

图4－12　食管及其3个狭窄

（四）胃

1. 胃的位置

胃（stomach）是消化管中最膨大的部分，上连食管，下续十二指肠，胃有收纳食物、分泌胃液和初步消化食物的作用，成人胃的容量大约1500ml。

胃在中等程度充盈时，大部分位于左季肋区，小部分位于腹上区。胃前壁一小部分在剑突下方直接与腹前壁相贴，该处是胃的触诊部位。

2. 胃的形态和分部

胃有两口，入口为贲门，出口为幽门；两壁，前壁对向前上面、后壁对向后下面；两缘，上缘为胃小弯，其最低处称角切迹、下缘为胃大弯。

胃可分为四个部分，贲门部、胃底、胃体、幽门部。位于贲门附近的部分称贲门部；高出贲门平面的部分称胃底；胃底与角切迹之间的部分称胃体；角切迹和幽门之间的部分称幽门部，临床上称胃窦，胃窦又可分为幽门窦和幽门管（图 4－13）。胃溃疡和胃癌多发于幽门窦近胃小弯处。

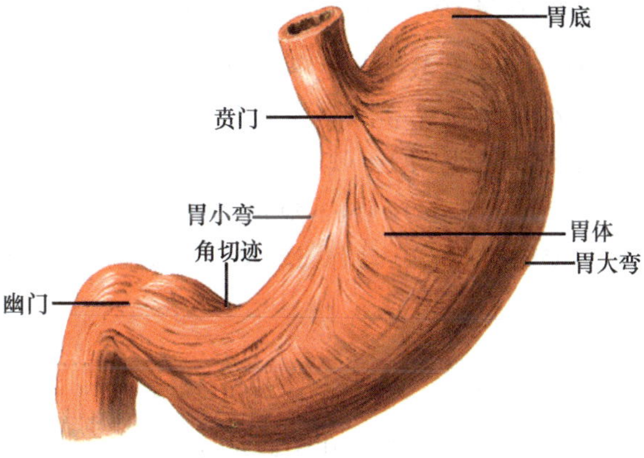

图 4－13 胃的形态和分部

3. 胃的微细结构

胃的微细结构主要有 4 层（图 4－14）。

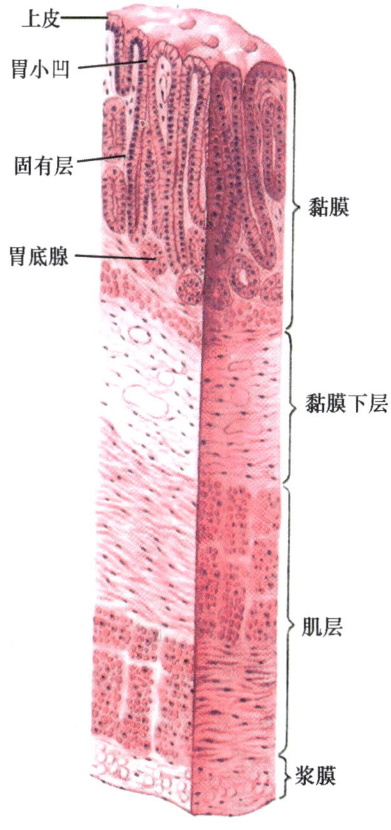

图 4－14 胃的微细结构

（1）黏膜层 胃空虚时可见许多纵行皱襞，黏膜表面有许多不规则的胃小凹。

①上皮 上皮为单层柱状，主要由表面黏液细胞组成，细胞紧密排列；此细胞分泌黏液覆盖在黏膜表面，形成一层保护层称胃黏膜屏障。

②固有层 为结缔组织，内含大量胃腺。根据位置，胃腺可分为胃底腺、贲门腺和幽门腺。

胃底腺 位于胃底和胃体部，腺体呈分支管状，开口于胃小凹，腺体分底、体、颈三部分，主要由以下三种细胞构成：

主细胞 又称胃酶细胞，数量最多，主要分布在胃腺的底部和体部，细胞呈锥形，细胞核圆形，位于基底部，细胞质呈嗜碱性，主细胞分泌胃蛋白酶原，在盐酸的作用下，胃蛋白酶原转化为具有活性的胃蛋白酶，参与蛋白质的消化。

壁细胞 又称盐酸细胞，主要分布在胃腺的颈部和体部，细胞较大呈圆形或锥形，细胞核圆形居中，细胞质呈嗜酸性，壁细胞主要分泌盐酸。盐酸能将胃蛋白酶原激活为胃蛋白酶，同时还能杀菌。壁细胞还可以分泌内因子，内因子能促进回肠上皮细胞对维生素 B_{12} 的吸收。

颈黏液细胞 位于胃腺的颈部，数量较少，细胞呈柱状，分泌黏液，参与构成胃黏膜屏障。

贲门腺和幽门腺 分别位于贲门部和幽门部，分泌黏液和溶菌酶等。

③黏膜肌层 由内环行和外纵行两薄层平滑肌组成。

（2）黏膜下层 为致密结缔组织，内含较粗的血管、淋巴管和神经，尚可见成群的脂肪细胞。

（3）肌层　肌层较厚，一般由内斜行、中环行和外纵行3层平滑肌构成。环行肌在贲门和幽门处增厚，分别形成贲门括约肌和幽门括约肌。

（4）外膜　外膜为浆膜。

专业知识拓展

插胃管术的解剖特点和注意事项

插胃管术是临床护理常用的一项操作技术，主要用于鼻饲、洗胃、胃肠减压、抽取胃液等。因插胃管时一般经口腔或鼻腔，如经鼻腔插胃管时要注意鼻中隔前下方为易出血区这个解剖特点，避免损伤引起鼻出血，因此插胃管方向是先向上，后平行，再向下，至鼻咽部及以下时嘱患者做吞咽动作，使胃管易进入并顺利通过食管，进入约15cm时达环状软骨水平处，此处为食管起始处第1个狭窄，为避免损伤食管黏膜及引起逆反蠕动，动作应轻柔。胃管插入长度45～55cm至剑突下。

（五）小肠

小肠是消化管中最长的一段，是食物进行消化和吸收的主要部位。上起幽门，下接盲肠，成人全长约5～7m，分为十二指肠、空肠和回肠。

1. 十二指肠

十二指肠全长约25cm左右，贴腹后壁，约呈“C”形包绕胰头，可分为上部、降部、水平部和升部四部（图4－15）。

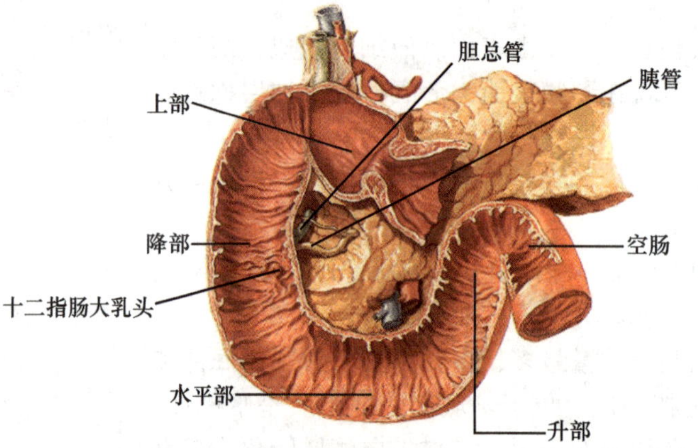

图4－15　十二指肠

（1）上部　起于幽门，斜向右上方，至肝门下方急转向下移行为降部。临床上将靠近幽门长约2.5cm的一段肠管称十二指肠球，是十二指肠溃疡的好发部位。

（2）降部　沿着第1—3腰椎的右侧下行，至第3腰椎水平向左续于水平部。降部后内侧壁有一纵行皱襞，其下端有一黏膜隆起称十二指肠大乳头，是胆总管和胰管的共同开口部位。

（3）水平部　横行向左至第3腰椎体下缘，左侧移行为升部。

（4）升部　自第3腰椎左侧斜向左上方，至第2腰椎左侧急转向前下方，续于空肠。转折处的弯曲称十二指肠空肠曲，此曲被十二指肠悬肌（Treitz韧带）固定于腹后壁。Treitz韧带是手术中确认空肠起始的标志。

2. 空肠和回肠

空肠和回肠盘曲于腹腔中、下部。一般而言，上2/5为空肠，占据腹腔左上部。下3/5为回肠，位于腹腔的右下部，部分位于盆腔内。空、回肠之间无明显的分界，但在血管丰富、集合淋巴滤泡等略有区别。

小肠的微细结构：

小肠腔面有许多环形皱襞，从距幽门约5cm处开始出现，在十二指肠末段和空肠头段极为发达，向下逐渐减少、变矮，至回肠中段基本消失；皱襞上有大量由上皮和固有层共同伸向肠腔形成的肠绒毛（图4-16），上皮细胞的顶端又有微绒毛，因而使小肠内表面积扩大约600倍，是小肠吸收的有利条件。

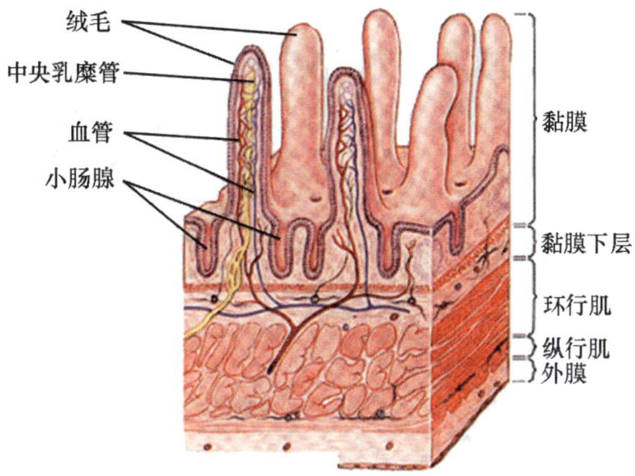

图4-16　小肠黏膜结构模式图

（1）黏膜层

①上皮　单层柱状上皮，主要由柱状细胞、杯状细胞和少量的内分泌细胞组成。

柱状细胞　又称吸收细胞，数量最多，呈高柱状，细胞核椭圆形位于基部。细胞游离面在光镜下可见明显的纹状缘。电镜下由密集而排列规则的微绒毛构成。具有消化吸收的作用。

杯状细胞　散在柱状细胞之间，从十二指肠至回肠逐渐增多，分泌黏液，有润滑和保护作用。

②固有层　为结缔组织，含大量小肠腺、丰富的毛细血管和毛细淋巴管等。小肠腺是小肠绒毛上皮下陷到此层形成的管状腺，开口于两绒毛根部之间。每根绒毛中央都有1~2条毛细淋巴管称中央乳糜管，是收集和输送脂肪的通道。固有层内除有大量分散的淋巴细胞，尚有淋巴小结，在十二指肠和空肠多为孤立淋巴小结，在回肠多为集合淋巴小结。肠伤寒病变主要侵犯集合淋巴小结，严重时可并发肠出血或肠穿孔。

③黏膜肌层　由内环行和外纵行两薄层平滑肌组成。

（2）黏膜下层　为致密结缔组织。十二指肠黏膜下层含有十二指肠腺，为管泡状黏液性腺，导管开口于小肠腺底部，分泌碱性黏液，可中和酸性的胃内容物，保护十二指肠黏膜免受胃酸侵蚀。

（3）肌层　由内环行和外纵行两层平滑肌组成。

（4）外膜　除部分十二指肠壁为纤维膜，其余都为浆膜。

专业知识拓展

食物的消化与吸收

消化是机体通过消化管的运动和消化腺分泌物的酶解作用，使大块的、分子结构复杂的食物，分解为能被吸收的、分子结构简单的小分子化学物质的过程。其中，通过机械作用，把食物由大块变成小块，称为机械消化；通过消化酶的作用，把大分子变成小分子，称为化学消化。消化有利于营养物质通过消化管黏膜上皮细胞进入血液和淋巴——吸收，从而为机体的生命活动提供能量。消化过程包括机械性消化和化学性消化，前者指通过消化管壁肌肉的收缩和舒张（如口腔的咀嚼，胃、肠的蠕动等）把大块食物磨碎；后者指各种消化酶将分子结构复杂的食物，水解为分子结构简单的营养素，如将蛋白质水解为氨基酸，脂肪水解为脂肪酸和甘油，多糖水解为葡萄糖等。

（六）大肠

大肠（large intestine）从回肠末段至肛门的粗大肠管，长约1.5m，分为盲肠、阑尾、结肠、直肠和肛管五部分。大肠主要功能是吸收水分、分泌黏液，将食物残渣形成粪便排出体外。

大肠管径较大，盲肠和结肠在外形上有结肠带、结肠袋和肠脂垂等特征性结构，这些特征也是盲肠和结肠区别于小肠的重要标志（图4－17）。

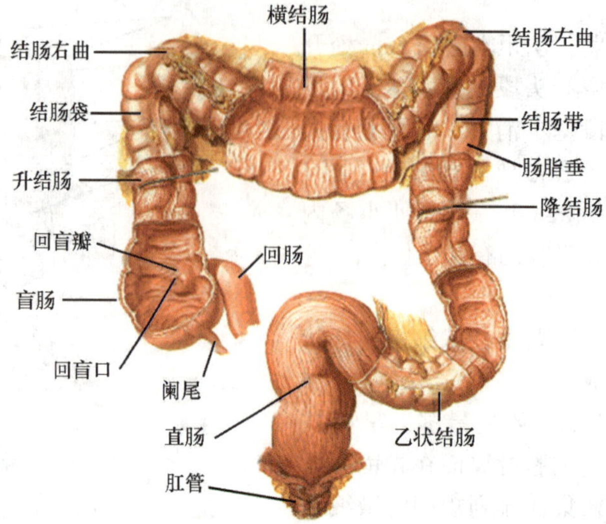

图4－17　结肠的特征

1. 盲肠

是大肠的起始部，呈盲囊状，位于右髂窝内，左接回肠，向上延续为升结肠。在回肠的开口处，黏膜形成上、下两个皱襞，称回盲瓣，可控制小肠内容物进入盲肠的速度，有利于食物在小肠内充分消化吸收，又可阻止大肠内容物逆流到回肠。

2. 阑尾

是一蚓状盲管，长约6～8cm，其根部连通与盲肠后内侧壁，远端游离，位置变化大，但阑尾根部是恒定的，其体表投影在脐与右髂前上棘的连线的中、外1/3交点处，称麦氏点（图4－18）。急性阑尾炎时，麦氏点附近常有明显的压痛。

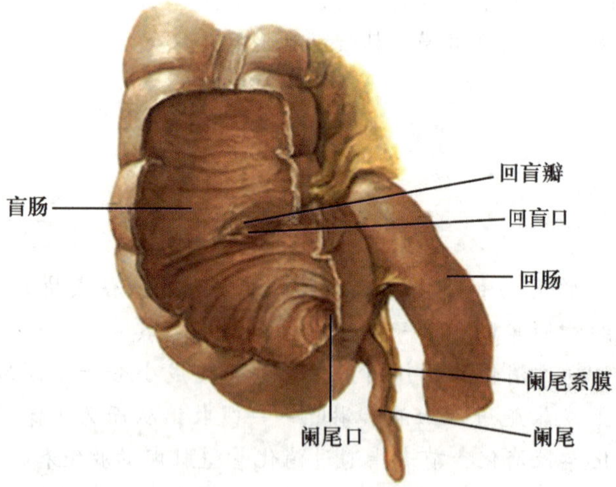

图4－18　盲肠和阑尾

3. 结肠

始于盲肠，止于直肠，围绕在小肠的周围。分为升结肠、横结肠、降结肠和乙状结肠四部分。升结肠在右腹外侧区上行，与横结肠转折处称结肠右曲，横结肠与降结肠转折处称结肠左曲，降结肠在左腹外侧区下行，在左髂嵴处移行为乙状结肠。（图4－17）乙状结肠沿左髂窝转入盆腔内，至第3骶椎平面移行为直肠。

4. 直肠

长约10～14cm，上端自第3骶椎前方续于乙状结肠，位于盆腔的后部，骶骨、尾骨的前方，向下穿盆膈移行为肛管。直肠并不直，在矢状面上有两个弯曲，沿骶骨前面凹向前的称骶曲，绕过尾骨尖凹向后的称会阴曲。临床上做直肠镜检查时，应注意其弯曲，以免损伤肠壁。直肠下部显著扩大，称直肠壶腹。直肠内面上有2－3条半月形皱襞，称直肠横襞。其中最大、位置最为恒定的位于直肠管前右侧壁，距肛门约7cm（图4－19），可作为直肠镜检查的定位标志。临床上进行灌肠插管时，要注意这些弯曲和皱襞，以免损伤。

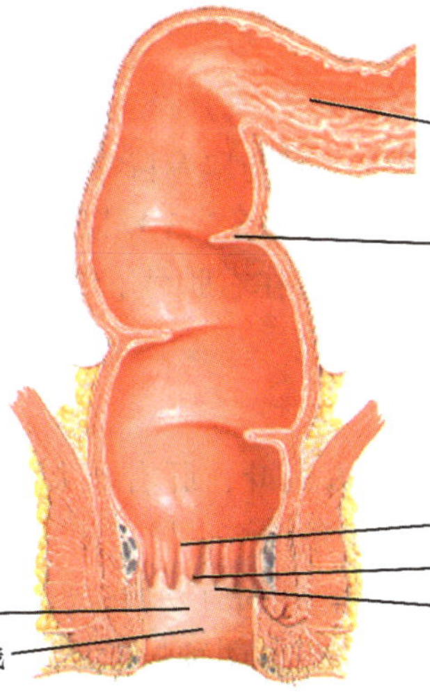

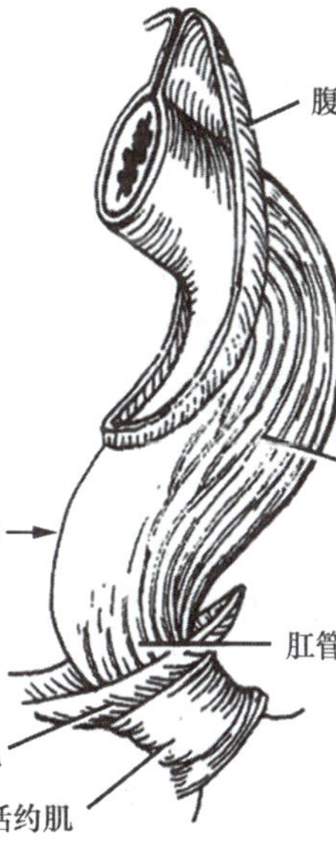

图4－19 直肠和肛管

5. 肛管

肛管也称直肠肛门部，长约3－4cm。上界于盆膈平面续于直肠，向下终于肛门。肛管内面有6～10条纵行黏膜皱襞，称肛柱。相邻两个肛柱下端之间的半月形黏膜皱襞，称肛瓣。肛瓣和相邻两个肛柱下端围成的小窝，称肛窦，粪屑常存积于此，易发生感染。肛瓣和肛柱下端围成锯齿状的环形线，称齿状线，齿状线以上为黏膜，齿状线以下为皮肤。齿状线下方距肛门1.5cm处有一环形浅沟，称白线，在肛管的黏膜和皮下都有丰富的静脉丛，当静脉淤血、曲张时常向管腔内突起称痔，发生在齿状线以上的称内痔，齿状线以下的称外痔，齿状线上下同时出现的称混合痔。

肛管部环形平滑肌增厚，形成肛门内括约肌，有助于排便的作用。在肛门内括约肌的外周和下方分布着由骨骼肌构成的肛门外括约肌，有控制排便的作用。肛管处手术时应注意保护肛门外括约肌，以免损伤造成大便失禁。

专业知识拓展

直肠指诊

直肠指诊是肛门直肠疾病检查方法中最简便、最有效的方法之一。往往通过直肠指诊检查可及早发现肛门直肠的早期病变，据国内统计，有80%的直肠癌就是通过直肠指诊时被发现。因此在临床上对初诊患者及可疑患者都应作直肠指诊检查，决不可忽视这一重要的检查方法，以免延误直肠癌肿等重要疾病的早期诊断及手术时机。

第三节　消化腺

消化腺除了已述的唾液腺和消化管内的腺体外，还有肝和胰。

一、肝

肝（liver）是人体最大的腺体，呈红褐色，质软而脆，受暴力打击时易破裂出血。肝脏有分泌胆汁、参与代谢、解毒、防御等功能，胚胎时还有造血功能。

（一）肝的位置和形态

1. 肝的位置

肝大部分位于右季肋区和腹上区，小部分位于左季肋区。肝的上界与膈穹隆一致。经右锁骨中线处平第5肋，至左锁骨中线平第5肋间隙。成人肝的下界在右侧与右肋弓一致。3岁以下的幼儿肝的体积相对较大，肝下界可低于右肋弓下缘1－2cm，易于触及，7岁以后的儿童在右肋弓下缘不能触及肝。

2. 肝的形态

肝呈不规则楔形，分上、下两面，前、后两缘。

肝的上面隆凸，与膈相贴，称膈面。上面被镰状韧带分为左、右两叶，肝右叶大而厚、肝左叶小而薄。肝的下面与脏器相邻，高低不平，称脏面。下面有两条纵沟和一条横沟，呈“H”形排列，将肝分为肝右叶、肝左叶、方叶和尾状叶（图4－20）。横沟称肝门，是肝管、肝固有动脉、肝门静脉以及神经和淋巴管等结构进出肝的门户；左纵沟前有肝圆韧带，它是胎儿时期脐静脉闭锁后的遗迹，后有静脉韧带；右纵沟前为胆囊窝，后有下腔静脉通过。

肝的前缘（又称下缘）薄而锐利，是肝脏面与膈面的界线，前缘上有胆囊切迹和肝圆韧带切迹。胆囊底常露出肝的前缘与腹前壁相接触。肝的右缘、后缘圆钝，左缘薄而锐利。

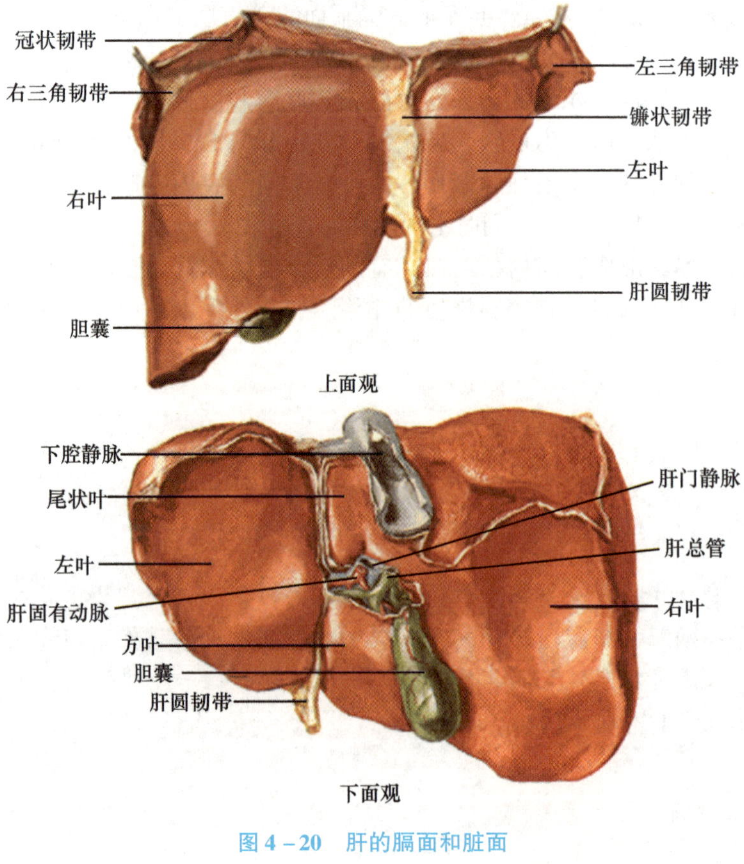

图4－20　肝的膈面和脏面

（二）肝的微细结构

1. 肝小叶

肝小叶是肝的基本结构和功能单位，呈多面棱柱形，由中央静脉、肝板、肝血窦和胆小管等组成（图4－21）。

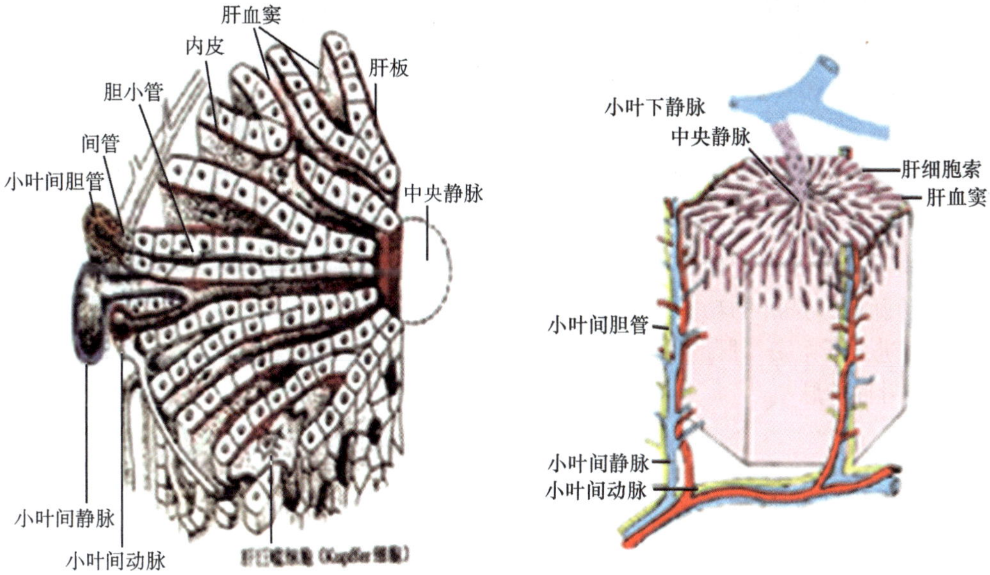

图4－21　肝小叶结构模式图

（1）中央静脉　位于肝小叶中央，是多条肝血窦在肝小叶中轴汇合而成，管壁薄、不完整，是由内皮细胞和结缔组织构成。

（2）肝板　是肝细胞以中央静脉为中心呈放射状排列形成的板状结构。肝板的横切面称肝索。肝细胞呈多边形，细胞核大，圆形，位于细胞中央，胞质嗜酸性，细胞器发达。

（3）肝血窦　肝索之间的间隙，血窦壁由一层内皮细胞围成，内含吞噬功能很强的肝巨噬细胞（亦称枯否细胞）。内皮细胞和肝细胞之间的狭窄间隙称窦周隙，它是肝细胞和血浆之间进行物质交换的场所。间隙内有储存维生素A的贮脂细胞（图4－22）。

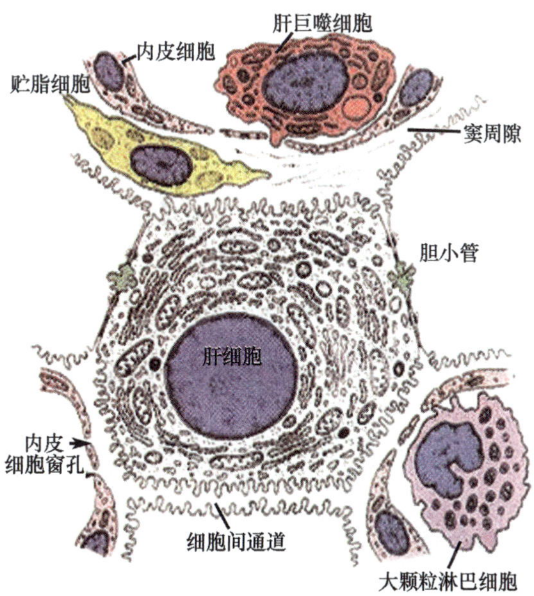

图4－22　肝细胞及周围微细结构模式图

（4）胆小管　相邻肝细胞细胞膜局部凹陷构成胆小管，肝细胞分泌的胆汁直接流向胆小管，并沿胆小管从肝小叶的中央流向周边，汇入小叶间胆管。

2. 门管区

门管区是相邻肝小叶之间的区域，有小叶间动脉、小叶间静脉和小叶间胆管通过。小叶间动脉是肝固有动脉的分支，腔小壁厚；小叶间静脉是肝门静脉的较小分支，腔大壁薄；小叶间胆管是胆小管汇合而成，管壁是由单层立方上皮构成（4－23）。

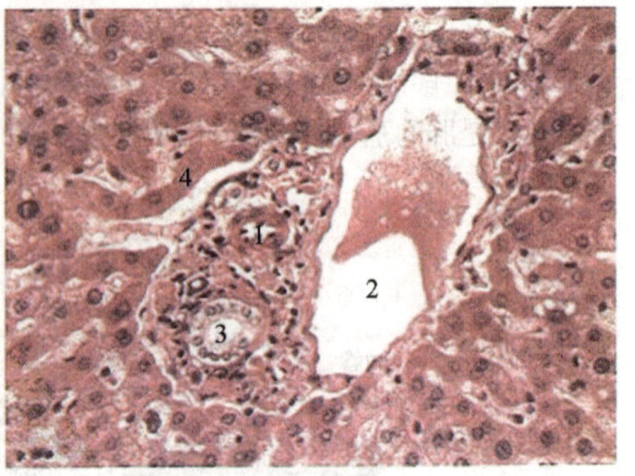

1. 小叶间动脉　2. 小叶间静脉　3. 小叶间胆管
4. 枯否细胞

图 4－23　肝门管区

3. 肝的血液循环

肝的血液供应有肝固有动脉和肝门静脉。肝门静脉是营养性血管，主要收集消化道的静脉血，血液内含有从胃肠道吸收的营养物质，共肝细胞储存和加工。肝固有动脉内有含氧量高的动脉血，是肝的功能性血管。两者进入肝后反复分支，最终进入肝血窦。肝的循环途径如下。

肝门静脉→小叶间静脉↘

　　　　　　　　　　　肝血窦→中央静脉→小叶下静脉→肝静脉

肝固有动脉→小叶间动脉↗

（三）胆囊和输胆管道

1. 胆囊

胆囊位于肝下面的胆囊窝内，有储存和浓缩胆汁及调节胆道压力的作用。胆囊呈梨形，容量约为40～60ml，可分为胆囊底、胆囊体、胆囊颈和胆囊管四部分（图 4－24）。胆囊底是胆囊突向前下方的盲端，其体表投影在右锁骨中线与右肋弓交点稍下方，胆囊炎时，此处常有明显的压痛。胆囊管、肝总管和肝的脏面围成的三角形区域称胆囊三角，此区有胆囊动脉通过，是胆囊手术中寻找胆囊动脉的标志。

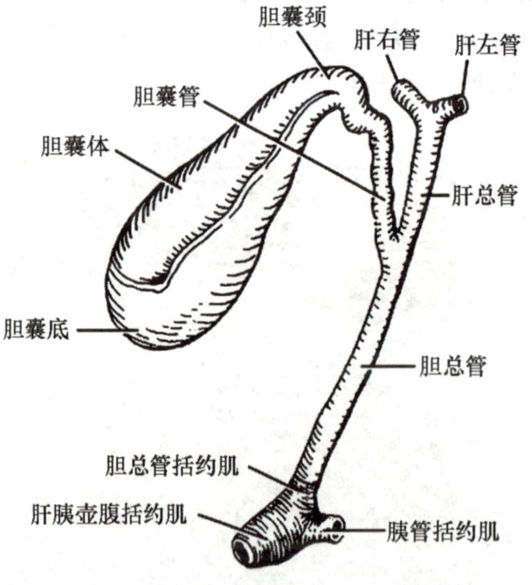

图 4－24　胆囊及输胆管道

2. 输胆管道

输胆管道是将肝细胞分泌的胆汁输送到十二指肠的管道总称。分肝内和肝外两部分。肝内胆道包括胆小管和小叶间胆管；肝外胆道包括肝左管、肝右管、肝总管、胆囊管和胆总管。肝内胆小管逐渐汇合称肝左管和肝右管，二者出肝后很快汇合成肝总管。肝总管与胆囊管再以锐角汇合成胆总管。胆总管在胰头与十二指肠降部之间与胰管汇合，形成膨大的肝胰壶腹，开口于十二指肠大乳头。肝胰壶腹周围环形平滑肌增厚形成肝胰壶腹括约肌，可控制胆汁和胰液的排出（图4－22）。

胆汁的分泌和排出途径

空腹时，由于肝胰壶腹括约肌的收缩，肝细胞分泌的胆汁进入胆囊贮存和浓缩；进食后，胆囊收缩，肝胰壶腹括约肌舒张，胆囊内的胆汁排入十二指肠，途径如下：

肝细胞分泌胆汁→胆小管→小叶间胆管→肝左、右管→肝总管→胆总管→十二指肠

未进食 ↓

胆囊 ⇄ 胆囊管 ↗

专业知识拓展

墨菲征

是检查胆囊炎的一种检查方法。患者在检查时，医生嘱咐患者平卧，医生站于患者右侧，左手拇指放在胆囊部位，其余四指放在右胸前下方，叫患者做深呼吸动作，借肝脏下移之时，使发炎的胆囊与拇指接触后，患者如感觉疼痛加剧而突然屏气，即可诊断为墨菲征阳性，说明胆囊有急性炎症。

二、胰

（一）胰的位置和形态

胰是人体的第二大消化腺，位于胃的后方，横贴于腹后壁，平第1、2腰椎体。胰呈长棱柱状，质地柔软，呈灰红色，可分为胰头、胰体和胰尾三部分。胰头为胰的右侧膨大部分，被十二指肠包绕，其后方有胆总管和肝门静脉经过，当胰头肿大时，可压迫胆总管引起阻塞性黄疸；胰体为胰的中部，呈三棱柱形；胰尾较细，伸向脾门（图4－25）。

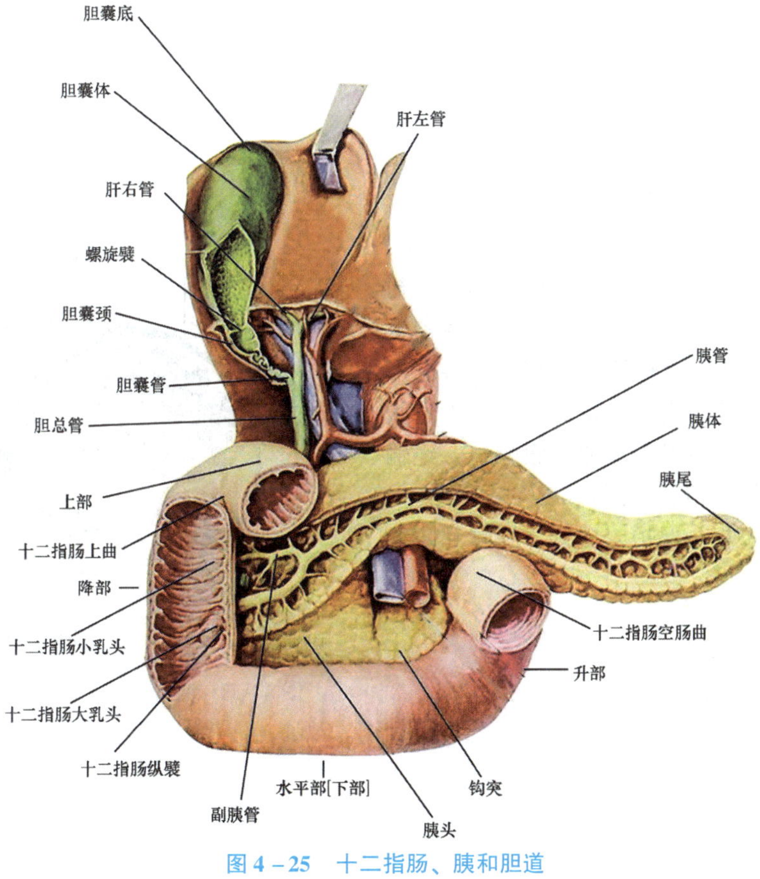

图4－25　十二指肠、胰和胆道

（二）胰的微细结构

胰表面有一层结缔组织被膜，被膜伸入胰的实质将其分成若干胰小叶，胰实质由外分泌部和内分泌部组成（4－26）。

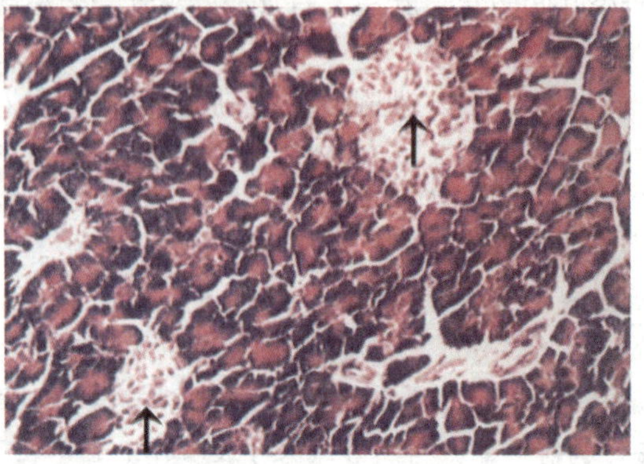

低倍：由许多腺小叶组成，外分泌部占大部分，少部分为胰岛（↑）散在外分泌部之间

图 4－26　胰腺（低倍）

1. 外分泌部

占胰的绝大部分，包括腺泡和导管，分泌胰液。腺泡由腺细胞构成，腺细胞呈锥体形，核圆，位于基底部；导管最后汇合成胰管，开口于十二指肠。

2. 内分泌部

又称胰岛，主要由 A、B、D 三种内分泌细胞。A 细胞分布于胰岛的周边，分泌胰高血糖素；B 细胞位于胰岛的中央，数量最多，分泌胰岛素是人体唯一降血糖激素；D 细胞分散在 A、B 细胞之间，数量最少，分泌生长抑素，调节 A、B 细胞的分泌活动。

第四节　腹　膜

一、腹膜和腹膜腔的概念

腹膜（peritoneum）是覆盖于腹、盆部的浆膜，薄而光滑、半透明，由间皮和少量结缔组织构成。衬于腹、盆壁内面的腹膜称壁腹膜，衬于腹、盆腔器官表面的腹膜称脏腹膜；脏、壁腹膜互相移行，共同形成的潜在性间隙称腹膜腔，内有少量的浆液。男性腹膜腔是密闭的，女性腹膜腔可借输卵管腹腔口，经输卵管、子宫、阴道与外界相通（图 4－27）。

腹膜具有分泌、吸收、保护、支持、修复和防御功能。

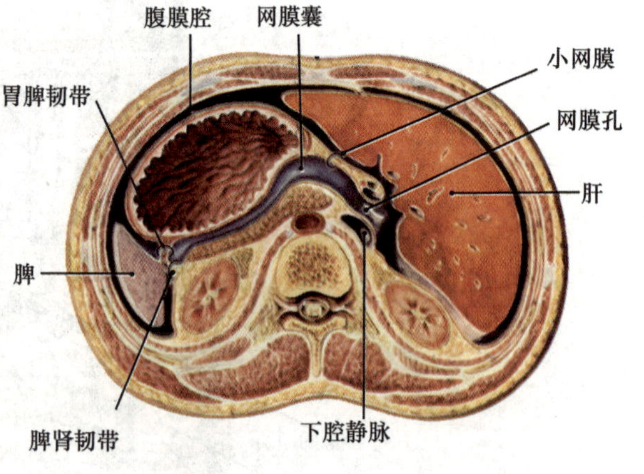

图 4－27　上腹部（平网膜孔）横切面示意图

二、腹膜与器官的关系

根据脏器被腹膜覆盖的情况，可分三类：

（一）腹膜内位器官

表面几乎全部被腹膜所覆盖的器官。如胃、十二指肠上部、空肠、回肠、脾及卵巢等。

（二）腹膜间位器官

表面大部分或三面均为腹膜所覆盖的器官。如肝、胆囊、升结肠、降结肠、子宫、充盈的膀胱等。

（三）腹膜外位器官

表面仅有一面被腹膜覆盖的器官。如胰、肾、肾上腺、输尿管、十二指肠降部和下部等。

三、腹膜形成的结构

腹膜从腹、盆壁移行于脏器或在脏器与脏器之间或脏器与腹壁之间，形成许多结构，包括：网膜、系膜、韧带、腹膜皱襞、隐窝与陷凹。

1. 网膜及网膜囊

（1）大网膜　是胃大弯双层垂下至盆腔上口高度再向后上反折至横结肠的腹膜，呈围裙状，悬垂于小肠、结肠的前面，内含血管、神经、脂肪、巨噬细胞等，具有重要的防御功能。当腹腔器官发生炎症时，大网膜可向病灶部位移动，将病灶包绕，限制炎症的扩散（图 4－28）。

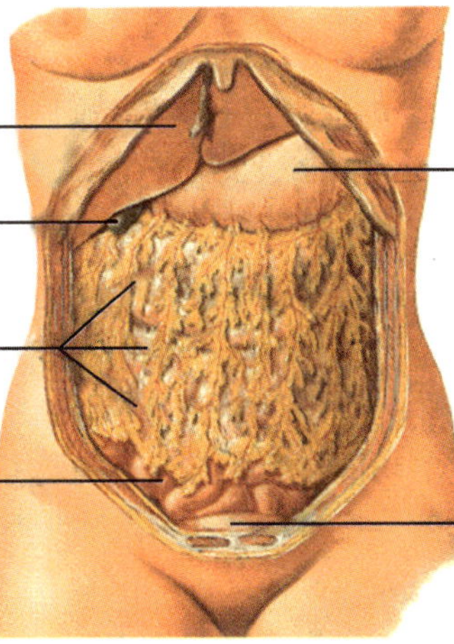

图 4－28　大网膜

（2）小网膜　是肝脏下方的肝门移行至胃小弯和十二指肠上部的双层腹膜。其左侧从肝门到胃小弯之间的部分称肝胃韧带；右侧从肝门到十二指肠上部的部分称肝十二指肠韧带，内有肝门静脉、肝固有动脉和胆总管等结构。

（3）网膜囊　是位于小网膜和胃后壁的前后扁窄的间隙，又称小腹膜腔，通过网膜孔与网膜囊以外的大腹膜腔相通。

2. 系膜

系膜（mesentery）是连于肠管与腹后壁之间的双层腹膜结构，内有血管、神经、脂肪、淋巴管和淋巴结等，主要有肠系膜、阑尾系膜、横结肠系膜、乙状结肠系膜等。

3. 韧带

韧带是连于腹、盆壁与脏器或脏器与脏器之间的腹膜，对器官起固定作用。主要有肝镰状韧带、肝冠状韧带、胃脾韧带、脾肾韧带等。

4. 陷凹

陷凹是腹膜在相邻盆腔器官之间形成的凹陷。男性在膀胱和直肠之间有直肠膀胱陷凹，女性在子宫和直肠之间有直肠子宫陷凹、在膀胱和子宫之间有膀胱子宫陷凹。直肠膀胱陷凹和直肠子宫陷凹分别是男、女性站立时腹膜腔的最低点，腹腔积液常积聚于此。

专业知识拓展

急性腹膜炎

急性腹膜炎是常见的外科急腹症。其病理基础是腹膜壁层和（或）脏层因各种原因受到刺激或损害发生急性炎性反应，多由细菌感染，化学刺激或物理损伤所引起。大多数为继发性腹膜炎，源于腹腔的脏器感染，坏死穿孔、外伤等。其典型临床表现为腹膜炎三联征——腹部压痛、腹肌紧张和反跳痛，以及腹痛、恶心，呕吐，发烧，白细胞计数升高等，严重时可致血压下降和全身中毒性反应，如未能及时治疗可死于中毒性休克。部分患者可并发盆腔脓肿，肠间脓肿、膈下脓肿，髂窝脓肿、及黏连性肠梗阻等并发症。

本章小结

消化系统由消化管和消化腺两部分组成。消化管分为上消化道（口腔、咽、食管、胃、十二指肠）和下消化道（空肠、回肠、盲肠、阑尾、结肠、直肠、肛管），消化管壁从内向外分为黏膜、黏膜下层、肌层和外膜；消化腺主要有口腔腺、肝、胰等。

口腔是消化管的起始部；咽是消化管和呼吸道的共同通道；食管主要是运送食团，全长有 3 处狭窄；胃大部分位于左季肋区，小部分位于腹上区，可分为贲门部、胃底、胃体、幽门部，胃底腺是分泌胃液的主要腺体；小肠是消化管中最长的一段，是消化食物和吸收营养物质的主要场所；大肠为消化管的最下段，主要功能是吸收水分、无机盐和形成粪便。

肝大部分位于右季肋区和腹上区，小部分位于左季肋区。肝小叶是肝的基本结构和功能单位。肝细胞分泌的胆汁经肝左、右管、肝总管、胆囊管进入胆囊贮存和浓缩，进食后，胆汁经胆总管排入十二指肠，参与消化食物；胰位于胃的后方，由外分泌部和内分泌部构成，外分泌部分泌胰液，对食物起消化作用，内分泌部即胰岛，主要分泌胰岛素和胰高血糖素，调节血糖。

腹膜分脏腹膜和壁腹膜，两者围成的腔隙为腹膜腔。男性腹膜腔是密闭的；女性腹膜腔则是开放的。腹、盆腔的器官依腹膜覆盖的程度可分为腹膜内位器官、腹膜间位器官、腹膜外位器官。腹膜所形成的结构有韧带、系膜、网膜和陷凹等。

复习思考题

考试系统

1. 何谓上、下消化道？
2. 食管的三个狭窄分别位于何处？
3. 简述胃的位置和分部。
4. 简述肝的脏面的分叶。
5. 简述胆汁的产生和排出途径。

第五章　呼吸系统

思维导图

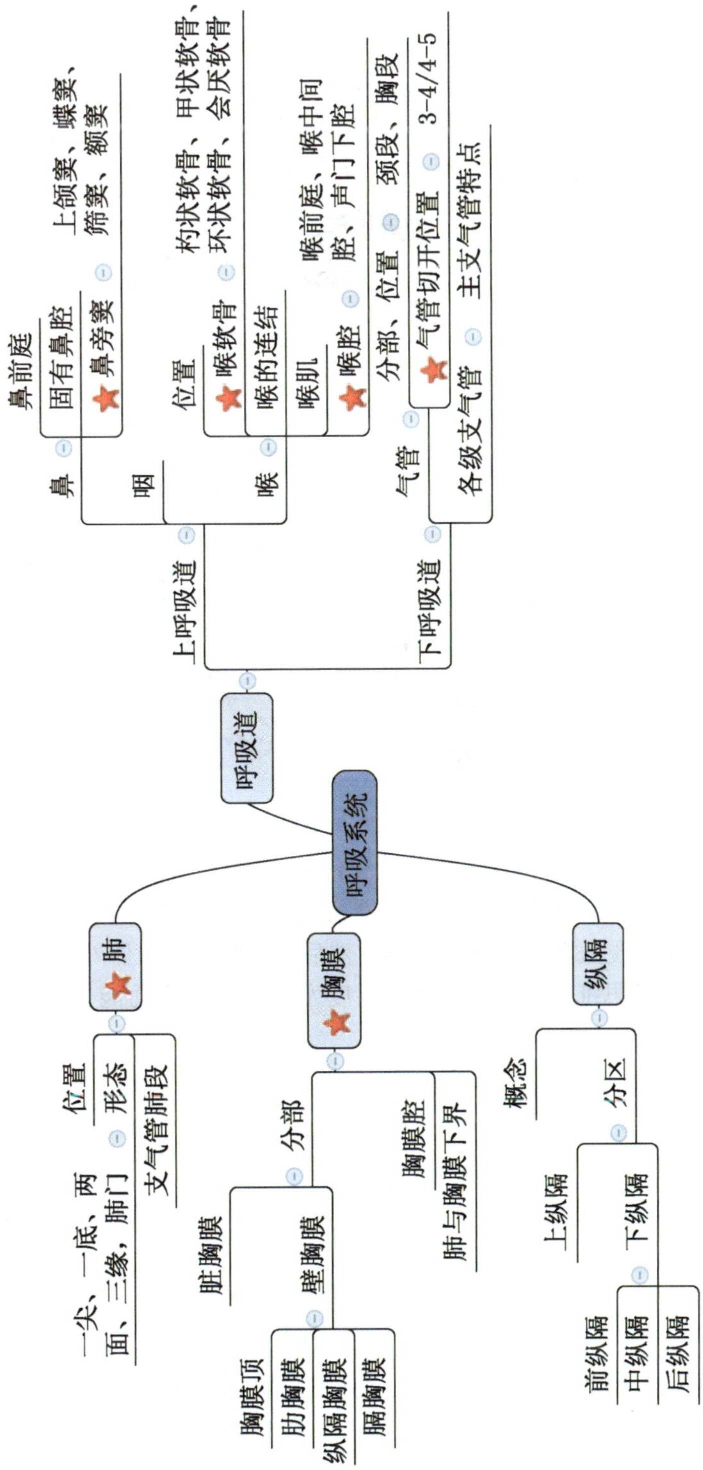

学习目标

1. 掌握呼吸系统的组成及上、下呼吸道的概念。

2. 掌握喉的位置及喉软骨的名称；气管的位置及左右主支气管的形态区别；肺的形态、结构、位置和体表投影；胸膜和胸膜腔，壁胸膜的分部和肋膈隐窝的位置，胸膜的体表投影。

3. 熟悉固有鼻腔黏膜的分部；喉腔的分部。

4. 了解呼吸系统的功能；外鼻的形态结构，鼻腔的分部；喉软骨的连结和喉肌；气管的形态结构和分段；纵隔的概念、位置、分部及内容。

呼吸系统（respiratory system）由呼吸道和肺两大部分组成（图 5－1）。呼吸道的壁内有骨或软骨支持以保证气流的畅通。肺主要由肺实质即支气管反复分支及其末端形成的肺泡共同构成，以及肺间质即血管、淋巴管、淋巴结、神经和结缔组织组成，表面包有脏胸膜。

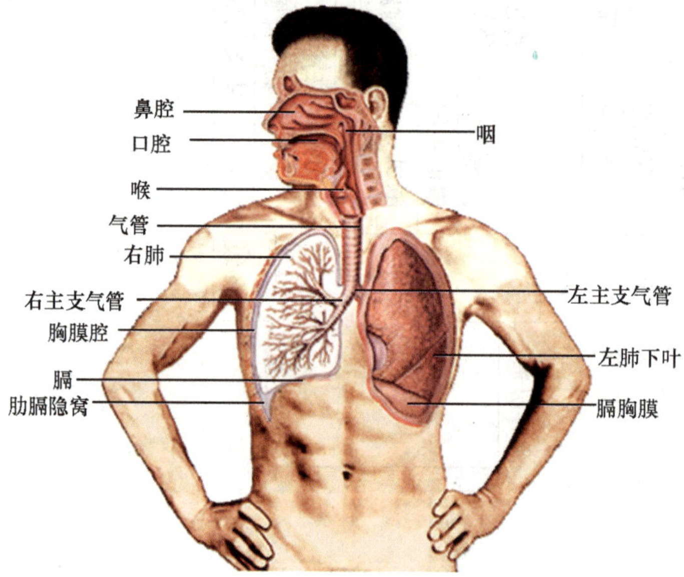

图 5－1　呼吸系统概况

呼吸系统的主要功能是从外界吸入氧，呼出二氧化碳，进行气体交换。吸入空气中的氧气，透过肺泡进入毛细血管，通过血液循环，输送到全身各个器官组织，供给各器官氧化过程的所需，各器官组织产生的代谢产物，如 CO_2 再经过血液循环运送到肺，然后经呼吸道呼出体外。

在人类由于劳动、语言和思维的影响，呼吸器高度发达，除呼吸功能外，鼻又是嗅觉器官，喉还有发音功能。

第一节　呼吸道

呼吸道（respiratory tract）包括鼻、咽、喉、气管和各级支气管。临床上将鼻、咽、喉称上呼吸道，将气管、主支气管及以下的分支称下呼吸道。

一、鼻

鼻（nose）是呼吸道的起始部，也是嗅觉器官，并辅助发音。可分外鼻、鼻腔和鼻旁窦三部分。

（一）外鼻

外鼻位于面部中央，以骨和软骨为支架，外覆皮肤，呈三棱锥体形，两眼间的狭窄部分称鼻根，向下移行部分称鼻背，末端称鼻尖。鼻尖两侧膨隆部位称鼻翼，小儿在呼吸困难时，可出现鼻翼扇动。左右鼻翼围成的孔称鼻孔。鼻翼和鼻尖处的皮肤富含汗腺和皮脂腺，是痤疮、酒糟鼻和疖肿的好发部位。

（二）鼻腔

鼻腔（nasal cavity）位于颅前窝下方、腭的上方，被鼻中隔分为左、右二腔，前以鼻孔与外界相通，后经鼻后孔通鼻咽。鼻中隔多不居中，常偏向一侧。以筛骨垂直板、犁骨和鼻中隔软骨为支架，外覆黏膜（图 5 - 2），鼻中隔前下部血管丰富、位置表浅，血管易破裂出血，称为易出血区。每侧鼻腔可分为鼻前庭和固有鼻腔两部分。

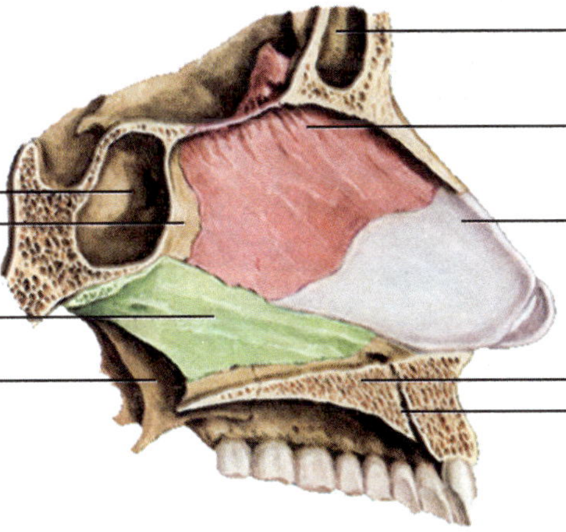

图 5 - 2　鼻中隔

1. 鼻前庭

由鼻翼围成，内衬皮肤，生有鼻毛，能过滤、净化吸入空气。该处缺少皮下组织，患疖肿时疼痛较剧烈。

2. 固有鼻腔

是鼻腔的主要部分，其外侧壁自上而下有上鼻甲、中鼻甲和下鼻甲以及各鼻甲下方相应的上鼻道、中鼻道和下鼻道（图 5 - 3）。固有鼻腔位于鼻腔后上部，内衬黏膜，根据黏膜的结构和功能不同，可分为嗅区和呼吸区。①嗅区：是上鼻甲及相对的鼻中隔的黏膜，活体呈苍白色或浅黄色，由嗅上皮和固有层组成，内含嗅细胞，是嗅觉感受器，产生嗅觉。②呼吸区：是嗅区以外的鼻黏膜，黏膜呈浅红色，黏膜表面被覆假复层纤毛柱状上皮，固有层为疏松结缔组织，内含丰富的静脉丛和混合腺，可调节吸入空气的温度和湿度。炎症时，静脉充血，黏膜肿胀，分泌物增多，鼻腔变窄。

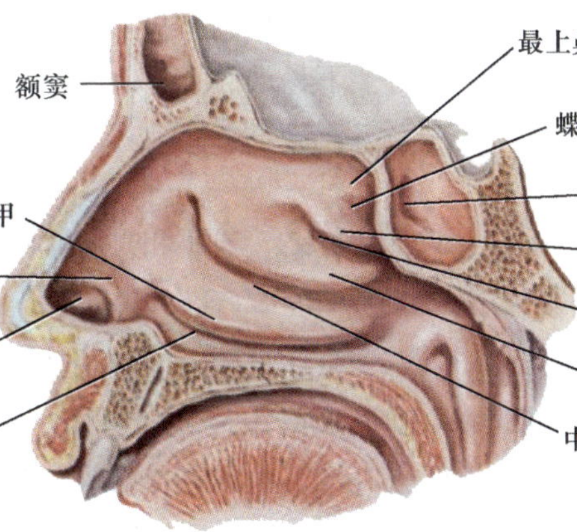

图 5 - 3　鼻腔外侧壁结构

（三）鼻旁窦

鼻旁窦（paranasal　sinuses）又称副鼻窦，是鼻腔周围的颅骨内一些与鼻腔相通的含气空腔，内衬黏膜。鼻旁窦黏膜与鼻黏膜相延续，故鼻腔的炎症，可蔓延至鼻旁窦，引起鼻窦炎。鼻旁窦共有 4 对（图 5－4），开口于鼻腔。鼻旁窦包括上颌窦、筛窦、额窦和蝶窦 4 对，分别位于同名颅骨内。蝶窦位于蝶骨体内，开口于蝶筛隐窝。筛窦是位于筛骨迷路内众多筛窦小房的总称，按部位可分为前、中、后三群，其中前群和中群开口于中鼻道，后群开口于上鼻道。额窦位于额骨眉弓深面内外板之间，开口于中鼻道。上颌窦位于上颌骨体内，呈三角锥体形，开口于中鼻道。上颌窦窦腔最大，窦口位置高于窦底，分泌物不易排出，发生炎症后易转为慢性。

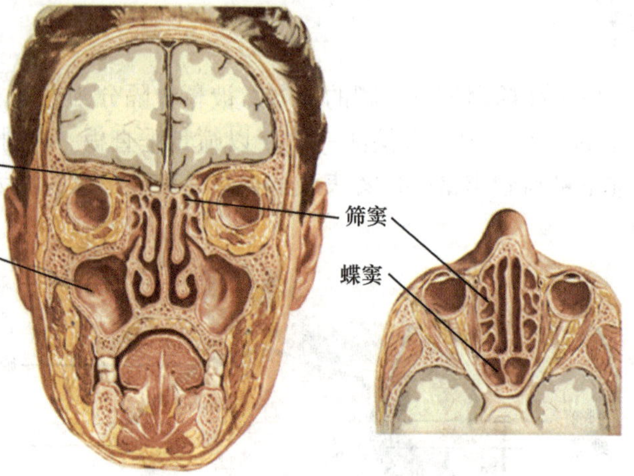

图 5－4　鼻旁窦的体表投影

二、咽

咽是消化道与呼吸道的共同通道（见第四章消化系统）。

三、喉

喉（larynx）既是呼吸道，又是发音器官。

（一）喉的位置

喉位于颈前部正中，上借甲状舌骨膜连于舌骨，下接气管，成人喉相当于第 3～6 颈椎高度，女性和小儿的位置较高。喉向上借喉口通咽腔，向下接气管，前面被舌骨下肌群覆盖，后邻喉咽。喉的活动性较大，可随吞咽或发音上下移动。

（二）喉的结构

喉由喉软骨、软骨间连结、喉肌和黏膜构成。

1. 喉软骨

喉软骨是喉的支架，包括不成对的甲状软骨、会厌软骨、环状软骨和成对的杓状软骨（图 5－5）。

（1）甲状软骨　是喉软骨中最大的一块，位于舌骨下方，环状软骨的上方，组成喉的前外侧壁，由左右两块近似方形的软骨板在前方愈合而成，愈合处的上端向前凸出称喉结（laryngeal prominence），成年男子尤为明显，是颈部的重要标志。两板后缘游离，向上、下各伸出一对突起，上方的一对称为上角，借韧带连于舌骨；下方的一对称为下角，与环状软骨构成环甲关节。

（2）环状软骨　位于甲状软骨的下方，形似指环，前部窄低，后部宽高。平对第六颈椎高度，是喉软骨中唯一完整的软骨环，对保持呼吸道的通畅起着重要的作用，环状软骨也是颈部的重要标志。

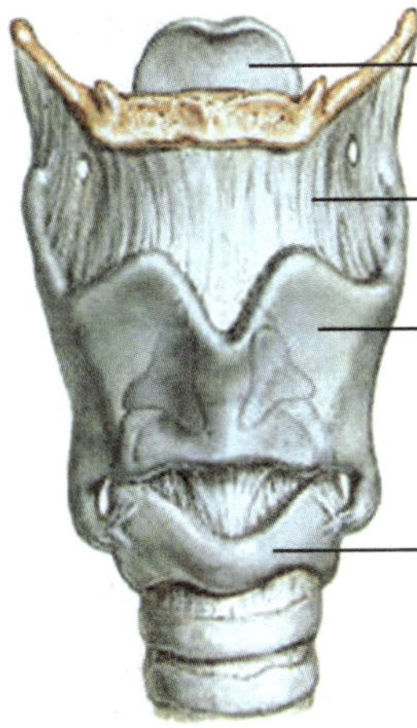

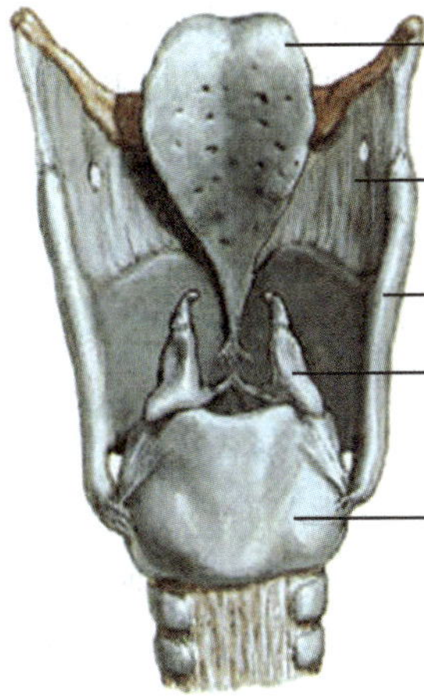

图5－5　喉软骨和连结

(3) 会厌软骨　位于甲状软骨后上方，形如树叶，上端宽而游离，连同其表面的黏膜构成会厌。当吞咽时，喉上提，会厌盖住喉口，可防止食物进入喉腔。

(4) 杓状软骨　左右各一，位于环状软骨后部的上方，呈三棱锥体形，尖向上，底朝下与环状软骨构成环杓关节。杓状软骨底的前端与甲状软骨前角内面有声韧带附着，声韧带是发音的主要结构。

2. 喉的连结

喉的连结包括喉软骨之间的连结及喉与舌骨、气管与喉之间的连结。

(1) 环甲关节（cricothyroid joint）　由环状软骨外侧面与甲状软骨下角构成，属联合关节。甲状软骨在冠状轴上做前倾和复位运动，使声带紧张或松弛。

(2) 环杓关节（cricoarytenoid joint）　由环状软骨板上缘的关节面与杓状软骨底的关节面构成。杓状软骨可沿此关节的垂直轴做旋转运动，使声带突向内、外侧转动，使声门开大或缩小。同时，杓状软骨也能向前、后、内侧、外侧等方向滑动。

(3) 弹性圆锥（conus elasticus）　为弹性纤维构成的膜状结构（图5－6、图5－7）。自甲状软骨前角的后面，向后下附着于环状软骨弓上缘和杓状软骨声带突。此膜上缘游离，紧张于甲状软骨前角与杓状软骨声带突之间，称声韧带（vocal ligament），是构成声带的基础。弹性圆锥的前部中份较厚，张于甲状软骨下缘与环状软骨弓上缘之间，称环甲正中韧带（median cricothyroid ligament）。急性喉阻塞时，可在环甲正中韧带处施行穿刺术，建立暂时的通气道以抢救患者生命。

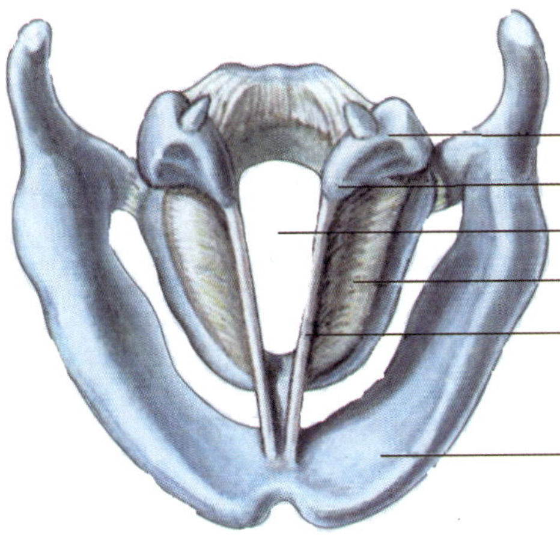

图5－6　弹性圆锥、声韧带

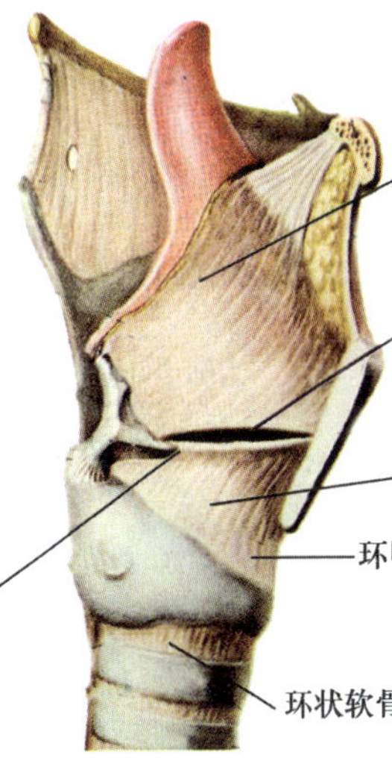

图5－7　喉的结构（侧面观）

(4) 甲状舌骨膜 (thyrohyoid membrane) 是位于甲状软骨上缘与舌骨之间的结缔组织膜，其中部增厚称甲状舌骨正中韧带 (median thyrohyoid ligament)。

(5) 环状软骨气管韧带 (cricotracheal ligament) 是自环状软骨下缘连于第1气管软骨环之间的结缔组织膜。

3. 喉肌

是骨骼肌，按功能分为两组，一组作用于环甲关节，使声带紧张或松弛；另一组作用于环杓关节，使声门开大或缩小。

4. 喉腔

即喉的内腔，由喉软骨为支架围成的腔隙，腔壁覆以黏膜。喉腔两侧壁的中部有上、下两对呈矢状位的黏膜皱襞（图5-8）。上方的一对称前庭襞，其间的裂隙称前庭裂；下方的一对称声襞，与深部的声韧带共同构成发音的重要结构，即声带。两侧声襞间的裂隙称声门裂。声门裂是喉腔最狭窄的部位，当气流通过时，振动声带而发出声音。喉腔借前庭裂和声门裂分为上、中、下三部分。前庭裂平面以上的部分称喉前庭；前庭裂和声门裂之间的部分称喉中间腔，其向两侧突出的隐窝称喉室；声门裂平面以下的部分称声门下腔。声门下腔的黏膜下组织较疏松，炎症时容易发生水肿，尤其是婴幼儿的喉腔狭小，喉水肿时容易引起喉阻塞，导致呼吸困难。

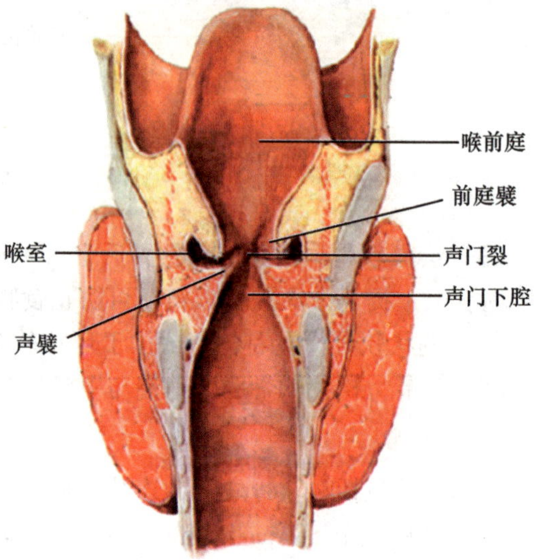

图5-8 喉腔

四、气管与主支气管

气管和主支气管是连结喉和肺的管道（图5-9）。

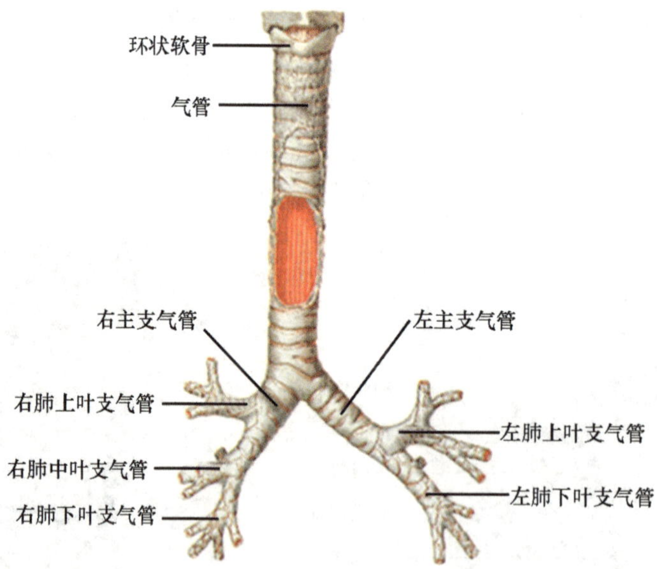

图5-9 气管及主支气管

(一) 气管

气管 (trachea) 气管位于颈前正中食管的前方，由14-16个“C”形软骨环以及其间的环状韧带构成，气管腔面衬有黏膜。气管软骨环后壁的缺口由平滑肌和结缔组织构成的膜壁所封闭。气管上端于第6

颈椎下缘处接环状软骨；上端于第6颈椎下缘处接环状软骨，经颈部正中下行，至胸骨角平面分为左、右主支气管，其分叉处称气管杈。在气管杈的底壁上偏左，有一向上突出的半月形软骨隆嵴，称气管隆嵴，是支气管镜检查的定位标志。

根据行程和位置，气管可分为颈、胸两段。气管颈部位置较表浅，在颈静脉切迹上方可摸到。前面除舌骨下肌群外，在第2~4气管软骨环的前方有甲状腺峡部，两侧有颈部大血管和甲状腺侧叶，后方是食管。临床上，常在第3~5气管软骨环处行气管切开术，急救喉阻塞而致呼吸困难的患者。

（二）主支气管

主支气管（bronchi）由气管在胸骨角平面分出后，行向下外，左、右各一，经肺门入肺。左主支气管细长，走行较倾斜；右主支气管粗短，走行较陡直。气管的异物易坠入右主支气管。

气管和主支气管的管壁由内向外依次为黏膜、黏膜下层和外膜三层，管径随分支越变越小，管壁相应变薄（图5-10）。

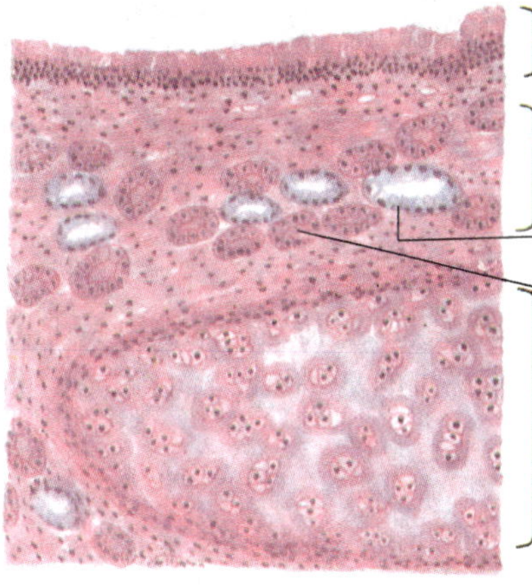

图5-10 气管结构模式图

1. 黏膜

由上皮和固有层组成。上皮为假复层纤毛柱状上皮，主要由纤毛细胞、杯状细胞组成，固有层为结缔组织。

（1）纤毛细胞 数量最多，呈柱状，游离面有纤毛，纤毛有节律地向咽部方向摆动，将分泌物、尘埃、病菌等异物推向咽部而咳出。

（2）杯状细胞 分泌黏蛋白，覆盖在黏膜表面，与管壁内腺体的分泌物共同构成黏液层，能黏附异物和细菌等有害物质。

2. 黏膜下层

由疏松结缔组织组成，与固有层之间无明显分界，内含血管、神经、淋巴管和腺体。

3. 外膜

较厚，由结缔组织、透明软骨和平滑肌组成。

第二节 肺

一、肺的位置与形态

肺（lung）位于胸腔内，纵隔的两侧，膈的上方，左、右各一（图5-11）。肺表面覆有脏胸膜，光滑润泽。肺质地柔软，呈海绵状，富有弹性。透过脏胸膜可见多边形的肺小叶轮廓。肺表面的颜色可随年龄和职业的不同而异，幼儿的肺呈淡红色；成人由于吸入空气中的尘埃沉积于肺内，肺呈深灰色或暗红色，部分呈棕黑色，以吸烟者为甚。肺内含有空气，相对密度小于1.00，故入水不沉。死胎的肺不曾呼吸，肺内不含空气，质实而重，入水则沉。法医常借此特点鉴别新生儿的死亡时间。

肺形似半圆锥，有一尖、一底、二面和三缘。上端圆钝为肺尖，经胸廓上口突入颈根部，高出锁骨内侧1/3上方2~3cm；下端为肺底，位于膈上面，又称膈面。肺外侧面邻肋和肋间隙称肋面；内侧面朝向纵隔，称纵隔面。纵隔面的中部凹陷称肺门（图5-12），是主支气管、肺血管、淋巴管和神经出入肺的部位。出入肺门的诸结构被结缔组织包绕，称肺根。肺的后缘钝圆，位于脊柱两侧；前缘和下缘锐薄。左肺前缘下部有心切迹。

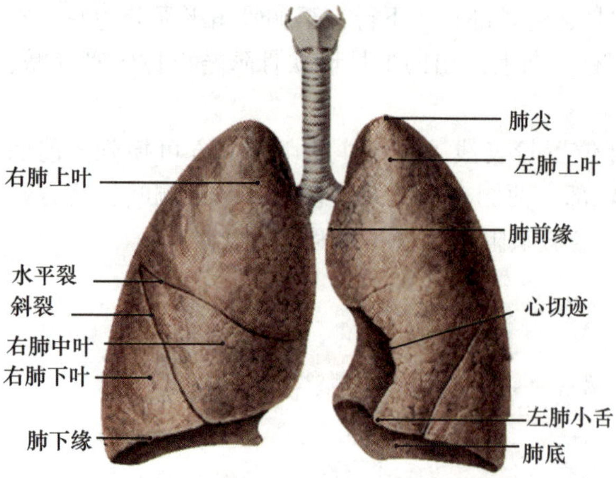

图 5－11　气管、支气管和肺

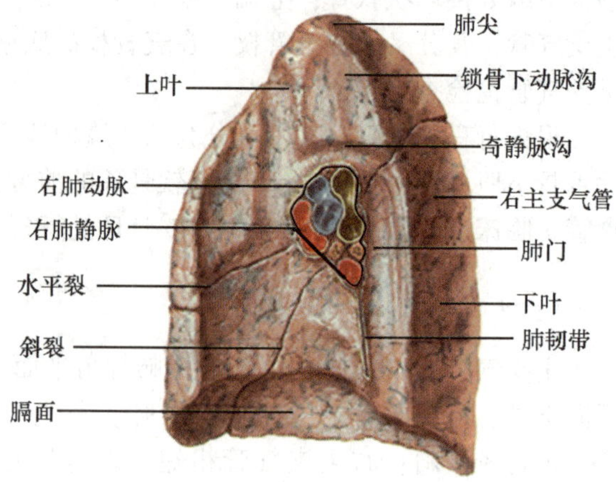

图 5－12　肺内侧面

肺表面被覆脏胸膜，左肺狭长，被由后上方斜向前下方的斜裂分为上、下二叶。右肺宽短，除有斜裂外，还有一近水平位的水平裂，将右肺分为上、中、下三叶。

二、肺的组织结构

肺组织分实质和间质两部分。实质即肺内各级支气管和肺泡，分为导气部和呼吸部；间质为结缔组织及血管、淋巴管和神经等。

（一）导气部

导气部是主支气管经肺门入肺后反复分支所形成的各级支气管，依次为肺叶支气管、肺段支气管、小支气管、细支气管和终末细支气管，宛如树冠，称支气管树（bronchial tree）（图 5－13）。肺叶支气管分出数个肺段支气管，每一个肺段支气管及其分支和它所属的肺组织共同构成一个支气管肺段，简称肺段（segments）。肺段支气管反复分支为小支气管，有若干，最后一级小支气管的分支为细支气管。细支气管再分支为终末细支气管，终末细支气管以下的分支为肺的呼吸部。

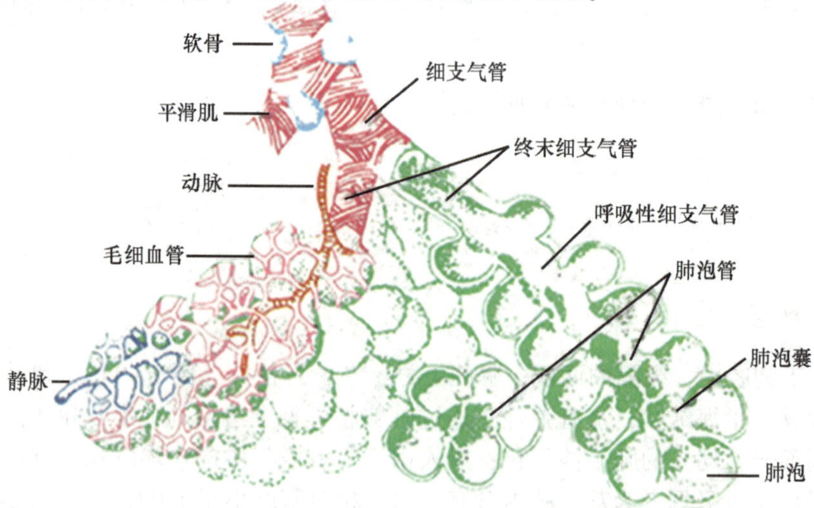

图 5－13　肺内结构模式图

直径小于 1mm 的细支气管及其各级分支和所属的肺组织，称肺小叶。肺小叶的炎症称小叶性肺炎。

导气部只能传送气体，不能进行气体交换。其各级支气管管壁的组织结构与主支气管基本相似，但随着支气管的反复分支，管径逐渐变细，管壁变薄，组织结构也相应发生变化：①上皮由假复层纤毛柱状上皮逐渐变为单层柱状（纤毛）上皮；②杯状细胞和腺体逐渐减少，最后消失；③外膜中的软骨环变成软骨碎片，逐渐减少，最后消失；④平滑肌逐渐增多，形成完整的环形肌层。至终末细支气管，上皮已移行为单层柱状（纤毛）上皮，杯状细胞、腺体和软骨均消失，平滑肌已形成完整的环形肌层。平滑肌的收缩舒张，控制管腔的大小，调节进入肺的通气量。

（二）呼吸部

呼吸部是终末细支气管以下的各级分支直至肺泡，包括呼吸性细支气管、肺泡管、肺泡囊和肺泡。该部是气体交换的部位。

1. 呼吸性细支气管

是终末细支气管的分支，管壁上有少量的肺泡。管壁上皮为单层立方上皮，固有层为结缔组织，含少量平滑肌。

2. 肺泡管

是呼吸性细支气管的分支，管壁上有许多肺泡，相邻的肺泡开口之间有结节状膨大，膨大的表面为单层立方上皮或扁平上皮，内含结缔组织和少量平滑肌。

3. 肺泡囊

是肺泡管的延续，为很多肺泡的共同开口，囊壁由肺泡围绕构成，相邻肺泡开口处无结节状膨大。

4. 肺泡（pulmonary alveoli）

为半球形的小囊，直径约 200μm，开口于呼吸性细支气管、肺泡管、肺泡囊，是肺内气体交换的部位。成人肺有 3 亿～4 亿个肺泡，成人肺泡总面积平均有 143m^2。肺泡壁很薄，由单层肺泡上皮和基膜组成。

肺泡上皮为单层上皮，由两种细胞组成：Ⅰ型肺泡细胞（type Ⅰ alveolar cell）细胞不规则，宽大而扁平，含核部分略厚，约为 0.2μm，Ⅰ型肺泡细胞数量虽少，但却占了肺泡上皮表面积的 95%，是肺与血液进行气体交换的场所。胞质内细胞器较少，但吞饮小泡较多，含内吞的肺泡空气中的微小尘埃，并可转运至肺泡间质。相邻的细胞之间有紧密连接。Ⅰ型肺泡细胞无分裂增殖能力，损伤后由Ⅱ型肺泡细胞增殖补充。Ⅱ型肺泡细胞（type Ⅱ alveolar cell）散在于Ⅰ型肺泡细胞之间。细胞小，立方形或圆形，稍凸向肺泡腔，约占肺泡上皮表面积的 5%。胞核圆形，胞质色浅，呈泡沫状。电镜下，细胞游离面有许多短小微绒毛，胞质内含较多线粒体、粗面内质网、高尔基复合体和溶酶体。核上方还有许多分泌颗粒，大小不等，内含同心圆或平行排列的板层结构，称板层小体，主要成分是二棕榈酰卵磷脂，被释放出来后在肺泡表面形成一层薄膜，称肺泡表面活性物质（pulmonary surfactant），具有降低肺泡表面张力，呼吸时防止肺泡塌陷或过度膨胀，保证肺泡大小的稳定。早产儿因Ⅱ型肺泡细胞分泌表面活性物质量不足，呼气时肺泡萎缩，出现呼吸困难。

肺泡与肺泡之间的结缔组织称肺泡隔，内含丰富的毛细血管网、弹性纤维和肺巨噬细胞等。弹性纤维使肺泡具有弹性，弹性纤维变性，肺泡弹性降低，肺泡过度扩张，出现肺气肿。肺巨噬细胞能吞噬病菌、异物、灰尘及渗出的红细胞，吞噬尘埃后的肺巨噬细胞称为尘细胞（dust cell）。

肺泡孔（alveolar pore）是相邻肺泡之间气体流通的小孔，直径 10～15μm，呈圆形或卵圆形，一个肺泡壁上可有 1～7 个，其功能是均衡相邻肺泡间气体的含量。当某个终末细支气管或呼吸性细支气管阻塞时，可通过肺泡孔建立侧支通气。但在肺感染时，又是炎症扩散的通道。

肺泡与血液之间进行气体交换时，须经过肺泡上皮细胞及其基膜、毛细血管的基膜与内皮等结构，把这些结构称为气－血屏障（blood－air barrier），又称呼吸膜（respiratory membrane）（图 5－14）。包括肺泡表面的液体层、Ⅰ型肺泡细胞及其基膜、薄层结缔组织、毛细血管的基膜与内皮。气－血屏障很薄，总厚度为 0.2－0.5μm，其中任何一层发生病理变化，均会影响气体交换。

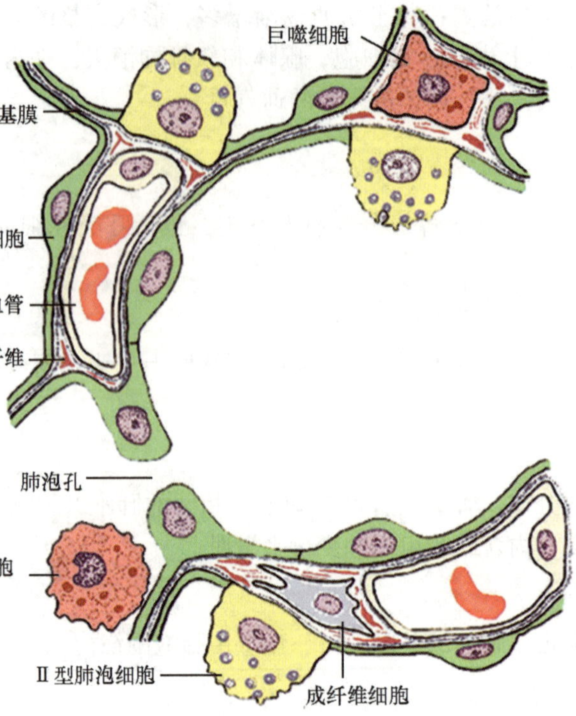

图 5－14　呼吸膜示意图

三、肺的血管

肺有两套血管：①功能性血管，即肺循环血管，与气体交换有关。肺动脉入肺后不断分支，在肺泡隔内形成毛细血管，毛细血管内的血液与肺泡进行气体交换后，逐渐汇合，最终形成肺静脉出肺；②营养性血管，即支气管血管，营养肺组织。

第三节　胸膜与纵隔

一、胸腔、胸膜和胸膜腔的概念

胸腔（thoracic cavity）由胸壁与膈围成，上界经胸廓上口与颈部相连；下界借膈与腹腔分隔。胸腔被分为三部分：左、右两侧为胸膜腔和肺，中间为纵隔。胸膜（pleura）为胸壁内面、纵隔两侧和膈上面以及肺表面的浆膜，分壁层和脏层。被覆于胸壁内面、纵隔两侧及膈上面的称壁胸膜，覆盖于肺表面的称脏胸膜。胸膜腔（pleura cavity）由壁、脏胸膜在肺根处互相移行所形成的密闭的潜在腔隙，左、右各一，互不相通。胸膜腔呈负压，内有少量的浆液，可减少呼吸时胸膜之间的摩擦。壁胸膜按部位可分为 4 部：覆盖在胸壁内面的部分为肋胸膜；覆盖膈上面的部分为膈胸膜；位于纵隔两侧的部分称为纵隔胸膜；纵隔胸膜与肋胸膜向上延伸突入颈部，覆盖在肺尖表面为胸膜顶。在每侧壁胸膜互相转折处，胸膜腔会存在一定间隙，即使在深吸气时，肺的边缘也不能伸入其间，这些部位称为胸膜隐窝。由肋胸膜与膈胸膜返折处形成的半环形间隙称肋膈隐窝（肋膈角、肋膈窦），是胸膜腔最低的部位，胸膜腔积液首先积存于肋膈隐窝。

二、胸膜下界与肺下缘的体表投影

胸膜的体表投影是指壁胸膜各部分之间互相移行形成的返折线在体表的投影位置，标志着胸膜腔的范围。胸膜的前界为肋胸膜与纵隔胸膜的返折线，胸膜的下界为肋胸膜与膈胸膜的返折线（图 5－15）。

肺下缘与胸膜下界的体表投影见表5－1。

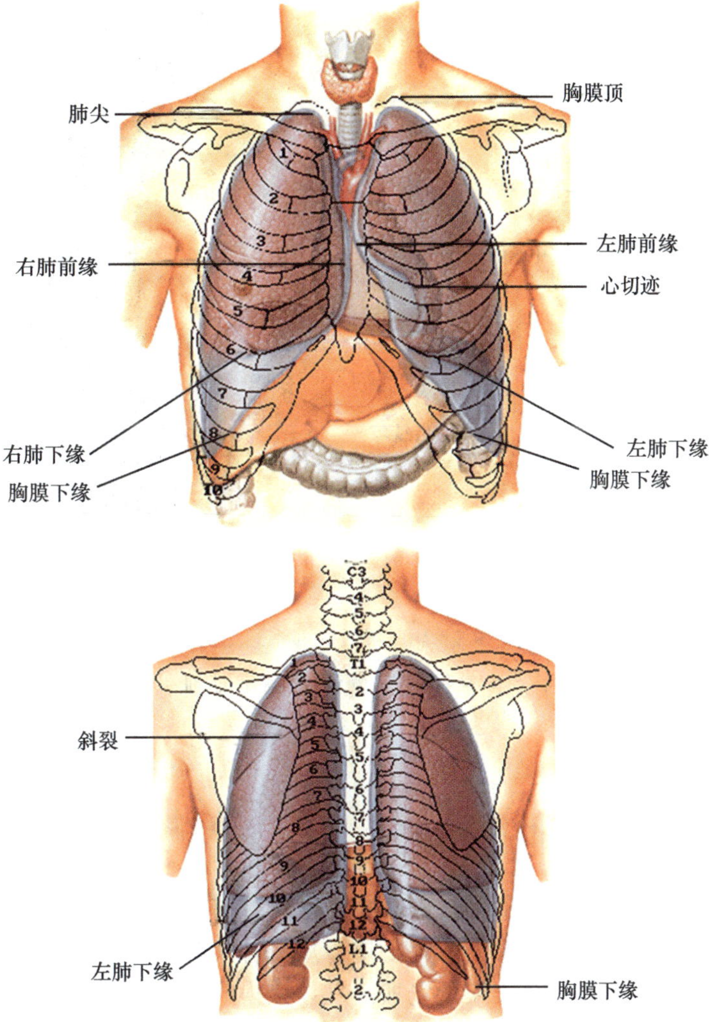

图5－15　肺和胸膜体表投影

表5－1　肺下缘和胸膜下界的体表投影

	锁骨中线	腋中线	肩胛线	后正中线
肺下缘	第6肋	第8肋	第10肋	第10胸椎棘突
胸膜下界	第8肋	第10肋	第11肋	第12胸椎棘突

三、纵隔

纵隔（mediastinum）是两侧纵隔胸膜之间全部器官、组织的总称（图5－16）。其前界为胸骨，后界为脊柱胸段，两侧界为纵隔胸膜，上界是胸廓上口，下界是膈。通常以胸骨角平面为界，将纵隔分为上纵隔和下纵隔。下纵隔又以心包为界分为前纵隔、中纵隔、后纵隔。

上纵隔内含有胸腺、左、右头臂静脉、上腔静脉、左、右膈神经、迷走神经、主动脉弓及其分支、食管、气管、胸导管及淋巴结。

前纵隔位于胸骨与心包之间，内有纵隔前淋巴结及疏松结缔组织等。

中纵隔位于前、后纵隔之间，内含心包、心、出入心的大血管、主支气管起始处、膈神经及淋巴结等。

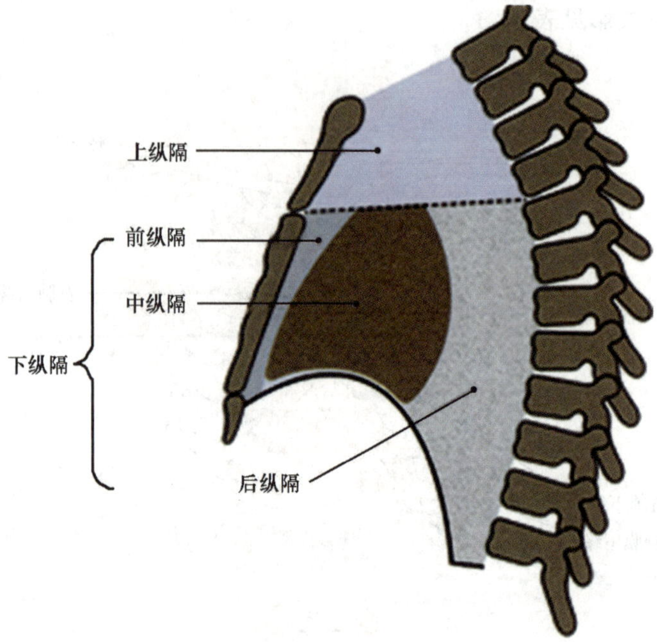

图 5－16　纵隔分部示意图

后纵隔位于心包与脊柱之间，内含主支气管、食管、胸主动脉、胸导管、奇静脉、半奇静脉、迷走神经、胸交感干和淋巴结等。

本章小结

呼吸系统包括呼吸道与肺。呼吸道包括：鼻、咽、喉、气管、主支气管及其各级分支。一般将鼻到喉这部分称为上呼吸道，喉以下的部分称为下呼吸道，从气管到各级支气管是传导气体的通道，而呼吸性细支气管到肺泡管和肺泡，才是气体交换的场所。气体交换时，要经过呼吸屏障。肺位于胸腔内纵隔的两侧。表面有胸膜覆盖。正常情况下，胸膜分泌少量的黏液，具有润滑作用。胸腔内呈负压。当胸腔内产生积液、胸壁损伤等等使胸内负压消失，可能使肺脏压缩，产生呼吸功能障碍。

复习思考题

考试系统

一、名词解释

1. 上呼吸道　2. 鼻旁窦　3. 鼻中隔　4. 呼吸膜　5. 纵膈

二、问答题

1. 简述鼻腔的结构与插管的注意点。
2. 气管内异物多坠入哪一侧，为什么？
3. 外界空气中的氧经过哪些结构到达血液？

第六章　泌尿系统

思维导图

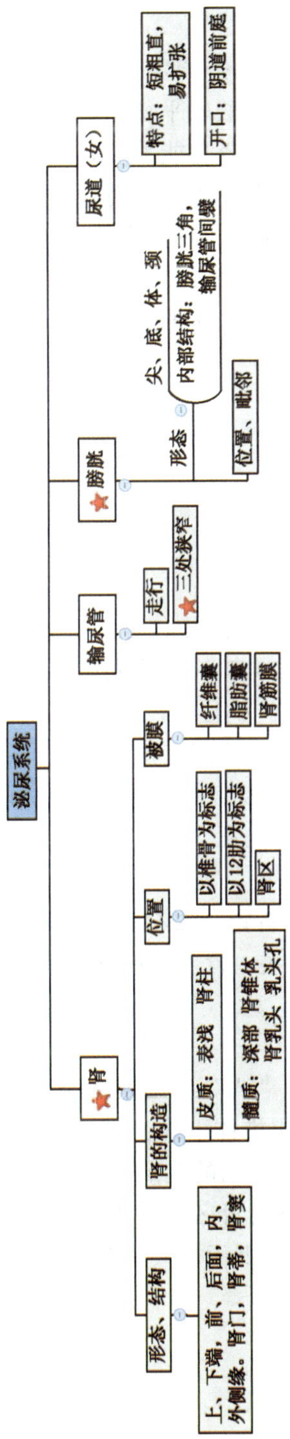

学习目标

掌握：能说出泌尿系统的组成和功能；肾的位置、形态和剖面结构；膀胱的位置和形态；膀胱三角的位置和结构特点；输尿管的三个狭窄及临床意义。

熟悉：会辨认肾的被膜各层之间的位置关系；球旁细胞、致密斑的位置、构成。

了解：女性尿道的特点。

泌尿系统（urinary system）由肾、输尿管、膀胱及尿道组成（图6－1）。

肾是人体重要的排泄器官，其主要功能是产生尿液，同时也参与调节机体的体液总量，电解质和酸碱平衡，对保持人体内环境的相对稳定有重要作用。当肾功能发生障碍时，由于代谢产物的蓄积，破坏了机体内环境的相对稳定，从而影响正常新陈代谢的进行，严重时可出现尿毒症，甚至危及生命。**输尿管**是输送尿液进入膀胱的管道。**膀胱**是贮存尿液的器官，当尿液达到一定容量时，在神经系统的调节下引起排尿，**尿道**将尿液送出体外。

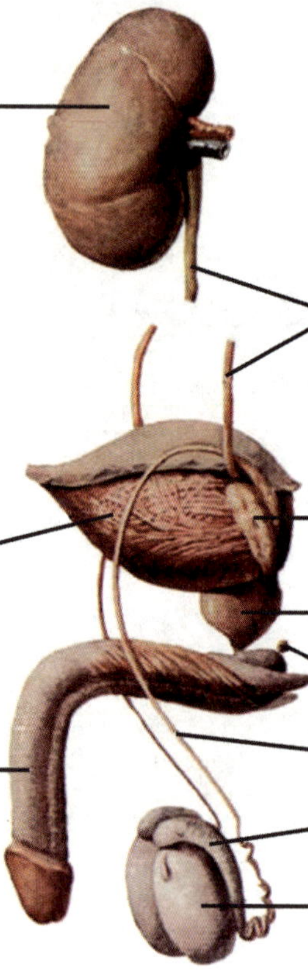

图6－1　男性泌尿生殖器模式图

第一节　肾

一、肾的形态

肾（kidney）为实质性器官，形似蚕豆，左右各一。成人的肾表面光滑，新鲜时呈红褐色，质柔软。肾的大小因人而异，男性的肾略大于女性。肾可分为上、下两端，前、后两面及内、外侧两缘。肾的上、下端钝圆。肾的前面较凸，朝向前外侧，后面较扁平，紧贴腹后壁。外侧缘隆凸，内侧缘中部凹陷，称**肾门**，是肾的血管、肾盂、神经和淋巴管等出入的部位，这些出入肾门的结构被结缔组织包裹成束，称**肾蒂**。由于下腔静脉邻近右肾，故右侧肾蒂较左侧短。肾门向肾实质内凹陷形成一个较大的腔，称**肾窦**，肾窦内有肾小盏、肾大盏、肾盂、肾血管和脂肪等（图6－4）。

二、肾的位置

肾位于腹腔的后上部（图6－2），呈“八”字形紧贴腹后壁脊柱的两侧，是腹膜外位器官，左肾上端约平第11胸椎体下缘，下端约平第2腰椎体下缘，第12肋斜过左肾后面的中部；右肾由于受肝的影响，比左肾低半个椎体，第12肋斜过右肾后面的上部（图6－3）。肾门的体表投影一般在竖脊肌外侧缘与第12肋之间所形成的夹角内，临床上称为肾区。某些肾病患者，叩击或触压此区可引起疼痛。肾的位置有个体差异，一般女性略低于男性，儿童低于成人，新生儿肾的位置相对最低。

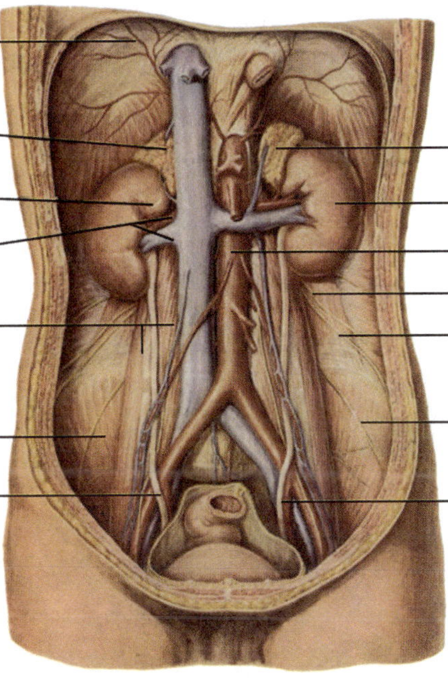

图 6－2 肾的位置

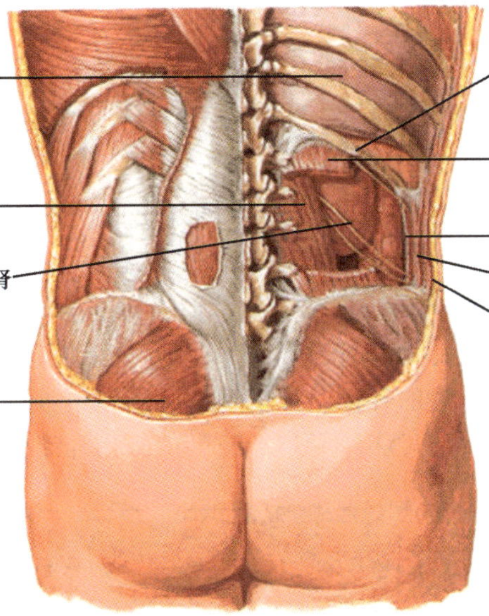

图 6－3 肾的体表投影

三、肾的剖面结构

肾实质分为皮质和髓质两部分。肾皮质主要位于肾的浅部，富含血管，新鲜标本呈红褐色，肾皮质伸入肾髓质内的部分称肾柱。肾髓质位于肾皮质的深部，血管较少，色泽较浅，主要由 15－20 个肾锥体组成。肾锥体呈圆锥形，其底朝向皮质，尖端钝圆，朝向肾窦，称肾乳头。肾乳头的尖端有很多乳头管的开口，尿液由此流入肾小盏，肾小盏呈漏斗状的膜性管道，包绕肾乳头。2－3 个肾小盏合成一个肾大盏。2－3 个肾大盏最后汇合呈漏斗状的肾盂。肾盂出肾门后逐渐变细，弯形向下，移行为输尿管（图6－4）。

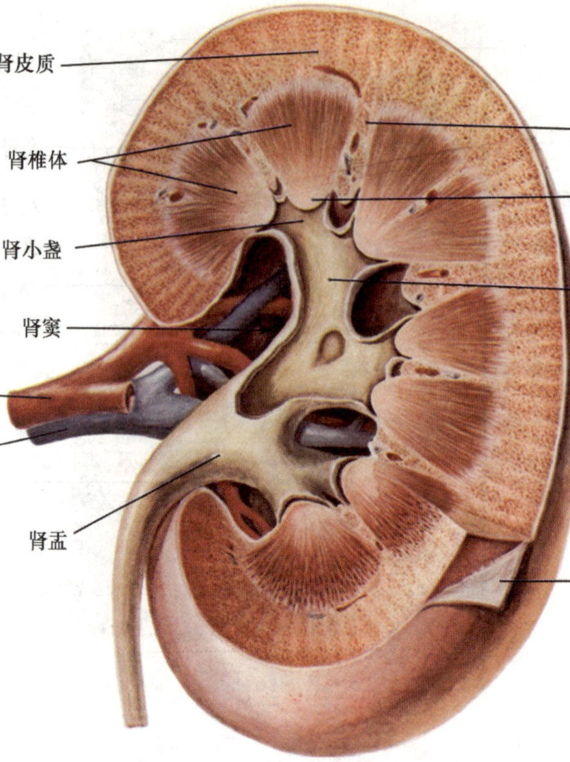

图 6－4　肾的剖面

四、肾的被膜

肾的表面有三层被膜（图 6－5），由内向外依次为纤维囊、脂肪囊和肾筋膜。纤维囊为贴附于肾表面的薄层致密结缔组织膜，内含少量弹性纤维。**纤维囊**与肾连接疏松，易于剥离，但在病理情况下，则与肾实质发生黏连，不易剥离。在肾劈裂修复或深部分切除时，需缝合此膜。**脂肪囊**为包被在纤维囊外周的囊状脂肪层，并通过肾门与肾窦内的脂肪组织相连续。脂肪囊对肾起弹性护垫样保护作用。肾囊封闭时，药物即注入此层。**肾筋膜**位于脂肪囊的外面，分前、后两层，包被肾及肾上腺，其间有输尿管通过。肾筋膜向深部发出许多结缔组织小束，穿过脂肪囊与纤维囊相连，对肾有固定作用。

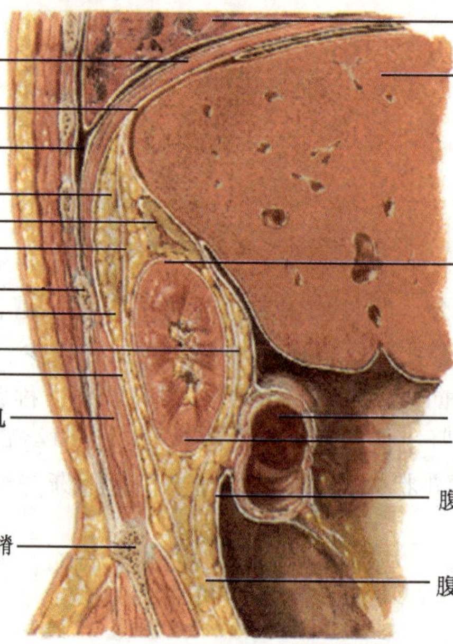

图 6－5　肾的被膜

肾的正常位置，依赖于肾的被膜以及肾血管、肾的邻近器官、腹膜和腹内压等许多因素维持。当上述因素异常时，则可引起肾下垂或游走肾。

五、肾的微细结构

肾实质含有大量泌尿小管，其间有少量的结缔组织、血管，淋巴管和神经等构成肾的间质。泌尿小管是形成尿的结构，它包括肾小管和集合小管两部分，概括见表 6－1。

表 6－1　肾单位与泌尿小管的组成

- 泌尿小管
  - 肾单位
    - 肾小体
      - 血管球
      - 肾小囊
        - 脏层
        - 肾小囊腔
        - 壁层
    - 肾小管
      - 近端小管
        - 近端小管曲部……（近曲小管）
        - 近端小管直部（髓袢）
      - 细段……………………………（髓袢）
      - 远端小管
        - 远端小管直部（髓袢）
        - 远端小管曲部……（远曲小管）
  - 集合管

（一）肾单位

肾单位（nephron）由球形的肾小体和细长而弯曲的肾小管组成，是肾的结构和功能的基本单位，每个肾有 100 万－150 万个肾单位（图 6－6）。

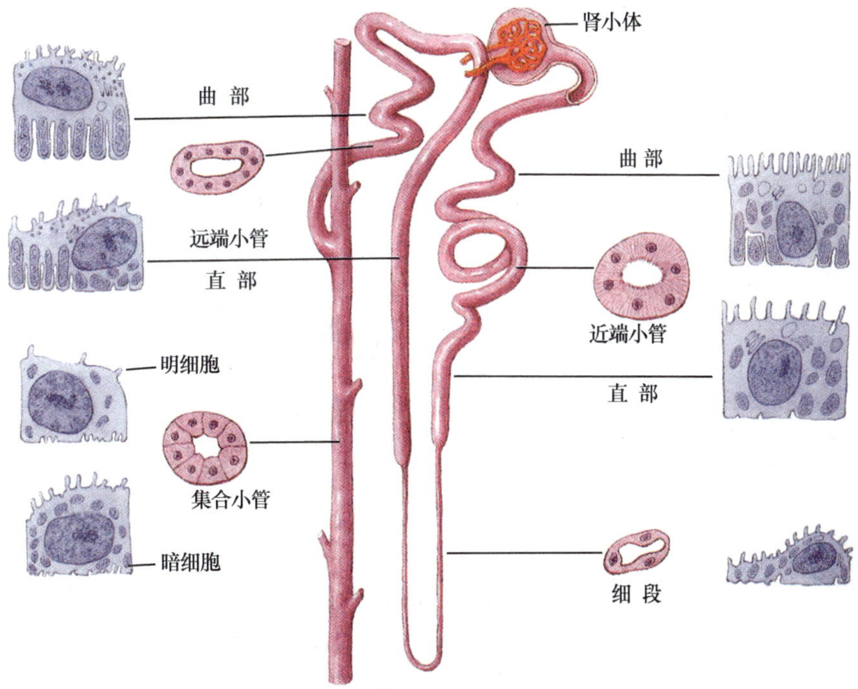

图 6－6　泌尿小管各段上皮细胞结构模式图

1. 肾小体　位于肾皮质内，呈球形。由血管球与肾小囊两部分组成（图 6－7）。

（1）血管球：是肾小体内入球微动脉和出球微动脉之间的一团盘曲成球状的毛细血管，并被肾小囊包裹。电镜下，血管球的毛细血管壁极薄，仅由一层内皮细胞及其外面的基膜构成。内皮细胞有很多小孔，直径 50－100nm。入球微动脉粗短，出球微动脉细长，故血管球的毛细血管内压较高，有利于原尿的生成。

（2）肾小囊：是肾小管起始部膨大并凹陷而成的杯状双层囊。两层之间的空隙为肾小球囊腔。壁层是单层扁平上皮；脏层的上皮细胞贴附在毛细血管基膜外面，称为足细胞。足细胞的胞体较大，从胞体伸出几个较大的初级突起。初级突起再伸出许多指状的次级突起，相邻的次级突起相互镶嵌，形成栅栏状紧包在毛细血管外面。镶嵌的次级突起间有宽约 25nm 的裂隙，称为裂孔。孔上覆以薄膜称裂孔膜。血管球滤过血液形成原尿，必须通过毛细血管内皮、基膜和裂孔膜，这三层结构称滤过膜，亦称滤过屏障。若滤过屏障受损，则大分子蛋白质，甚至血细胞都可以漏入肾小囊腔内，出现蛋白尿或血尿（图 6－8）。

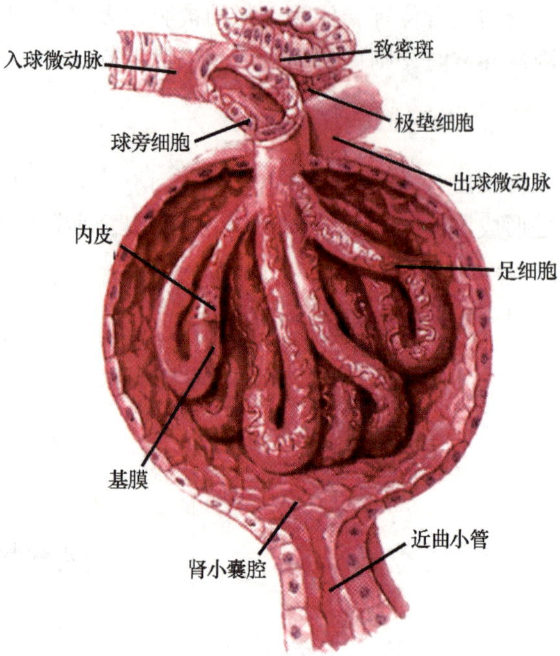

图 6－7　肾小体立体模式图

2. 肾小管

是一条细长而弯曲的单层上皮性管道，与肾小囊壁层相续。根据肾小管各段的形态、结构和功能，由近端向远端依次分为近端小管、细段和远端小管三部。

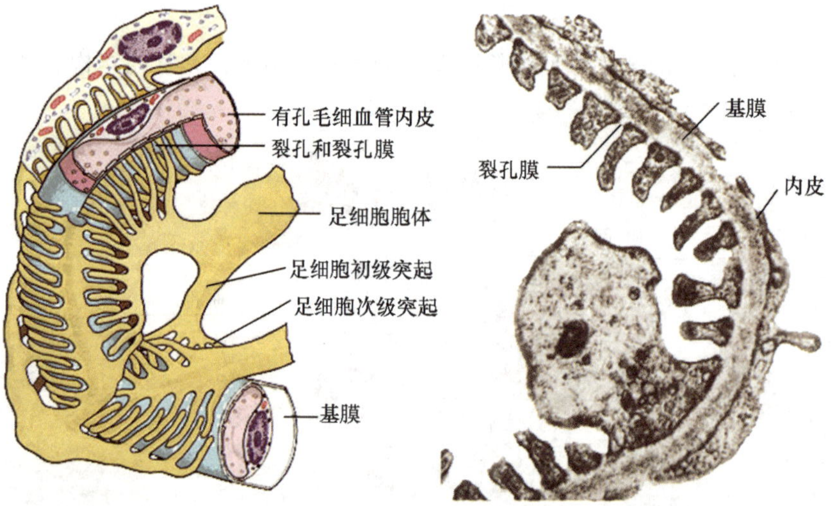

图 6－8　滤过膜示意图

（1）近端小管：分为曲部和直部

①近端小管曲部（近曲小管）是肾小管的起始部，与肾小囊腔相连。也是肾小管各段最粗最长的一段，管腔小而不规则。管壁由单层立方形或锥体状细胞构成，细胞界限不清晰，其游离面的刷状缘为密集排列的微绒毛。

②近端小管直部的近侧端与曲部相续，远侧端管径突然变细移行为细段。其结构与曲部相似。近端小管是原尿重吸收的重要场所，对水、营养物质和部分无机盐有重吸收作用。

（2）细段：细段管径是肾小管三部中最小的部分，由单层扁平上皮围成。

（3）远端小管：连接于细段和集合管之间，按其行程可分为直部和曲部，两者都由单层立方上皮细胞构成。①远端小管直部：近侧端与细段相续，远侧端与曲部相连，其管壁上皮的结构与近端小管直部相似。由近端小管直部、细段和远端小管直部共同构成的 U 形结构称肾单位袢（髓襻）。肾单位袢的主要功能是减缓原尿在肾小管内的流速，吸收原尿中的水分和部分无机盐。②远端小管曲部（远曲小管）：远端小管的曲部比近端小管的曲部短，盘曲于肾小体的附近，管壁上皮细胞的游离面，微绒毛短而少。其功能是重吸收水、钠和排出钾等。

（二）集合小管

集合小管续接远端小管曲部，自肾皮质行向肾髓质，当到达髓质深部后，先后与其他集合小管汇合，最后形成管径较粗的乳头管，开口于肾乳头。其管壁的上皮细胞由单层立方上皮逐渐变为单层柱状上皮。集合小管有重吸收原尿中的水和无机盐的功能。

（三）球旁复合体

球旁复合体由球旁细胞、致密斑和球内系膜细胞组成。①球旁细胞：它是入球微动脉接近血管球处，由入球微动脉管壁的平滑肌变形而成。细胞呈立方形或多边形，细胞核呈圆形。球旁细胞能分泌肾素。肾素在血液内经过复杂的生化反应后，能使血压升高。某些肾病伴有高血压，与肾素分泌有关。②致密斑：位于远曲小管与球旁细胞连接处，是远曲小管管壁上皮细胞变形所形成的椭圆形结构。此处细胞变高变窄，排列紧密，细胞核多位于细胞的顶部。它有调节球旁细胞分泌肾素的作用。③ 球外系膜细胞：位于球旁复合体的中心，并与球旁细胞、球内系膜细胞之间有缝隙连接。

（四）肾间质

肾间质中有一种特殊的细胞，能分泌前列腺素，使血管舒张、血压降低、加快重吸收的转运，从而促进尿液的浓缩。此外，肾小管周围的内皮细胞能产生红细胞生成素，刺激骨髓中红细胞生成。肾病晚期，红细胞生成素显著减少，因而出现肾性贫血。

第二节　输尿管道

一、输尿管

输尿管（ureter）为一对细长的肌性管道，长 25 ~ 30cm，直径 0.5 ~ 0.7cm。输尿管上端与肾盂相续，在腹膜后方，沿腰大肌的前面下行。于小骨盆上口处跨越髂总动脉分叉处的前方入盆腔至膀胱底的外上角，斜穿膀胱壁，开口于膀胱。输尿管全长粗细不均，一般有三处较明显的狭窄：输尿管起始处；跨越小骨盆上口处；斜穿膀胱壁处。当尿路结石下降时，易嵌顿于狭窄处，引起剧烈绞痛。

二、膀胱

膀胱（urinary blagger）是一个肌性囊状的贮尿器官，其形状、大小、位置及壁的厚度均随尿液的充盈程度、年龄、性别不同而异。正常成人膀胱的容量一般为 300 ~ 500ml，最大容量可达 800ml。新生儿膀胱的容量约为 50ml。老年人由于膀胱肌的紧张力降低，容量增大。女性膀胱较男性较小。

（一）形态和位置

1. 形态

膀胱充盈时，略呈卵圆形，膀胱空虚时呈三棱锥形，可分为尖、体、底、颈四部。其尖朝向前上方，称膀胱尖；底近似三角形，朝向后下方，称膀胱底；膀胱底与膀胱尖之间的部分称为膀胱体；膀胱的最下部称膀胱颈。颈的下端有尿道内口与尿道相接（图 6 - 9）。

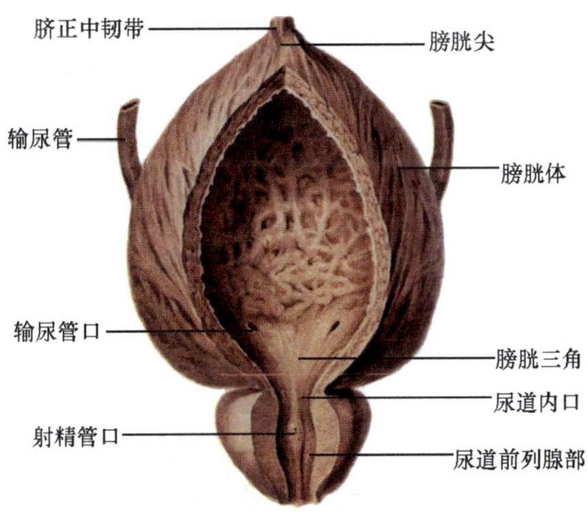

图 6 - 9　膀胱

2. 位置

成人的膀胱位于骨盆的前部，耻骨联合的后方。膀胱空虚时，其尖一般不超过耻骨联合上缘；充盈时，膀胱尖上升至耻骨联合以上，这时由于腹前壁返折向膀胱的腹膜也随之上移，使膀胱的前下壁直接与腹前壁相贴。因此当膀胱充盈时，在耻骨联合上缘进行膀胱穿刺，穿刺针可不经腹膜腔直接进入膀胱，以免损伤腹膜。新生儿的膀胱位置比成人的高，大部分位于腹腔内。随着年龄的增长和盆腔的发育逐渐入盆腔，至青春期达到成人位置。老年人因盆底肌肉松弛，膀胱位置则更低些。

（二）膀胱壁的结构

膀胱壁的结构分三层，由内向外依次为黏膜、肌层和外膜。**黏膜**的上皮是变移上皮，空虚时黏膜由于肌层的收缩而形成许多皱襞。当膀胱充盈时皱襞则消失。膀胱底的内面，位于两输尿管口与尿道内口之间的三角形区域，黏膜光滑无皱襞，称**膀胱三角**（trigone of bladder）。由于此区缺少黏膜下层，黏膜与肌层紧密相连，无论膀胱处于空虚或充盈时，黏膜均保持平滑状态，永不形成皱襞，是肿瘤好发部位。两输尿管口之间的横行皱襞，称输尿管间襞，呈苍白色。膀胱镜检时，是寻找输尿管口的标志。**肌层**由平滑肌构成，可分为内纵、中环、外纵，这三层肌束相互交错，共同构成逼尿肌。通常认为在尿道内口处，还有环形的膀胱括约肌。**外膜**在膀胱的前下部为纤维膜，其他部分为浆膜。

（三）毗邻

膀胱底在男性与精囊腺、输精管末端和直肠相邻，在女性则与子宫颈和阴道相邻。男性的膀胱颈与前列腺相连，女性的膀胱颈直接与尿生殖膈相邻。

三、尿道

男性尿道除有排尿功能外，兼有排精功能（见男性生殖系统）。

女性尿道短、宽而直（图 6－10）。易于扩张，长 3～5cm，仅有排尿功能。起于膀胱的尿道内口，经耻骨联合与阴道之间下行，穿过尿生殖膈以尿道外口开口于阴道前庭。穿过尿生殖膈时，周围有尿道阴道括约肌环绕，可控制排尿。由于女性尿道短、宽而直，故易引起逆行尿路感染。

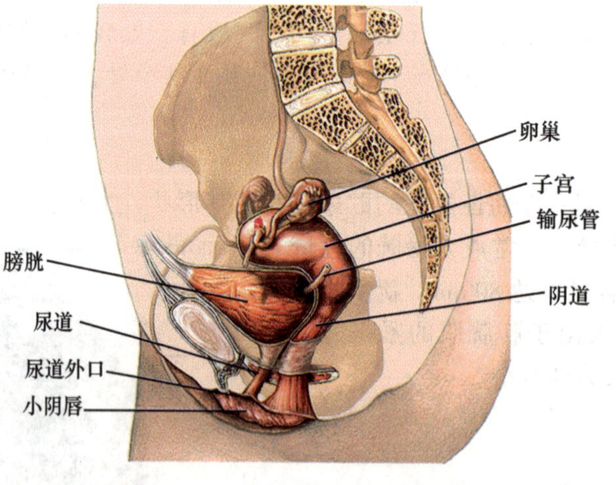

图 6－10　女性泌尿生殖器模式图

专业知识拓展

尿路结石是肾结石、输尿管结石、膀胱结石和尿道结石的总称，其中肾和输尿管结石称上尿路结石，膀胱和尿道结石称下尿路结石。尿路结石是常见的泌尿外科疾病。

专业知识拓展

临床上取耻骨联合上方2cm处行膀胱穿刺术，可避免伤及腹膜。此处的解剖特点是膀胱为间位器官，在充盈时，膀胱高于耻骨联合以上，膀胱上面的腹膜也随之上移，因此前壁无腹膜。

本章小结

泌尿系统由肾、输尿管、膀胱及尿道组成。**肾**是人体重要的排泄器官，为实质性器官，位于腹腔的后上部，有三层被膜。**肾单位**由球形的肾小体和细长而弯曲的肾小管组成，是肾的结构和功能的基本单位。**输尿管**为一对细长的肌性管道。**膀胱**是一个肌性囊状的贮尿器官。

复习思考题

考试系统

1. 简述肾单位的结构和功能。
2. 请解释肾区、滤过膜、球旁细胞、膀胱三角。
3. 请结合肾的组织结构用箭头表示尿生成及排出过程。

第七章　生殖系统

思维导图

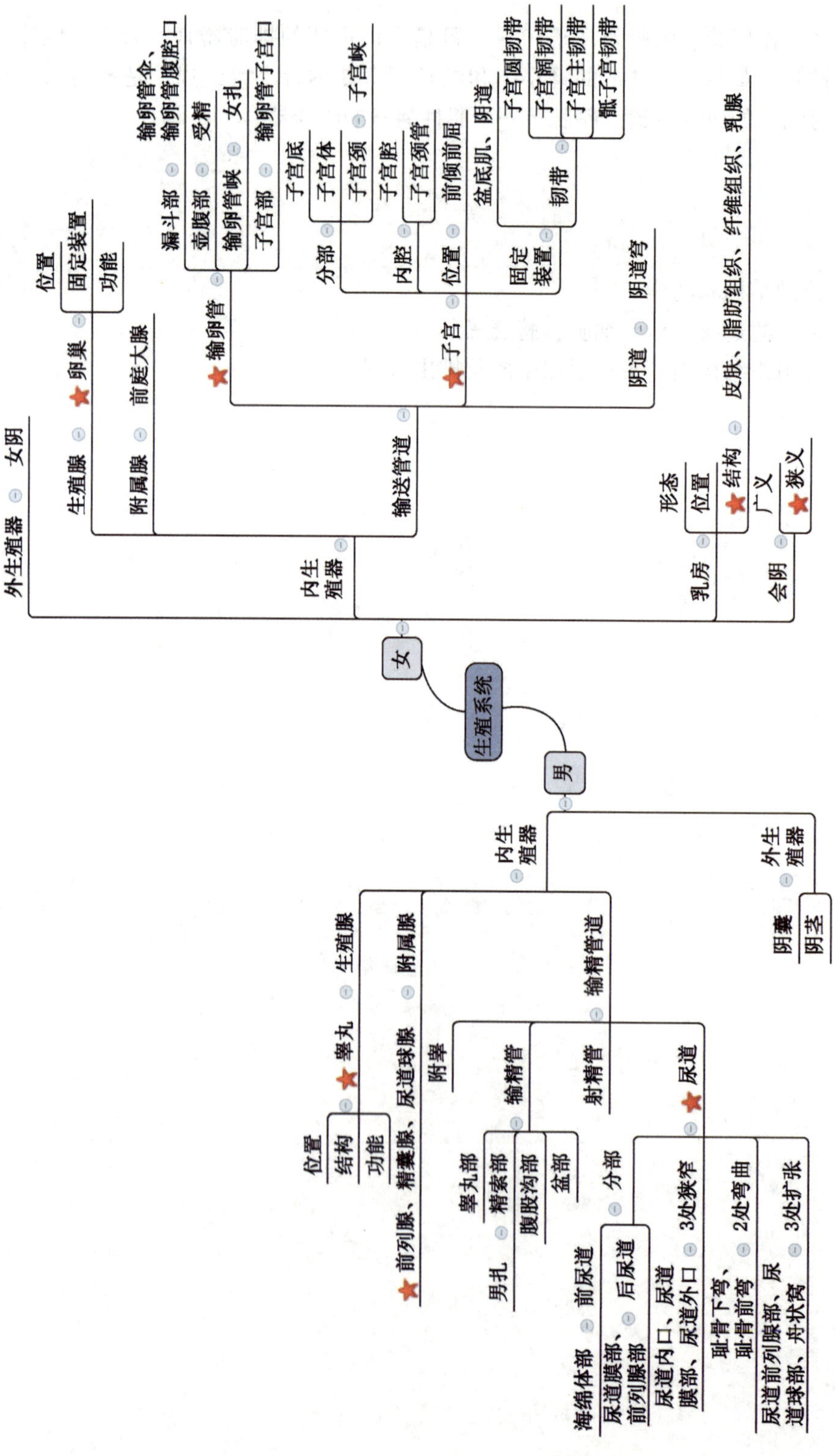

学习目标

1. 熟悉生殖系统的组成和功能。
2. 熟悉男性生殖器的组成；了解睾丸的位置、形态和组织结构；了解附睾、输精管、射精管；了解附属腺、外生殖器；熟悉前列腺的位置；了解精液的组成及其排出途径；掌握男性尿道的长度、分部、三狭窄、两弯曲。
3. 掌握女性生殖器的组成；了解卵巢的形态、位置和组织结构；了解输卵管的位置、形态、分部；掌握子宫的形态、分部、位置；了解子宫的固定装置、阴道的位置、形态、阴道后穹；了解女性外生殖器。
4. 了解乳房的位置、形态、组织结构；了解会阴、狭义会阴。

生殖系统包括男性生殖系统与女性生殖系统，其主要功能是产生生殖细胞，繁殖后代，延续种族，形成并维持第二性征。生殖系统都可分为内生殖器和外生殖器两部分。内生殖器多位于盆腔内，包括生殖腺，生殖管道及附属腺体；外生殖器露于体表，主要为两性的交接器官。

第一节　男性生殖系统

男性内生殖器包括生殖腺（睾丸）；输精管道（附睾、输精管、射精管及部分尿道）；附属腺体（精囊腺、前列腺和尿道球腺）。外生殖器包括阴茎和阴囊（图 7－1）。

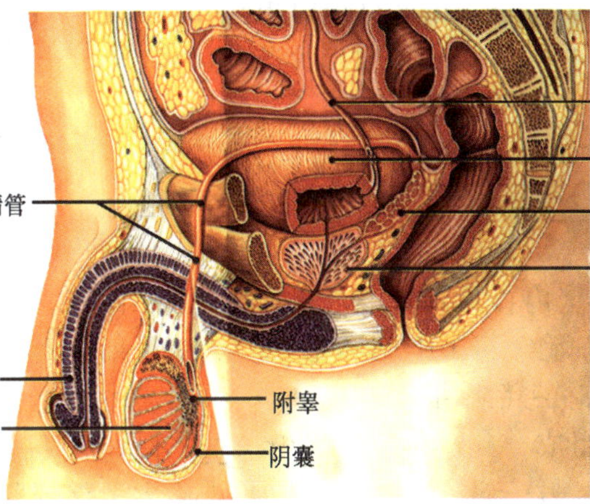

图 7－1　男性生殖系统概观

一、内生殖器

（一）睾丸

1. 位置与形态

睾丸（testis）位于阴囊内，左右各一，呈微扁的椭圆体，表面光滑，前缘游离，后缘有附睾和输精管道起始段（图 7－2）。

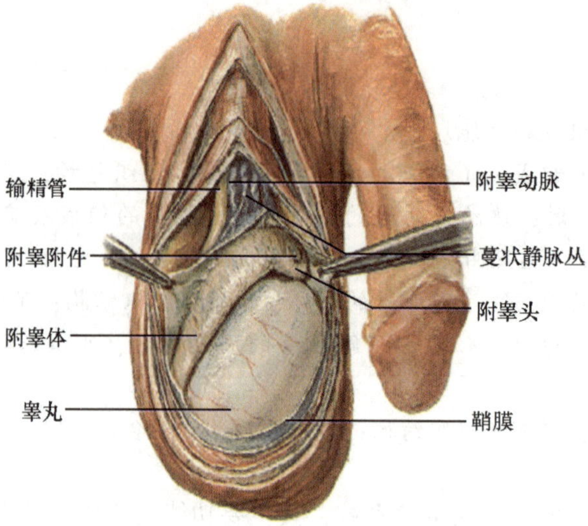

图 7－2　睾丸及附睾

2. 睾丸组织结构

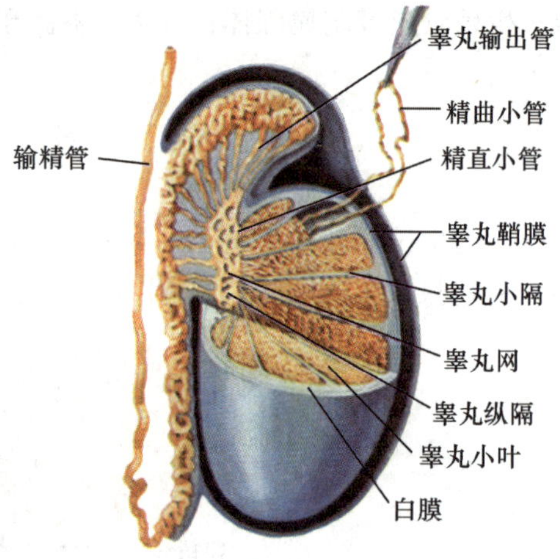

图 7－3　睾丸和附睾的结构模式图

睾丸表面覆盖有一层浆膜，浆膜下有一层致密结缔组织为**白膜**。白膜在睾丸后缘增厚，形成**睾丸纵隔**。纵隔向睾丸实质伸入，将睾丸实质分隔成许多个睾丸小叶，每个小叶内含有 1－4 条精曲小管，为产生精子的部位，又称生精小管。生精小管之间的结缔组织称为睾丸间质。生精小管在近睾丸纵隔处移行为精直小管，进入睾丸纵隔内相互吻合成睾丸网。从睾丸网上发出 12～15 条睾丸输出管进入附睾头（图 7－3）。

（1）生精小管

是产生精子的部位，管壁为特殊的生精上皮，上皮由生精细胞和支持细胞构成。

1）**生精细胞**　生精小管管壁内可见不同发育阶段的生精细胞，从基底至腔面依次为：精原细胞、初级精母细胞、次级精母细胞、精子细胞和精子。从精原细胞到精子形成的过程，称为精子的发生。人类精子发生约需 60 天。①精原细胞　是最幼稚的生精细胞，紧靠基膜排列，青春期以前生精小管上皮仅由一层精原细胞组成，自青春期开始，在垂体促性腺激素作用下，精原细胞不断分裂增生，一部分作为干细胞存在，另一部分经多次分裂形成初级精母细胞，离开基膜向腔面移动。②初级精母细胞　位于精原细胞的内面。体积较大，核多呈分裂状，经过第一次成熟分裂后形成两个次级精母细胞。③次级精母细胞　位于初级精母细胞内面，数量多。体积较小，核圆染色深，经过第二次成熟分裂形成两个精子细胞。④精子细胞（spermatid）位置近腔面，体积小而圆，胞核染色深。精子细胞不再分裂，经过复杂形态变化发育成为精子。⑤精子　为一种形态特殊的细胞，形似蝌蚪形，位于腔面，嵌附于支持细胞顶部，长约 60μm，分为头部和尾部。头部主要是高度浓缩的细胞核，核前大部分覆盖有顶体，内含多种水解酶，这些酶的释放在受精中起重要作用。精子尾细长，可摆动，是精子的运动器官（图 7－4）。

2）**支持细胞**　呈长锥形，基底附于基膜上，顶部伸向管腔，支持细胞表面嵌有各级生精细胞。对生精细胞起支持、营养作用，并吞噬精子形成过程中脱落的细胞质。

（2）睾丸间质

为生精小管间富含血管和淋巴管的疏松结缔组织，其内有一种具有内分泌功能的**间质细胞**。间质细胞能分泌雄性激素，雄性激素可促进精子发生，促进男性生殖器的发育及维持男性第二性征，维持正常的性功能。

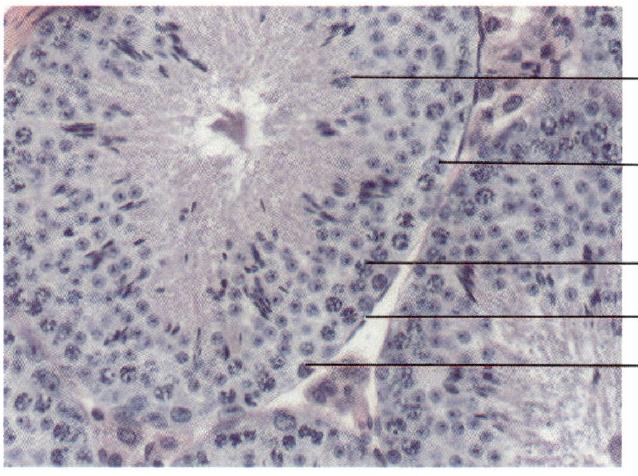

图 7 – 4　生精小管

（二）生殖管道

1. 附睾

呈新月形，位于阴囊内，附于睾丸的后缘。上端膨大称附睾头，中部为附睾体，下端为附睾尾（图 7 – 2、3）。附睾尾转向后上移行为输精管。

附睾头由睾丸输出管蟠曲而成，睾丸输出管最后汇集成一条附睾管，构成附睾体和尾。附睾可贮存精子，其分泌物具有营养精子，促进成熟的作用。附睾是结核的好发部，在病变部位往往出现硬结。

2. 输精管和射精管

输精管（ductus deferens）是附睾管的直接延续，长约 50cm，管径约 3mm，管壁较厚，活体触摸时呈坚实的圆索状（图 7 – 1）。按其行程可分为 4 部分：①睾丸部，最短，起自附睾尾，沿睾丸后缘上行至睾丸上端移行为精索部；②精索部，为睾丸上端至腹股沟管皮下环之间的一段，该段位于皮下，位置表浅，为输精管结扎的理想部位；③腹股沟部，位于腹股沟管内，疝修补术时，勿伤及输精管；④盆部，由腹环出腹股沟管后进入盆腔，弯向内下，沿盆侧壁行向后下，经输尿管末端前方转至膀胱底的后面，在此两侧输精管逐渐靠近并扩大成输精管壶腹，此段最长。

输精管壶腹的末端变细，与精囊腺的排泄管汇合成射精管（ejaculatory duct）。射精管长约 2cm，向前下穿前列腺实质，开口于尿道的前列腺部。

精索是位于睾丸上端至腹股沟管深环之间一对柔软的圆索状结构，主要由输精管、睾丸动脉、蔓状静脉丛及包被在表面的精索内筋膜、提睾肌和精索外筋膜等所构成（图 7 – 2）。

（三）附属腺体

1. 精囊腺

位于膀胱底输精管的外侧。是一对椭圆形的囊状器官，其排泄管与输精管末端汇合成射精管（图 7 – 1）。精囊腺的分泌物参与组成精液。

2. 前列腺

为一不成对的实质性器官，位于膀胱颈与尿生殖膈之间，包绕尿道起始部（图 7 – 4）。外形呈前后扁的栗子形，上端宽大为底，下端尖细为尖，中间为体。体的后面平坦与直肠相邻，正中线上有纵行的**前列腺沟**。临床肛门指检时可触及，前列腺肥大时此沟变浅或消失。前列腺的分泌物借排泄管开口于尿道前列腺部，参与精液的组成。

小儿前列腺甚小，性成熟期腺体发育迅速，老年人腺组织逐渐萎缩，体积缩小。若老年人腺内结缔组织增生，则形成病理性的前列腺肥大，常压迫尿道，引起排尿困难。

3. 尿道球腺

位于尿生殖膈内的一对豌豆状的腺体（图7-5）。其导管开口于尿道球部，分泌物参与组成精液。

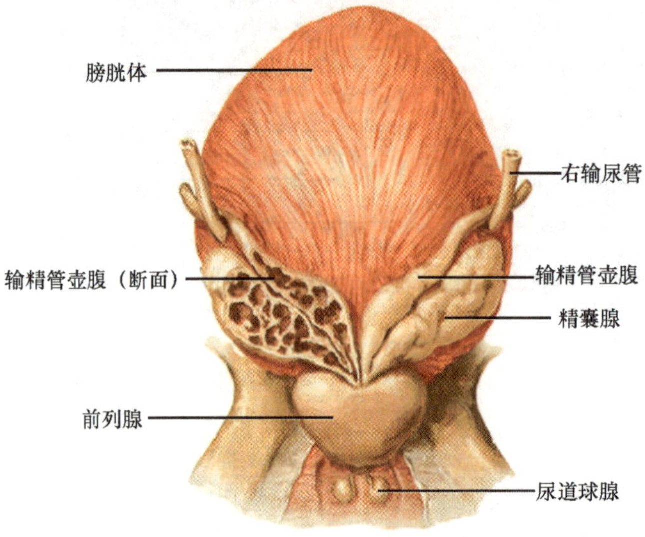

图7-5　前列腺的位置

专业知识拓展

> 精液由精子和精浆组成，其中精子占5%左右，其余为精浆。它除了含有水、果糖、蛋白质和脂肪外，还含有多种酶类和无机盐。精子由睾丸产生。精浆由前列腺、精囊腺和尿道球腺分泌产生。精浆里含有果糖和蛋白质，是精子的营养物质。另外，精浆中还含有前列腺素和一些酶类物质。正常的精液呈乳白色、淡黄色或者无色。每毫升精液中的精子数一般在6千万至2亿个。有活动能力的精子占总数的60%以上，畸形精子占总数的10%以下。在室温下精子活动力持续3~4小时。

二、外生殖器

（一）阴囊

阴囊为一皮肤囊袋，位于阴茎根部后下方。阴囊壁主要由皮肤和肉膜组成，是腹壁皮肤和浅筋膜的延续。阴囊皮肤薄而柔软，色素沉着明显，颜色深。**肉膜**为阴囊的浅筋膜，内含散在平滑肌，可随外界温度的变化反射性地收缩和舒张，调节阴囊内的温度，以适应精子的生存和发育。肉膜在正中线向深面发出阴囊中隔，将阴囊分为左右两腔，内有睾丸、附睾和输精管的起始部。（图7-2）

（二）阴茎

阴茎（penis）是男性性交器官。分阴茎根、阴茎体和阴茎头三部分，头的尖端有矢状位的尿道外口（图7-6）。阴茎由两个阴茎海绵体和一个尿道海绵体构成。**阴茎海绵体**位于背侧，呈两端尖的圆柱状，两个海绵体紧密相接。**尿道海绵体**位于阴茎海绵体腹侧，内有尿道通过。

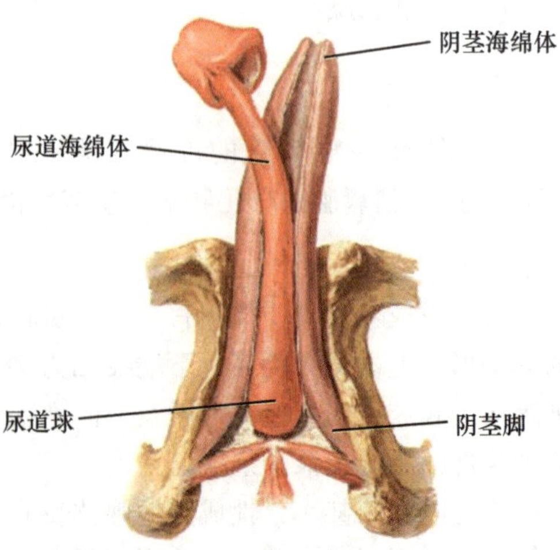

图7-6　阴茎的外形与结构

阴茎皮肤薄而柔软，富于伸展性，至阴茎颈游离向前，形成双层皮肤皱襞，包绕阴茎头，称**阴茎包皮**。包皮与阴茎头之间的环形裂隙为**包皮腔**。在尿道外口下方与包皮间的双层皮肤皱襞称**包皮系带**，作包皮环切术时，注意勿伤及此系带。

幼儿包皮长，包绕整个阴茎头，随年龄增长，包皮逐渐退缩，若成年后仍包皮阴茎头不能退缩，称为包皮过长或包茎。包皮腔内易存积污垢，可引起包皮炎，也可刺激诱发阴茎癌。

三、男性尿道

男性尿道（male urethra）除有排尿作用外还兼有排精的功能，起自膀胱颈的尿道内口，穿前列腺、尿生殖膈、尿道海绵体，终于阴茎头的尿道外口（图 7－7）。成年人长约 16－22cm，管径 7－9mm，根据走行分为三部：前列腺部为尿道穿前列腺的部分；膜部为尿道穿尿生殖膈的部分；海绵体部为尿道纵穿尿道海绵体的部分。

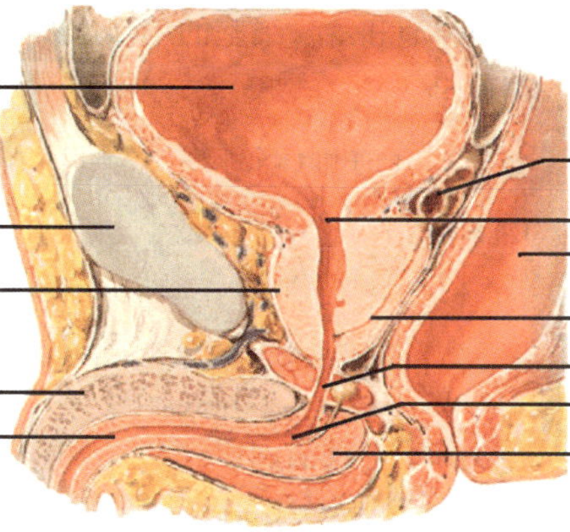

图 7－7　男性盆腔正中矢状切面

临床上把尿道海绵体部称为前尿道，膜部和前列腺部称为后尿道。

男性尿道全程粗细不等，有三个狭窄、三个扩大和两个弯曲。三个狭窄分别位于尿道内口、尿道膜部和尿道外口，以尿道外口最狭窄。尿道结石常嵌顿在狭窄的部位。三个扩大分别位于尿道前列腺部、尿道球部和舟状窝。两个弯曲分别为耻骨下弯和耻骨前弯。耻骨下弯凸向后下，位于耻骨联合的下方，位置恒定。耻骨前弯凸向前上，位于耻骨联合的前下方，当向上提起阴茎时，此弯曲变直而消失，临床上做导尿或膀胱镜检查时，应注意其解剖特点。

第二节　女性生殖器

女性内生殖器包括生殖腺（卵巢）；生殖管道（输卵管、子宫和阴道）；附属腺体（前庭大腺）。输卵管输送卵子，也是受精的部位；子宫为孕育胎儿的器官；阴道为胎儿娩出的产道。外生殖器即女外阴（图 7－8）。

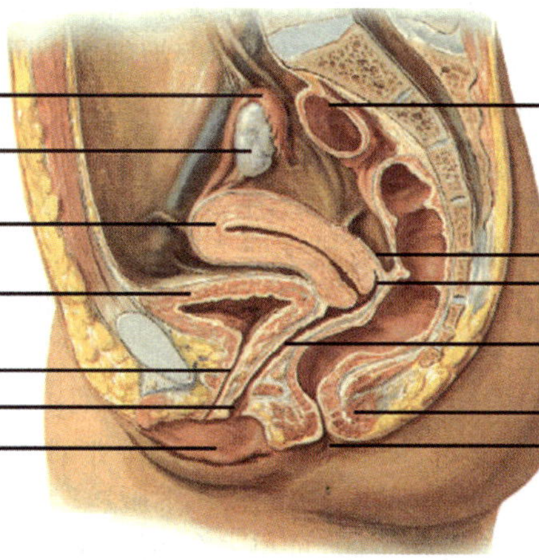

图 7－8　女性盆腔正中矢状切面

一、内生殖器

（一）卵巢

1. 位置与形态

卵巢（ovary）是成对的实质性器官，位于盆腔侧壁髂总动脉分叉处（见图7－8）。卵巢呈扁的椭圆体。卵巢大小随年龄而异。幼儿期卵巢较小，表面光滑，性成熟期卵巢最大，以后由于多次排卵，表面瘢痕形成，变得凹凸不平；35～40岁时开始缩小，45～50岁以后逐渐萎缩，随后月经停止。

2. 卵巢的组织结构

卵巢表面覆盖单层扁平或立方上皮。上皮深面有致密结缔组织构成的白膜。卵巢的实质分为皮质和髓质。皮质位于周围，由不同发育阶段的卵泡和富含细胞的结缔组织组成；髓质位于中央，由富含血管，神经和淋巴管的疏松结缔组织构成（图7－9）。

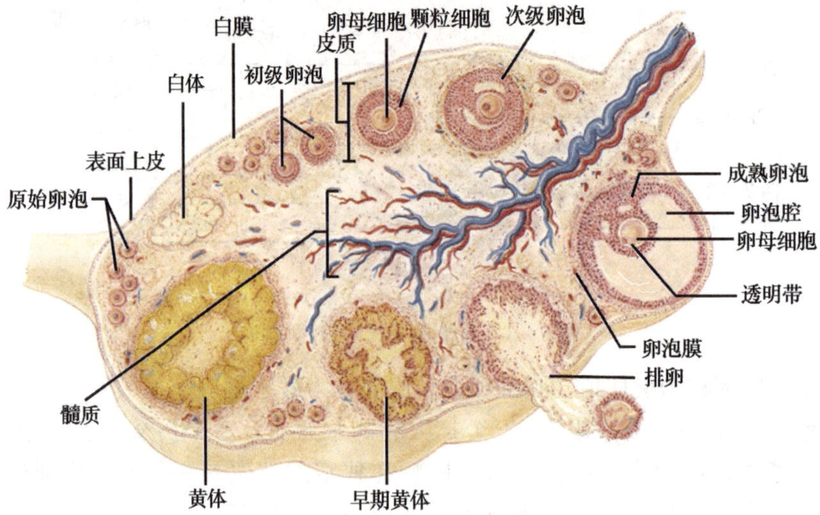

图7－9　卵巢结构模式图

（1）卵泡的发育：出生时两侧卵巢约有40万个原始卵泡，到青春期开始时约有4万个，大量卵泡退化。在生育期，每月约有15～20个原始卵泡生长发育，通常仅有一个卵泡发育成熟，排出一个卵细胞，其余卵泡均在不同发育阶段退化，形成**闭锁卵泡**。卵泡发育是个连续的过程，一般分为原始卵泡、初级卵泡、次级卵泡和成熟卵泡。

1）原始卵泡：由一个初级卵母细胞和周围一层扁平的卵泡细胞构成，位于皮质的浅层。

2）初级卵泡：由初级卵母细胞及周围的单层或多层卵泡细胞组成。当原始卵泡开始生长时，扁平的卵泡细胞变为立方形，迅速增生由单层变为多层。初级卵母细胞增大，在初级卵母细胞和卵泡细胞间出现一层含糖蛋白的嗜酸性膜，称**透明带**，由初级卵母细胞和卵泡细胞共同分泌形成，有利于初级卵母细胞从卵泡细胞中获取营养。卵泡周围的结缔组织形成卵泡膜。

3）次级卵泡：卵泡细胞增多至十余层时，卵泡细胞之间逐渐出现一些腔隙，继而融合成一个较大的卵泡腔，腔内充满卵泡液。随着卵泡腔的扩大，卵母细胞及周围卵泡细胞呈丘状突向卵泡腔，称卵丘。紧靠透明带的一层卵泡细胞增大变为柱状，呈放射状排列，称**放射冠**，沿卵泡膜排列的称为粒层。卵泡膜增厚分为内、外两层，内层细胞多，含有丰富的毛细血管；外层纤维多，细胞血管少。初级卵泡和次级卵泡合称为生长卵泡。

4）成熟卵泡：原始卵泡一般经过10～14天发育成熟。此期卵泡细胞不再分裂增多，由于卵泡液激增，卵泡体积显著增大，直径可达1cm，并向卵巢表面隆起。在排卵前36～48小时，初级卵母细胞完成第一次成熟分裂，形成一个大的次级卵母细胞和一个小的极体细胞。

（2）排卵：随着卵泡液剧增，卵泡体积增大，突向卵巢表面部分的卵泡壁、白膜及上皮逐渐变薄，因局部缺血最终破裂，次级卵母细胞与透明带、放射冠和卵泡液一起从卵巢排出，这一过程称排卵。生育期每28天排一次卵。排卵发生于月经周期的第12～16天。每次排出一个次级卵母细胞，排出2个或2个以上的少见。

（3）黄体的形成和退化：排卵后，卵泡壁粒层和卵泡膜向卵泡腔内陷入，在垂体黄体生成素的作用下，增大并分化成暂时性的富含血管的内分泌细胞团，新鲜时呈黄色，称**黄体**。黄体可分泌孕酮及少量的雌激素。孕酮有促进子宫内膜增生、子宫腺分泌、乳腺发育和抑制子宫平滑肌收缩等作用；雌激素可促进女性生殖器的发育，维持女性第二性征和正常的性功能，并能促进子宫内膜增生。

黄体的大小和维持时间的长短取决于排出的卵是否受精。若卵细胞未受精，则黄体小，维持14天即退化，称**月经黄体**。若卵细胞受精，并妊娠，黄体继续发育增大，维持5～6个月，称**妊娠黄体**。两种黄体退化后均被结缔组织所取代，称为**白体**。

（二）输卵管

输卵管为一对弯长的喇叭形肌性管道，是输送卵子和受精的部位（图7－10）。

输卵管位于子宫阔韧带上缘内，全长10～12cm，外侧端开口于腹膜腔，称**输卵管腹腔口**；内侧端开口于子宫腔，称**输卵管子宫口**。输卵管由外向内分为四部：①**输卵管漏斗部**，是外侧端扩大部分，呈漏斗状，游离缘有许多指状突起，称输卵管伞，覆盖于卵巢表面，是手术中识别输卵管的标志。漏斗底有输卵管腹腔口。②**输卵管壶腹部**，管径粗而弯曲，约占输卵管全长的2/3，是卵细胞受精的部位。③**输卵管峡部**，细而短，内接子宫壁，是输卵管结扎的部位。④**输卵管子宫部**，位于子宫壁内，开口于子宫腔。卵巢和输卵管合称为子宫附件。

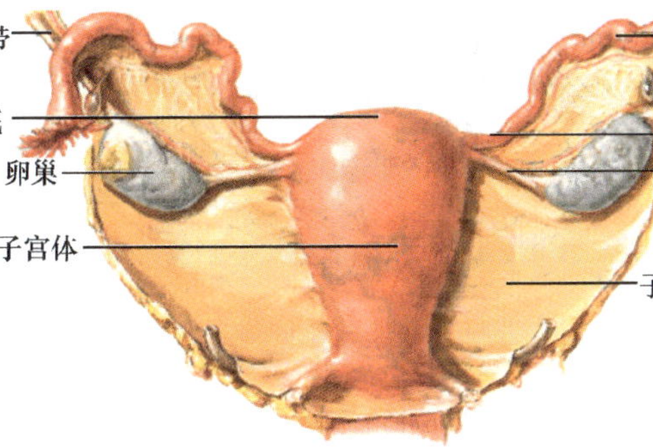

图7－10 女性内生殖器

（三）子宫

子宫（uterus）为一壁厚腔小的肌性器官，是孕育胎儿的场所。

1. 子宫的形态

子宫呈前后扁的倒置梨形，成年妇女长7～8cm，宽4～5cm。多次分娩后形态增大。子宫可分为三部（图7－10）。两输卵管上方圆凸的部分为**子宫底**。下端狭窄的部分为**子宫颈**。子宫颈下端伸入阴道内，称**子宫颈阴道部**，为宫颈癌和宫颈炎症的好发部位；在阴道以上的部分称**子宫颈阴道上部**。子宫颈与底之间的大部分称**子宫体**。在子宫体与子宫颈交界处较狭细，称**子宫峡**。在非妊娠期间，此部长度约1cm，在妊娠期间，子宫峡逐渐伸展变长，形成子宫下段，到妊娠末期此部可延长至7－11cm，峡壁变薄，产科常在此进行剖宫术，可避免减少感染机会。

子宫内腔较狭窄，分为上下两部。上部在子宫底和体内，称**子宫腔**，略呈前后扁的三角形裂隙，底向上，两端有输卵管的子宫口，尖向下通子宫颈管；下部在子宫颈内称**子宫颈管**，呈梭形，上口通子宫腔，下口通阴道称**子宫口**，未产妇子宫口为椭圆形，边缘光滑整齐，分娩后变为横裂状。

2. 子宫的位置

子宫位于小骨盆腔的中央，膀胱和直肠之间（图7－8），下端接阴道，两侧连有输卵管和子宫阔韧带。子宫的正常位置为轻度前倾和前屈。**前倾**指子宫与阴道间形成向前开放的钝角；前屈指子宫体与子宫颈之间向前的弯曲。当人体直立时，子宫底伏于膀胱上，子宫体几乎与地面平面平行。子宫有较大活动度，子宫和膀胱的充盈程度可影响子宫的位置。子宫位置异常常可导致女性不孕，如后倾后屈位的子宫。

3. 子宫的固定装置

子宫的正常位置主要由下列四对韧带维持（图7－11）。

（1）子宫阔韧带：为连于子宫两侧的双层腹膜皱襞，呈冠状位。内侧缘移行为子宫前后的腹膜；外侧缘移行为盆侧壁和盆底的腹膜；上缘游离，包裹输卵管。阔韧带可限制子宫向两侧移动。

（2）子宫圆韧带：由平滑肌和结缔组织构成，呈圆索状，起于输卵管和子宫移行部的稍下方，在子宫阔韧带两层之间向前外侧走行，通过腹股沟管止于大阴唇皮下组织。是维持子宫前倾的主要结构。

（3）子宫主韧带：由子宫阔韧带下部两层间的结缔组织和平滑肌构成，自子宫颈连于盆腔侧壁，其作用是维持子宫正常位置和防止子宫向下脱垂。

（4）骶子宫韧带：由平滑肌和结缔组织构成，起自子宫颈后面，向后绕过直肠，止于骶骨的前面。该韧带牵拉子宫颈向后上，主要维持子宫的前屈位。

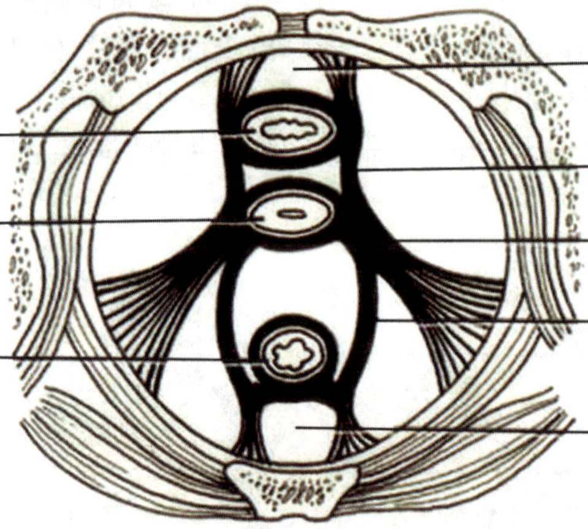

图7－11　子宫的韧带

子宫正常位置的维持，除上述韧带外，盆底和周围结缔组织也起很大作用，若固定装置薄弱或损伤，可致子宫位置异常或引起不同程度的子宫脱垂，严重者子宫可脱至阴道口以外。

4. 子宫壁的微细结构

子宫壁由内膜、肌层和外膜组成（图7－12）。

（1）内膜　由单层柱状上皮和固有层组成。上皮向固有层内凹陷形成**子宫腺**。固有层的细胞具有较强的增生、分化能力，动脉弯曲成螺旋状，称**螺旋动脉**。子宫内膜可分为浅、深两层。浅层称为**功能层**，自青春开始，受卵巢激素的影响出现周期性变化，即每隔28天发生一次增生、肥厚、剥脱与出血，称为**月经周期**；妊娠时，此层增厚，是胚泡植入和发育的部位。深层称**基底层**，不发生周期性变化，具有增生和修复功能层的能力。

（2）肌层　很厚，由分层排列的平滑肌组成，含有丰富的血管。妊娠时肌细胞肥大，数量增多；分娩后逐渐变小，数量减少。

（3）外膜 大部分为浆膜，少部分为纤维膜。

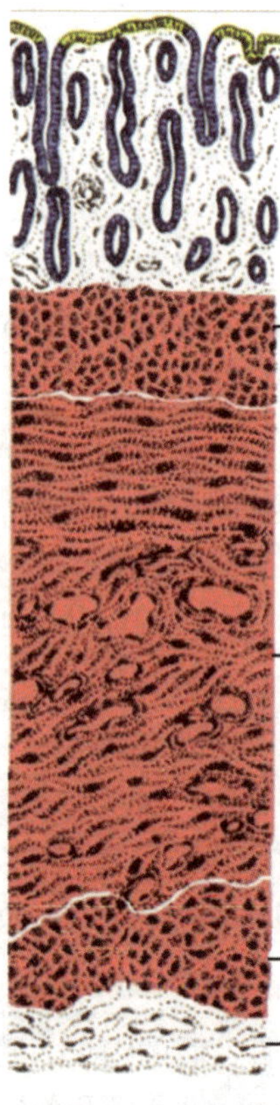

图7－12　子宫壁光镜结构

5. 子宫内膜周期性变化与卵巢周期的关系

每1次月经周期中，子宫内膜的结构变化一般分为三期（图7－13）。

1）月经期：月经周期的1～4天。此时卵巢内月经黄体的退化，雌激素和孕酮的急剧减少，使子宫内膜中的螺旋动脉痉挛性收缩，造成子宫内膜功能层缺血坏死。随后螺旋动脉出现短暂扩张，血液从坏死血管流出，与坏死脱落的子宫内膜一起经阴道排出，形成月经。一般历时3～5天，出血量50～100ml。月经期内子宫内膜形成创面容易感染，应注意保持外阴部清洁和避免剧烈运动。

2）增生期：月经周期的5～14天。此时卵巢内若干卵泡又开始生长发育，雌激素的分泌量逐渐增多，子宫内膜基底层的细胞又开始分裂增生，使子宫内膜修复并逐渐增厚至1～3mm；子宫腺和螺旋动脉随子宫内膜增厚而增长并出现弯曲；固有层内细胞增多。卵巢内卵泡成熟和排卵，子宫内膜转入分泌期。

3）分泌期：月经周期的15～28天。此时卵巢已排卵，黄体逐渐形成，在黄体分泌的孕酮（为主）和雌激素的共同作用下，子宫内膜进一步增厚至5～7mm；子宫动脉更长更弯曲，腺腔内充满含有营养物质的分泌物；螺旋动脉迂曲充血，并增长至子宫内膜浅层；固有层内细胞继续增生和液体增多，内膜生理性水肿。若卵子未受精，随黄体退化，孕酮和雌激素的急剧下降，子宫内膜于周期的第28天开始脱落，又转入月经期。

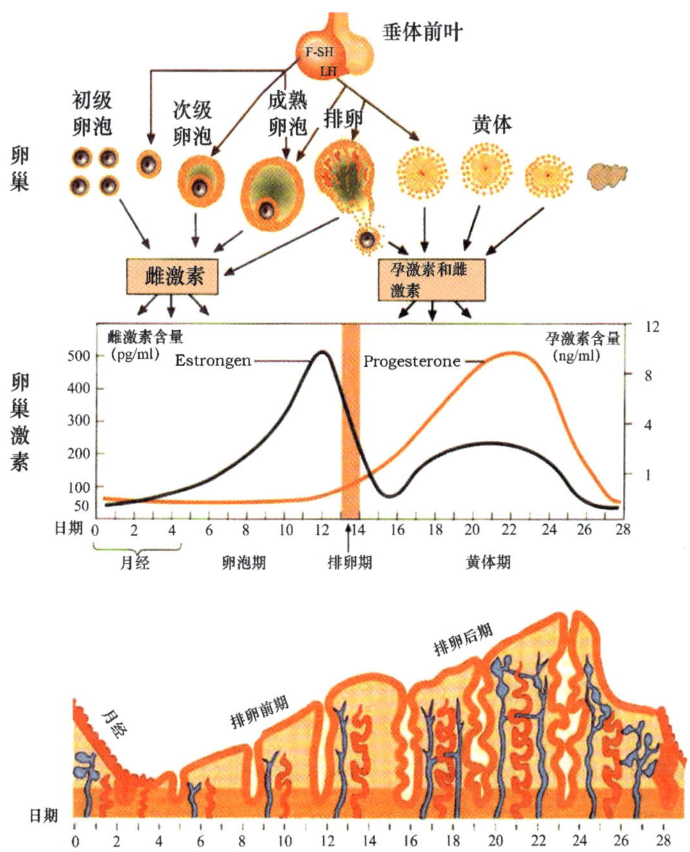

图7-13　子宫内膜的周期性变化

子宫内膜的这种周期性变化，从青春期开始一直到绝经期。

专业知识拓展

青春期身体发育主要表现：生长突增（女孩早期、男孩晚期）；第二性征出现；性功能逐渐成熟。女性：音调细而高，乳房增大，骨盆更加宽大，胸部、肩部、臀部的皮下脂肪更加丰满，构成女性特有的体表外形（还有腋毛、阴毛等）；男性：长胡须，喉结突出，声调低沉，肌肉发达，体毛较多，腋毛和阴毛（生殖器的四周长出的体毛）。青春是缓慢、逐渐地发生，持续数年。在这一期间，人会发生包括思想、感情（心理）上以及身体（生理）上的种种变化。

（四）阴道

阴道（vagina）为连接子宫与外生殖器之间的肌性管道，是女性的性交器官，也是娩出胎儿和排出月经的通道（见图 7－8）。

1. 位置与形态

阴道位于盆腔中央，前面邻膀胱底和尿道，后面邻直肠。阴道上端包绕子宫颈下部，二者间形成环状间隙，称**阴道穹**，分为前、后穹和两侧穹，以后穹最深。后穹与直肠子宫陷凹间仅隔阴道壁和腹膜，当腹膜腔积液时，可在此处穿刺或引流。阴道下部以阴道口开口于阴道前庭。处女的阴道口周围有环形的黏膜皱襞，称**处女膜**，（图 7－14）；若处女膜完整而无孔，称为无孔处女膜，此状况须行手术切开。处女膜破裂后，则留有处女膜痕。

（五）女阴

女阴包括阴阜，大阴唇、小阴唇、阴道前庭、阴蒂和前庭大腺（图 7－14）。

阴阜为耻骨联合前方的皮肤隆起；大、小阴唇是两对纵行的皮肤皱襞；阴蒂位于小阴唇的前方；前庭大腺为女性附属腺，开口于阴道前庭；**阴道前庭**为两侧小阴唇间的裂隙，前部有尿道外口，距阴蒂 2.5cm，后部有阴道口。

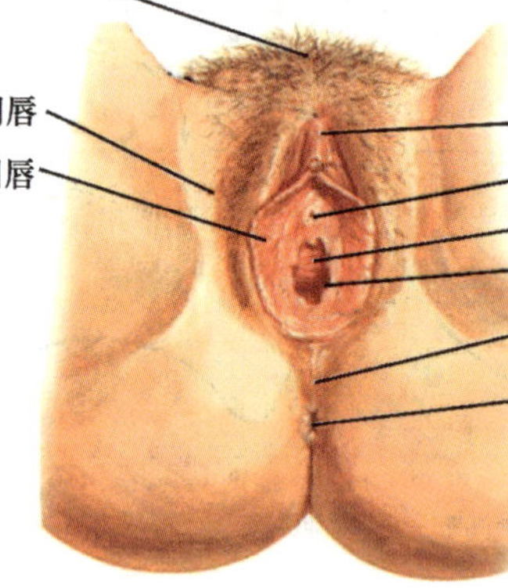

图 7－14　女性外生殖器

附一　乳房

乳房为哺乳动物特有结构，男性乳房不发达，女生乳房为哺乳器官，哺乳期能分泌乳汁（图 7－15）。

乳房位于胸大肌表面，第 3～6 肋之间，内侧位于胸骨旁线，外侧可达腋中线。成年未产妇的乳房呈半球形，中央的突起为**乳头**，平对第 4 肋间隙或第 5 肋。乳头表面有输乳管的开口，乳头周围环状色素沉着区，称**乳晕**，深面有**乳晕腺**，其脂质分泌物可润滑乳头及周围皮肤。乳头和乳晕的皮肤薄弱，易损伤，尤其在哺乳期应注意清洁，以防感染。

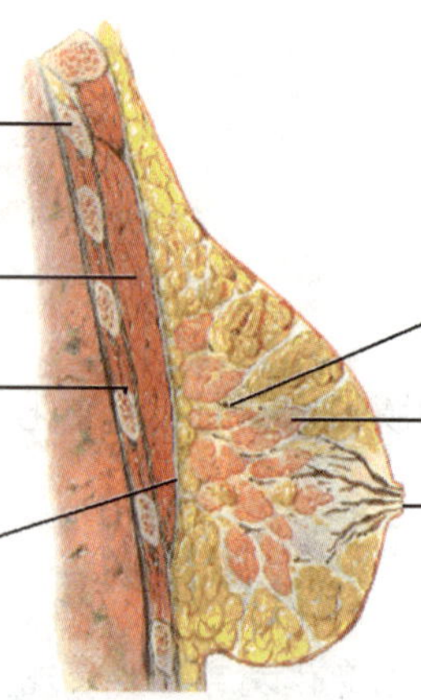

图 7－15　女性乳房

1. 构造

乳房由皮肤、乳腺、脂肪组织和纤维组织构成（图 7－15）。**乳腺**被脂肪组织分隔成 15－20 个乳腺叶，以乳头为中心呈放射状排列。每一乳腺叶借输乳管开口于乳头。胸壁浅筋膜不仅形成乳腺的包囊，而且发出许多小的纤维束，向深面连于胸肌筋膜，在浅层连于皮肤和乳头，称为乳房悬韧带或 Cooper 韧带。当乳腺癌波及此韧带时，纤维组织增生，韧带缩短，牵拉皮肤形成凹陷，致使乳房表面出现许多点状小凹，类似橘皮，临床上称桔皮样变，是乳癌早期常有体征之一。

附二　会阴

会阴有广义和狭义之分。广义会阴是指封闭小骨盆下口所有的软组织结构，其周界与骨盆下口一致，呈菱形；常以两坐骨结节连线为界，将广义会阴分为前后两个三角（图 7－16）：前为**尿生殖三角**，男性有尿道通过，女性有尿道、阴道通过；后为**肛门三角**，有肛管通过。两个三角均被肌和筋膜所封闭，分别形成尿生殖膈和盆膈。

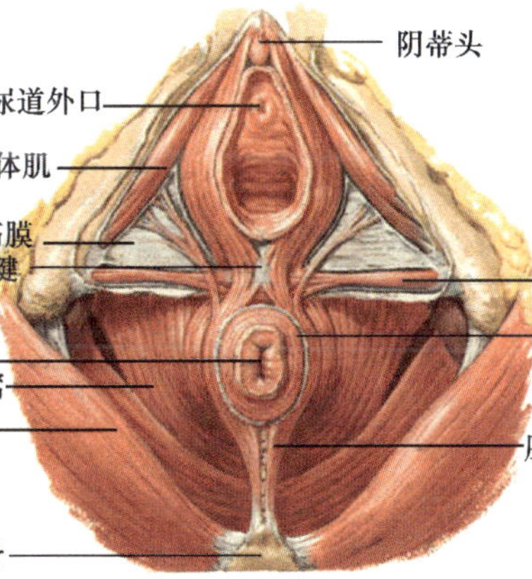

图 7－16　会阴分区

狭义会阴指肛门与外生殖器之间的软组织，又称**产科会阴**。产科会阴在分娩时伸展扩张较大，结构变薄，应注意保护，避免造成会阴撕裂。

本章小结

生殖系统按性别分为男性、女性生殖器官。生殖系统功能是产生生殖细胞，分泌性激素，繁殖后代。在学习男性生殖系统时，应知道其组成、功能。睾丸产生精子并分泌男性激素；附睾作用是输送、贮存精子和促进精子成熟；男性结育手术的常用部位；精索的概念和结构；男性尿道的分部、狭窄和弯曲，在做男性尿道插管时需注意上述的狭窄和弯曲。在学习女性生殖系统时，应知道其组成和功能。卵巢排卵和黄体的形成和退化；女性结育手术的常用部位；子宫的形态、分部、位置和固定装置；子宫内膜周期性变化与卵巢周期性变化的关系。

复习思考题

考试系统

1. 描述男、女性生殖系统的组成。
2. 描述男性尿道的分部、狭窄和弯曲。
3. 描述子宫的形态、分部及位置。

第八章　脉管系统

思维导图

- 脉管系统
  - 心血管系统
    - 概述
      - 组成
        - 心
        - 血管
          - 动脉
          - 毛细血管
          - 静脉
      - 血液循环
        - ★体循环
        - 肺循环
      - 血管的吻合
    - 心
      - 位置
      - 外形
        - ★心尖
        - 心底
        - 两面：胸肋面、膈面
        - 三缘：右缘、左缘、下缘
        - ★四沟：冠状沟、前室间沟、后室间沟、房间沟
      - ★心腔结构
        - 右心房
          - 入口：上腔静脉口、下腔静脉口、冠状窦口
          - 出口：右房室口
          - 卵圆窝
        - 右心室
          - 入口：右房室口：三尖瓣复合体
          - 出口：肺动脉口：肺动脉瓣
        - 左心房
          - 入口：左、右肺上、下静脉口
          - 出口：左房室口
        - 左心室
          - 入口：左房室口：二尖瓣复合体
          - 出口：主动脉口：主动脉瓣
      - 心的构造
        - 心壁的层次：心内膜、心肌层、心外膜
        - 房间隔和室间隔
        - 心纤维性支架
      - ★心传导系
        - 窦房结：正常起搏点
        - 房室结
        - 房室束
        - 浦肯野纤维网
      - 心的血管
        - 动脉：★冠状动脉
        - 静脉：心大静脉、心中静脉、心小静脉
      - 心包
        - 纤维心包
        - 浆膜心包
        - ★心包腔
      - 体表投影
    - 动脉
      - 肺循环的动脉：动脉韧带
      - 体循环的动脉
        - ★主动脉
          - 升主动脉
          - 主动脉弓
          - 降主动脉
            - 胸主动脉
            - 腹主动脉
        - 头颈部：★颈总动脉
          - 颈外动脉
            - 甲状腺上动脉
            - 舌动脉
            - 面动脉
            - 颞浅动脉
            - 上颌动脉
            - 枕动脉
          - 颈内动脉
        - 胸部：胸主动脉
        - ★上肢
          - 锁骨下动脉：椎动脉
          - 腋动脉
          - 肱动脉
          - 桡动脉
          - 尺动脉
          - 掌浅弓
          - 掌深弓
        - 腹部：腹主动脉
          - 壁支
            - 膈下动脉
            - 腰动脉
            - 骶正中动脉
          - ★脏支
            - 成对
              - 肾上腺中动脉
              - 肾动脉
              - 生殖腺动脉
            - 不成对
              - 腹腔干
              - 肠系膜上动脉
              - 肠系膜下动脉
        - 盆部：髂总动脉
          - ★髂内动脉
          - 髂外动脉
        - 下肢
          - ★股动脉
          - 腘动脉
          - 胫后动脉
          - 胫前动脉
          - ★足背动脉
    - 静脉
      - 肺循环的静脉：肺静脉
      - 体循环的静脉
        - 上腔静脉系
          - 头臂静脉
          - 头颈部：颈内静脉
          - 上肢
            - 深静脉：腋静脉、肱静脉
            - ★浅静脉：手背静脉网、头静脉、贵要静脉、肘正中静脉
          - 胸部：奇静脉
        - 下腔静脉系
          - ★肝门静脉系
            - 结构特点
            - 属支
              - 肠系膜上静脉
              - 脾静脉
              - 肠系膜下静脉
              - 胃左静脉
              - 胃右静脉
              - 胆囊静脉
              - 附脐静脉
            - 与上、下腔静脉系的吻合
              - 食管静脉丛
              - 直肠静脉丛
              - 脐周静脉网
          - 下肢
            - ★浅静脉：足背静脉弓、大隐静脉、小隐静脉
            - 深静脉
        - 心静脉系
  - 淋巴系统
    - 淋巴管道
      - 毛细淋巴管
      - 淋巴管
      - 淋巴干
        - 左、右颈干
        - 左、右锁骨下干
        - 左、右支气管纵隔干
        - 左、右腰干
        - 肠干
      - 淋巴导管
        - ★胸导管
        - 右淋巴导管
    - 淋巴器官
      - ★淋巴结
        - 形态
        - 功能
        - 各部主要的淋巴结
      - ★脾
        - 位置和形态
        - 功能
      - 胸腺
      - 腭扁桃体
    - 淋巴组织

学习目标

1. 掌握脉管系统的组成和功能、血液循环的途径。

2. 掌握心的位置、外形，心尖的体表投影位置；熟悉心腔的形态、结构和心壁的构造；掌握心传导系统、心的血管；了解心的体表投影、心包结构。

3. 熟悉血管的组织结构；熟悉肺循环的血管；了解体循环动脉的分布规律和主干；熟悉头颈部的动脉；熟悉上肢的动脉主干；了解胸部、腹部和盆部的动脉分布；熟悉下肢的动脉主干；掌握临床常用的压迫止血的动脉和测量血压、切脉的动脉的名称、部位等；熟悉静脉与动脉的区别；熟悉上腔静脉系的组成、收集范围、主要属支；了解下腔静脉系的组成、收集范围、主要属支；熟悉肝门静脉的组成、属支、收集血液的范围、血流的去路、侧支循环；掌握临床穿刺常用的静脉的名称、位置。

4. 熟悉淋巴系统的组成；了解淋巴管道；熟悉胸导管、右淋巴导管；熟悉浅表淋巴结群的名称和位置。

脉管系统包括心血管系统和淋巴系统两部分，由一系列连续的封闭的管道系统组成，分布于全身各部。脉管系统的主要功能是把营养物质、氧气和激素等输送给身体各部的组织细胞，同时将组织细胞的代谢产物，运送到排泄器官排至体外，保证人体新陈代谢的正常进行。心血管系统由**心、动脉、毛细血管**和**静脉**组成，其内流动着血液；淋巴系统由**淋巴管道、淋巴器官和淋巴组织**组成，其内流动着淋巴。淋巴最终注入静脉，故淋巴系统可看做心血管系统的辅助部分。

第一节　心血管系统概述

心（heart）是一个中空性肌性器官，是推动血液在心血管系统内循环的动力器官。动脉（artery）是由心室发出导血离心的血管，自心发出后，不断分支，最后移行于毛细血管。静脉（rein）是由心房相连导血回心的血管，起于毛细血管，在回心的过程中不断地接受属支，逐渐汇合，由细变粗，最后注入心房。毛细血管（capittary）连通于小动脉与小静脉之间、互相连接成网状，是血液同组织器官进行物质交换的场所。

血液由心室射出，经动脉、毛细血管、静脉，再返回心房，这种周而复始、循环流动的过程，称**血液循环**。根据途径不同，血液循环可分为体循环和肺循环（图 8－1）。

体循环　又称大循环（systemic circulation）。其途径是：左心室 → 主动脉及其各级分支→ 身体各部毛细血管→ 上、下腔静脉和冠状窦及其各级分支→ 右心房。通过体循环将左心室中富含氧和营养物质的动脉血经各级分支到达全身各处毛细血管网，在组织中血液与细胞进行物质和气体交换。动脉血转化成静脉血并汇入小静脉，再经多级属支汇入上、下腔静脉和冠状窦，最终回流至右心房。其特点是：循环途径长、流经范围广。

肺循环　又称小循环（pulmonary circulation）。其途径是：右心室 → 肺动脉干及各级分支→ 肺泡周围毛细血管→ 肺静脉及其属支→ 左心房。通过肺循环，将毛细血管中的血液与肺泡内的气体进行交换，静脉血转化成动脉血，经过多级属支汇入左、右肺静脉，最终流入左心房。其特点是：循环途径短，只经过肺。

体循环与肺循环之间互相连通，并同时进行，是不可分割的两部分。

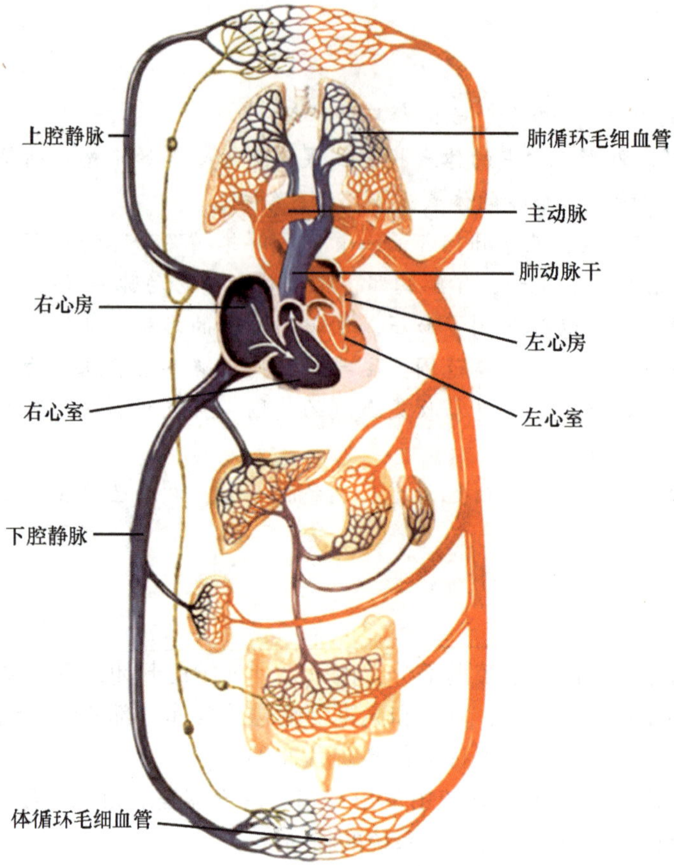

图 8－1　脉管系统示意图

专业知识拓展

血液循环的证据

在原始社会时期，有人就已经认为心脏存在着维持生命的力量。第一个探究这个问题的是古希腊的希波克拉底。他提出，心脏是血管系统的中心点，血液通过血管流向身体各个部位，不再返回到心脏里，但他错误地认为，心脏是造血器官。

500 年后，医生盖仑提出了供血体系说。他认为，血液形成于肝脏中的食糜，一部分血从那里直接流到心脏，另一部分经过心、肺，然后又回到心脏，在心脏里继续渗流。1553 年，西班牙医生塞尔维图首次证明存在着血液肺循环。这个重要论断和 1530 年意大利医学家贝伦加里奥·达·卡皮提出的血回流的静脉瓣学说，终于促成了由英国生理学家威廉·哈维建立的、今天流行的血液循环理论的基石。在进行多次动物实验后，他首先确定心脏有挤压血液的特点，他计算每次心脏收缩后流入动脉的血的重量，发现血液的重量几乎一样，他观察到肝脏不可能持续再生出如此大量的血，身体也不可能消耗那么多血。终于在 1628 年，在论著《心脏和血液的运动》中公开了自己发现的“大循环”和“小循环”。

1661 年，意大利学者马尔皮基借助显微镜发现了毛细血管网，成为对哈维一系列科学证据的一个重要补充。

第二节　心

一、心脏的位置和外形

（一）心的位置

心斜位于胸腔的中纵隔内，约2/3在正中线的左侧，1/3在正中线的右侧（图8－2）。心的前面大部分被肺和胸膜遮盖，只有小部分与胸骨体下部和左侧第4～6肋软骨直接相邻；心的后方邻食管和胸主动脉等；心的两侧与纵隔胸膜和肺相邻；心的下方为膈；心的上方与出入心的大血管相连。

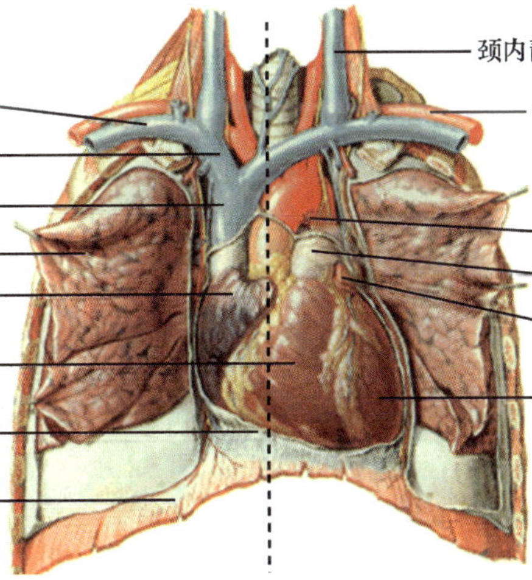

图8－2　心的位置

（二）心的外形

心的形状像倒置的圆锥体。大小与本人拳头相似，分一尖、一底、两面、三缘和四沟（图8－3，图8－4）。**心尖**朝向左前下方，位于左侧第五肋间隙，左锁骨中线内侧1～2cm处；**心底**朝向右后上方，与出入心的大血管相连。心的前面，称**胸肋面**；心的下面，称**膈面**。心右缘由右心房构成；心左缘主要由左心室构成；心的下缘接近水平位，由右心室和心尖构成。心的表面近心底处有略呈环形的**冠状沟**，是心房与心室在心表面的分界线；在胸肋面有从冠状沟向下到心尖稍右侧的浅沟，称**前室间沟**；在膈面有从冠状沟向下到心尖稍右侧的浅沟，称**后室间沟**，前、后室间沟是左、右心室在心表面的分界线；在心底右上肺静脉、右下肺静脉与右心房交界处的浅沟称后房间沟，是左心房和右心房在心表面的分界线。后房间沟、后室间沟与冠状沟的相交处称房室交点，是心表面的重要标志之一。

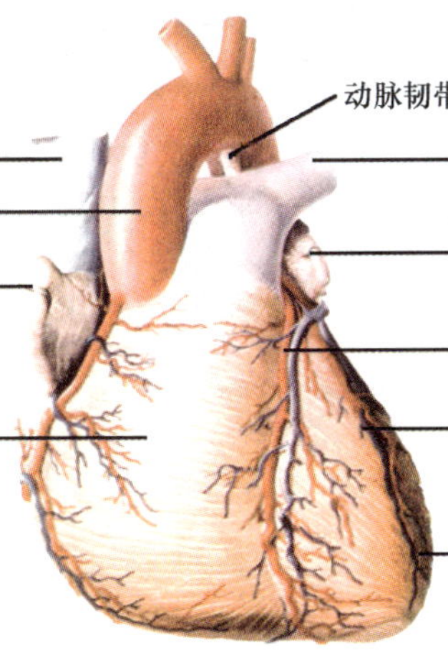

图8－3　心的外形与血管（前面）

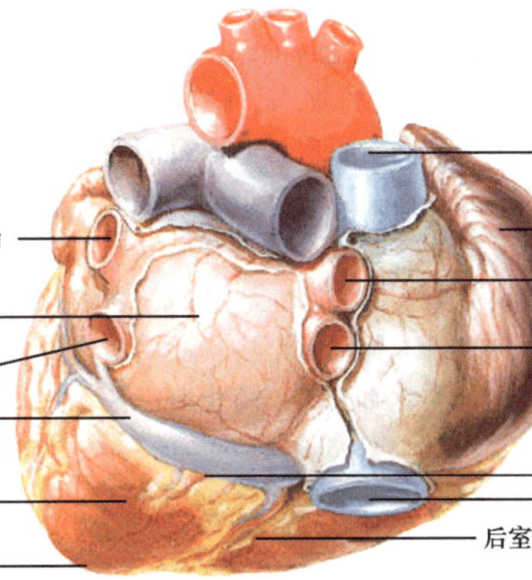

图8－4　心的外形与血管（后面）

二、心的各腔

心有四个腔，即**左心房**、**左心室**、**右心房**和**右心室**。左、右心房间有**房间隔**分隔，左、右心室间有**室间隔**分隔。因此，左、右心房之间及左、右心室之间均不相通。但左心房与左心室之间，右心房与右心室之间，分别经左、右房室口相通。

（一）右心房（right atrium）（图 8－5）

位于心的右上部，壁薄而腔大，收纳体循环回心的静脉血。

右心房是心脏最右侧的部分，其向左前方的突出部分，称**右心耳**。右心房有三个入口：上部有**上腔静脉口**；下部有**下腔静脉口**；在下腔静脉口与右房室口之间有**冠状窦口**。分别引导人体上半身、下半身和心壁的静脉血回心。右心房的出口为**右房室口**，通向右心室。在房间隔右心房侧的下部，有一卵圆形浅窝，称**卵圆窝**，是胎儿时期的卵圆孔于出生后闭合的遗迹。先天性房间隔缺损多发生于此。

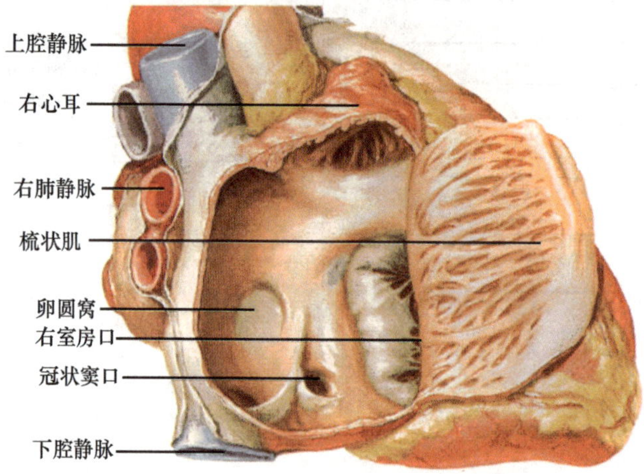

图 8－5　右心房的腔面

（二）右心室（right ventricle）

右心室位于右心房的左前下方。右心室的入口即右房室口。出口叫**肺动脉口**，通向肺动脉干。在右房室口的周缘附有三片呈三角形的瓣膜，称**三尖瓣**。瓣的边缘有许多**腱索**向下连到室壁上的**乳头肌**。当右心室收缩时，由于血流的推动，使三尖瓣关闭，由于乳头肌的收缩，腱索的牵拉，三尖瓣不致翻向右心房，从而可防止血液逆流入右心房。在肺动脉口的周缘附有三片半月形的袋状瓣膜，袋口开向肺动脉干，称**肺动脉瓣**。当右心室收缩时，血流冲开肺动脉瓣进入肺动脉干中；而当右心室舒张时，肺动脉瓣关闭，防止血液从肺动脉干倒流入右心室（图 8－6）。

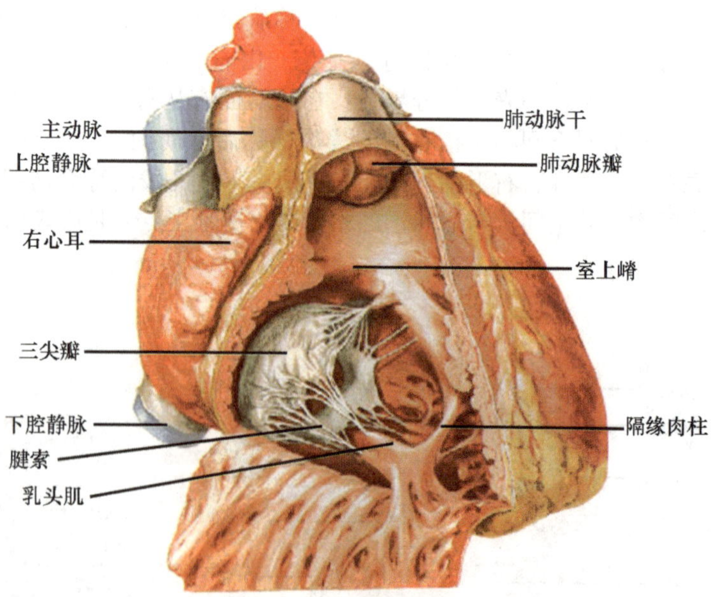

图 8－6　右心室的腔面

（三）左心房（left atrium）

左心房向右前方突出的部分，称**左心耳**。左心房（图8－7）有四个入口，位于左心房后壁两侧，即左、右各两个**肺静脉口**。左心房的出口是**左房室口**，在左心房的前下部，通向左心室。

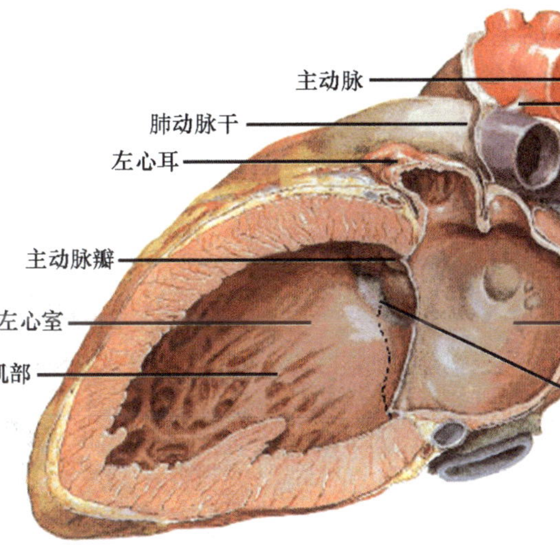

图8－7　左心房与左心室

（四）左心室（left ventricle）

左心室的入口即**左房室口**。左房室口的周缘附有两片瓣膜，称**二尖瓣**（图8－8），其边缘也有许多腱索连到室壁上的乳头肌。左心室的出口，称**主动脉口**。主动脉口的周缘附有三片半月形的袋状瓣膜，称**主动脉瓣**。当左心室收缩时，二尖瓣关闭，同时血液冲开主动脉瓣进入主动脉；当左心室舒张时，主动脉瓣关闭，防止血液从主动脉倒流入左心室。

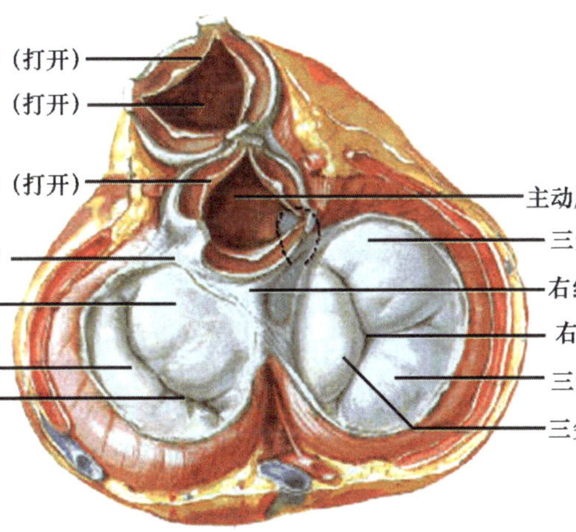

图8－8　主动脉瓣和二尖瓣模式图

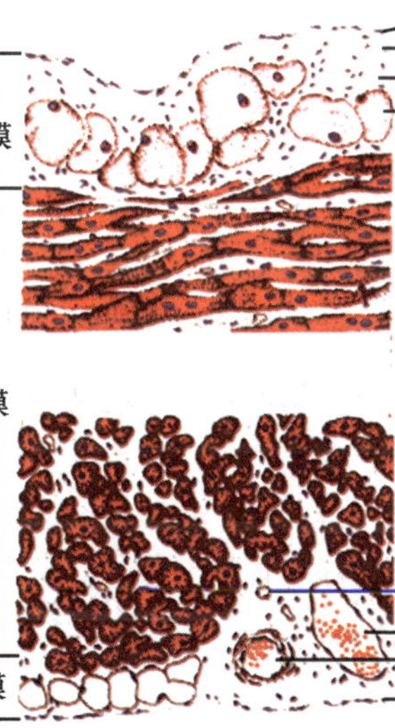

图8－9　心壁的组织结构

三、心的构造

（一）心壁的组织结构

心壁从内向外依次分为**心内膜**、**心肌层**和**心外膜**（图8－9）。

1. 心内膜

心内膜是衬于心各腔内面的一层光滑的薄膜，由内皮及其深面的结缔组织组成，结缔组织中含有心传导系的分支。心内膜与血管内膜相连续。心瓣膜即由心内膜在房室口和动脉口处折叠而成。

2. 心肌层

心肌层由心肌纤维组成，是心壁的主要组成部分。心房肌较薄，心室肌较厚，左心室肌最厚。心房肌和心室肌分别附着于左、右房室口周围的纤维环上，互不相连。

3. 心外膜

心外膜被覆在心肌层的外面，即浆膜心包的脏层。

（二）房间隔和室间隔（图 8－10）

（1）房间隔（interatrial septum） 又称房中隔，由左、右心房的心内膜层夹心房肌和结缔组织构成，位于左、右心房之间，厚 3～4mm。卵圆窝处最薄，厚约 1mm。

（2）室间隔（interventricular septum） 又称室中隔，位于左右心室之间，分为膜部和肌性部。膜部为不规则的膜性结构，位于心房与心室交界处，紧靠主动脉口的下方；肌性部由肌组织被覆心内膜而成，较厚，占室间隔的大部分。室间隔膜部是室间隔缺损的好发部位。

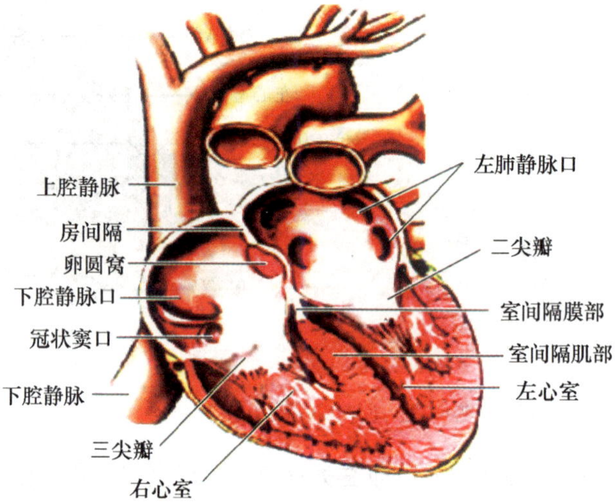

图 8－10 房间隔和室间隔

四、心传导系

心传导系位于心壁内，由特殊的心肌细胞构成，功能是产生并传导冲动，维持心舒缩的正常节律。心传导系包括**窦房结**、**房室结**、**房室束**及其分支（图 8－11）。

（一）窦房结（sinuatrial node）

窦房结位于上腔静脉与右心耳之间的心外膜深面，呈椭圆形，是心的正常起搏点。

（二）房室结（atrioventricular node）

房室结位于房间隔下部冠状窦口前上方的心内膜深面，呈扁椭圆形。房室结发出房室束进入心室。

（三）房室束

房室束又称希氏（His）束。房室束入室间隔，在室间隔膜部分为左脚（左束支）和右脚（右束支），分别沿室间隔肌部左、右侧心内膜深面下行，逐渐分为许多细小分支，最后形成浦肯野纤维网，与心室肌纤维相连。

（四）浦肯野纤维

左、右束支的分支在心内膜下层交织成心内膜下浦肯野纤维网。纤维网再发出分支，进入心室壁内，构成心肌内浦肯野纤维网，与心室肌相连。由窦房结发出的节律性冲动，经结间束、房室结、房室束及左右束支和浦肯野纤维，传至心室肌，分别兴奋心房肌和心室肌，从而引起心的节律性搏动。

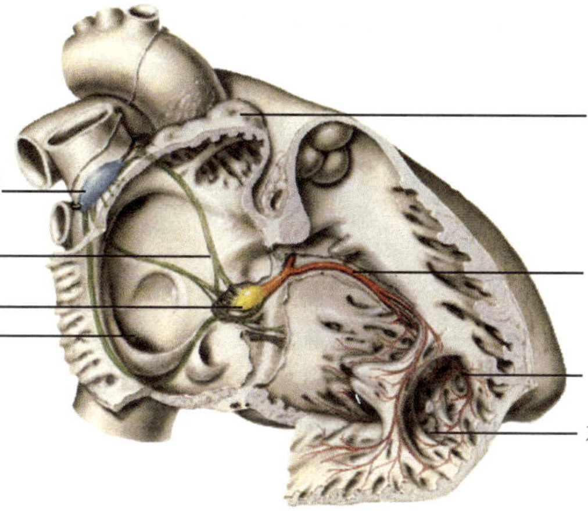

图 8－11　心传导系统

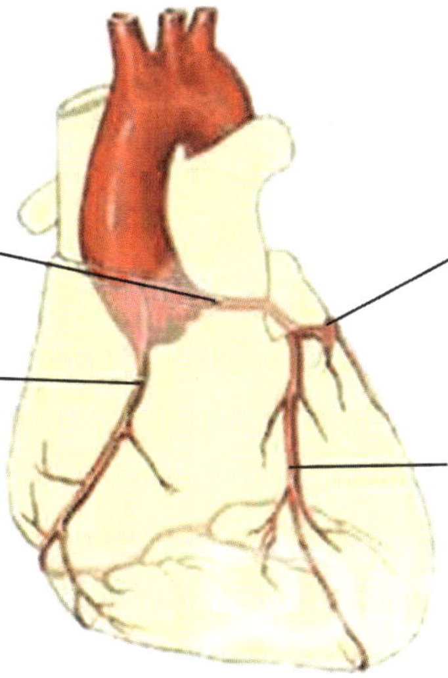

图 8－12　冠状动脉

五、心的血管

（一）动脉（Artery）

供应心的动脉是左、右冠状动脉，均发自升主动脉起始部（图 8－12）。

1. 左冠状动脉（left coronary artery）

起自升主动脉起始处，分为**前室间支**和**旋支**。分布于左心房、左心室、室间隔前 2/3 和右心室前壁的一部分。

2. 右冠状动脉（right coronary artery）

起自升主动脉起始处，一般分为二支。其中较粗大的一支，称**后室间支**，右冠状动脉分布于右心房、右心室、室间隔后 1/3 及左心室后壁的一部分。此外，右冠状动脉还发出分支分布到窦房结和房室结。

（二）静脉（Vein）

心的静脉有**心大静脉、心中静脉**和**心小静脉**等，多与动脉伴行，最后汇入冠状窦。冠状窦位于冠状沟的后部内，以冠状窦口开口于右心房。冠状窦收集心壁大部分静脉血。

专业知识拓展

冠状动脉粥样硬化性心脏病

冠状动脉粥样硬化性心脏病是冠状动脉血管发生动脉粥样硬化病变而引起血管腔狭窄或阻塞，造成心肌缺血、缺氧或坏死而导致的心脏病，常常被称为“冠心病”。但是冠心病的范围可能更广泛，还包括炎症、栓塞等导致管腔狭窄或闭塞。世界卫生组织将冠心病分为 5 大类：无症状心肌缺血（隐匿性冠心病）、心绞痛、心肌梗死、缺血性心力衰竭（缺血性心脏病）和猝死 5 种临床类型。临床中常常分为稳定性冠心病和急性冠状动脉综合征。

冠心病的治疗包括：①生活习惯改变：戒烟限酒，低脂低盐饮食，适当体育锻炼，控制体重等；②药物治疗：抗血栓（抗血小板、抗凝），减轻心肌氧耗（β 受体阻滞剂），缓解心绞痛（硝酸酯类），调脂稳定斑块（他汀类调脂药）；③血运重建治疗：包括介入治疗（血管内球囊扩张成形术和支架植入术）和外科冠状动脉旁路移植术。药物治疗是所有治疗的基础。介入和外科手术治疗后也要坚持长期的标准药物治疗。对同一患者来说，处于疾病的某一个阶段时可用药物理想地控制，而在另一阶段时单用药物治疗效果往往不佳，需要将药物与介入治疗或外科手术合用。

六、心包

心包（pericardium）是包裹心和大血管根部的膜性囊，分**纤维心包**和**浆膜心包**（图 8 – 13）。

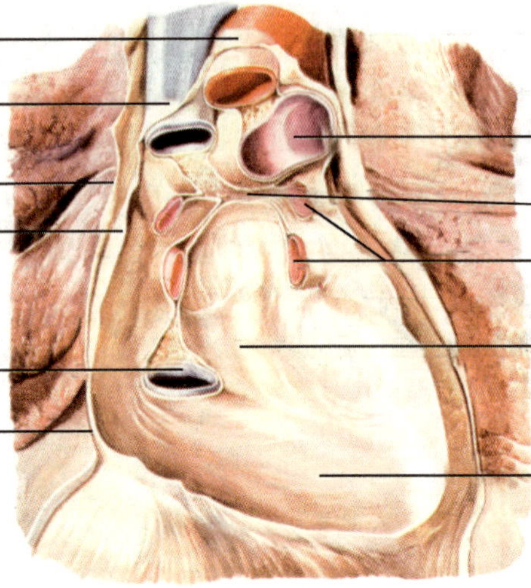

图 8 – 13　心包

（一）纤维心包

纤维心包是坚韧的结缔组织囊，向上与出入心的大血管外膜相移行，向下与膈的中心腱紧密相连。

（二）浆膜心包

浆膜心包可分为**壁层**和**脏层**。壁层紧贴纤维心包的内面，脏层覆盖在心肌层的表面，即**心外膜**。浆膜心包的壁层和脏层在出入心的大血管根部互相移行，两层之间围成**心包腔**，内含少量浆液，起润滑作用，可减少心搏动与心包间的摩擦。

七、心的体表投影

心在胸前壁的体表投影可用四点及其间的连线来确定（图 8 – 14）。

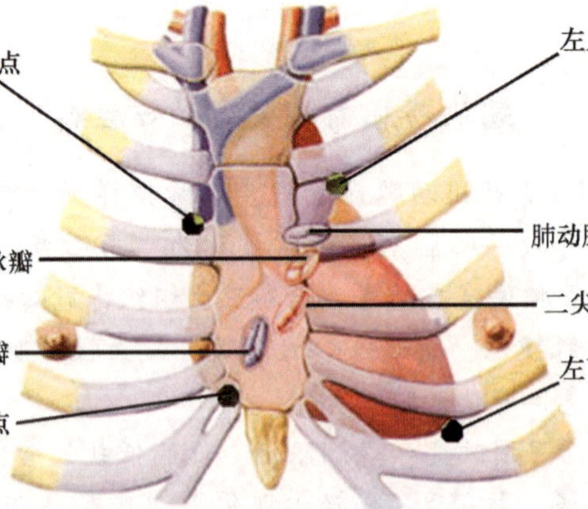

图 8 – 14　心脏、瓣膜的体表投影

左上点　在左侧第 2 肋软骨下缘，距胸骨左缘约 1.2cm 处。
右上点　在右侧第 3 肋软骨上缘，距胸骨右缘约 1cm 处。
右下点　在右侧第 6 胸肋关节处。

左下点　在左侧第5肋间隙，距前正中线约7~9cm处（或在左锁骨中线内侧1~2厘米处）。

第三节　血　管

一、血管概述

（一）血管的吻合及侧支循环

人体的血管除了毛细血管将动脉与静脉连接外，在动脉之间，静脉之间，甚至动、静脉之间也常有分支互相吻合，分别形成动脉间吻合、静脉间吻合和动静脉间的吻合。此外，较大的动脉主干在行程中常发出与主干平行的细小的侧副管，与同一主干远侧部发出的返支或另一主干的侧支相连，形成侧副吻合（图8-15）。在病理情况下，如果动脉主干发生阻塞，侧副吻合可以代偿主干的功能，使主干阻塞区域远端得到适量的血液供应而不致发生坏死。

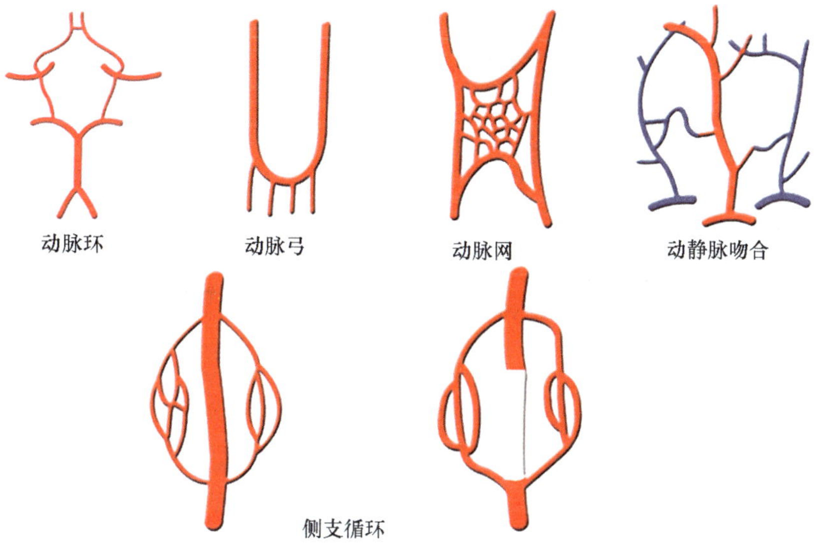

图8-15　侧支循环

（二）血管的组织结构

1. 动脉（artery）

动脉可分为大动脉、中动脉、小动脉和微动脉四级。虽然各级动脉的管腔大小不同，但其管壁的组织结构，都可分为**内膜、中膜、外膜**（图8-16，图8-17），尤以中动脉的结构最典型。

内膜　最薄，由一层内皮和少量结缔组织构成，表面光滑，可减少血流的阻力。内膜与靠近中膜处有波浪状的内弹性膜。

中膜　最厚，由平滑肌、弹性纤维和胶原纤维组成。大动脉的中膜以弹性纤维为主，管壁具有较大的弹性，称**弹性动脉**。中动脉的中膜含有大量环行平滑肌；小动脉的中膜主要由平滑肌构成，因而中、小动脉称**肌性动脉**，具有较强的收缩力。

外膜　较薄，主要由结缔组织构成。

2. 静脉（vein）

静脉的管壁薄，弹性小；也分为内膜、中膜、外膜（图8-18，图8-19），但三层膜的分界不明显。大静脉的外膜厚，内有大量纵行平滑肌束。

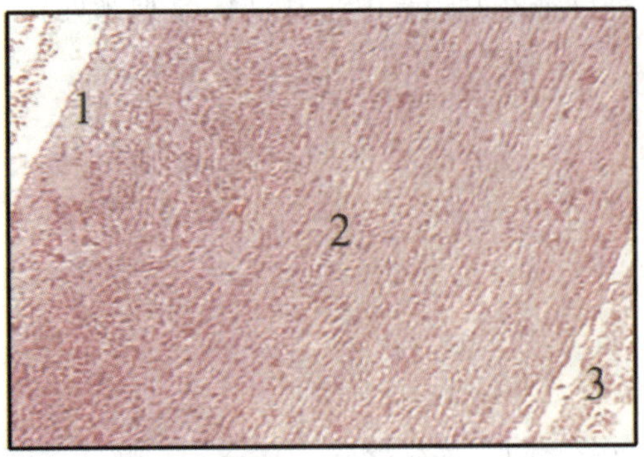

低倍：三层膜分界不明显，内膜（1），中膜（2），外膜（3）。

图 8-16　大动脉的组织结构

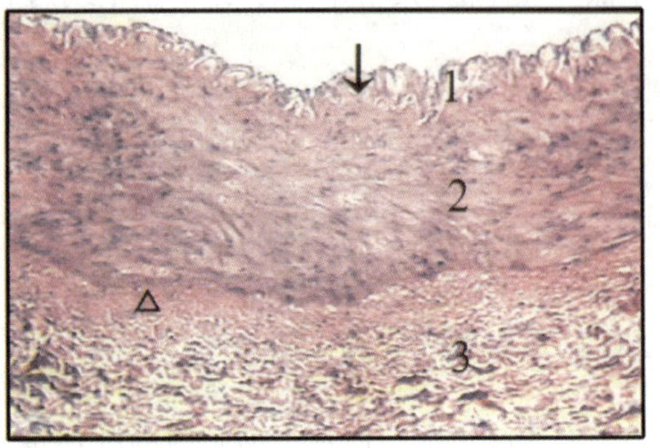

低倍：三层膜分界清楚，内膜（1），中膜（2），外膜（3），内弹性膜（↓）与外弹性膜（△）清楚。

图 8-17　中动脉的组织结构

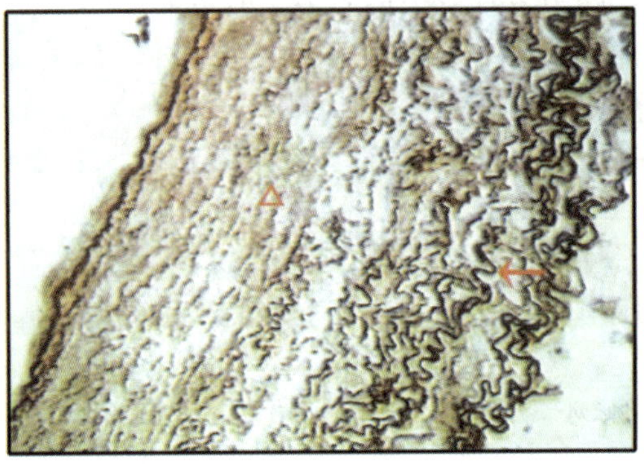

低倍：内弹性膜不明显，中膜可见弹性纤维呈点条状（△），外弹性膜纤维呈波纹状（←）。

图 8-18　中静脉的组织结构

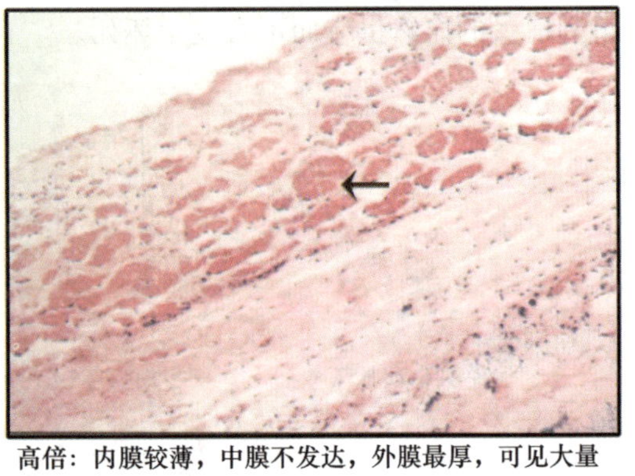

高倍：内膜较薄，中膜不发达，外膜最厚，可见大量的纵行平滑肌束（←）。

图 8-19　大静脉的组织结构

3. 毛细血管

毛细血管（capillary）分布广泛，彼此互相连通成网。毛细血管的管径很细，平均直径 7～9 微米，一般可以容许 1～2 个红细胞通过。毛细血管结构简单，管壁薄，主要由一层内皮和基膜组成，具有一定的通透性，这些都有利于血液与组织细胞间的物质交换。根据毛细血管壁的构造特点，可把毛细血管分为三类：

（1）连续毛细血管　由单层扁平上皮围成，内皮完整，细胞核为卵圆形，常突向管腔。细胞基底面有薄层连续的基膜。

（2）有孔毛细血管　其特点是内皮细胞不含核的部分很薄，有许多穿通细胞全层的小孔，以增加通透性。内皮外面也有连续的基膜。

（3）血窦（窦状毛细血管）　此类毛细血管腔大、壁薄，形状不规则，常粗细不均，多分布于肝、脾、骨髓和一些内分泌腺中。

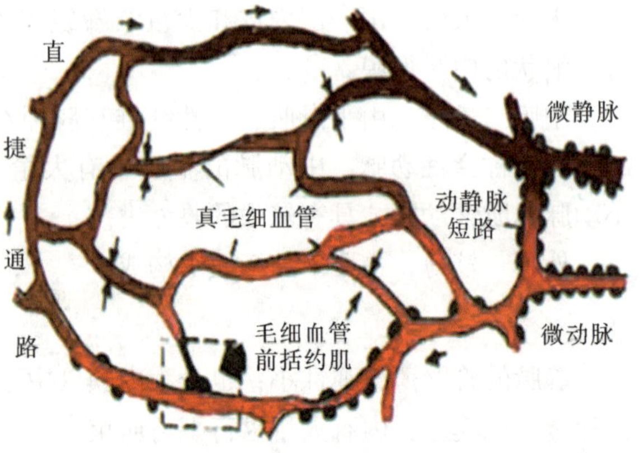

4. 微循环

微循环（microcirculation）是指从微动脉到微静脉之间的血液循环，是血液循环的基本功能单位。微循环可按组织的需要调节局部的血流量，使血流量与组织器官的代谢水平相适应，以实现物质交换。微循环障碍，会导致组织功能不全或衰竭。微循环一般都由下列几部分组成。

1. 微动脉 其管壁平滑肌的收缩活动可调控进入微循环的血流量，起着“总闸门”的作用。

2. 毛细血管前微动脉和中间微动脉 微动脉的分支称毛细血管前微动脉。后者进一步分支为中间微动脉，其管壁有稀疏的平滑肌分布。

3. 真毛细血管 由中间微动脉分支形成的相互吻合的毛细血管网，即通称的毛细血管。在真毛细血管的起始部，有少许环形平滑肌组成的毛细血管前括约肌，控制着进入毛细血管网的血流量，起着“分闸门”的作用。真毛细血管行程迂曲，血流缓慢，是真正实现物质交换的主要部位。机体在静息的情况下，一般只有10%左右的毛细血管开放。

4. 直捷通路 为中间微动脉的延伸部分，结构与毛细血管相同，只是管径略粗，直接连通到毛细血管后微静脉。它是经常开放的血液通路，故又称通血毛细血管，具有直而短、血流量大、血液与组织间物质交换少等特点。在组织处于静息状态时，微循环的血流量大部分由微动脉经中间微动脉和直捷通路快速流入微静脉，只有小部分血液流经真毛细血管。

5. 动静脉吻合 是微动脉发出的直接与微静脉相通的吻合支。管壁较厚，有发达的纵行平滑肌和丰富的血管运动神经末梢。动静脉吻合多处于收缩状态，当机体处于应激状态时，动静脉吻合开放，微静脉血流经此直接汇入微静脉。

6. 微静脉 其口径的变化在一定程度上控制着静脉回心血量，在微循环中，起着“后闸门”的作用。

二、肺循环的血管

（一）肺动脉干（pulmonary trunk）（图8－3）

短而粗，起自肺动脉口，向左后上方斜行，至主动脉弓下方分为左、右肺动脉，分别经左、右肺门入肺。左、右肺动脉在肺实质内反复分支，最后形成肺泡壁毛细血管网。在肺动脉干分叉处与主动脉弓下缘之间有一条短的纤维结缔组织索，称**动脉韧带**。它是胎儿时期的动脉导管在出生后闭锁的遗迹。动脉导管在出生后不久即闭锁，如长期不闭，即为一种先天性心脏病——动脉导管未闭。

（二）肺静脉（pulmonary vein）

肺静脉属支从肺泡壁毛细血管网开始，在肺内逐级汇合，最后形成左、右各两条肺静脉，出肺门后，注入左心房。

三、体循环的动脉

体循环的动脉主干为主动脉（aorta）。主动脉起始于左心室主动脉口，经膈的主动脉裂孔入腹腔，至第4腰椎体下缘水平分为左、右髂总动脉（图8－20）。根据其行程，以胸骨角平面为界，分为**升主动脉、主动脉弓、降主动脉**3部分。降主动脉又以膈为界，分为**胸主动脉**与**腹主动脉**。（图8－21）

（一）升主动脉

位于胸骨后方，起自主动脉口，向右前上方斜行，至右第二胸肋关节，移行为**主动脉弓**。升主动脉的起始处发出左、右冠状动脉，营养心。

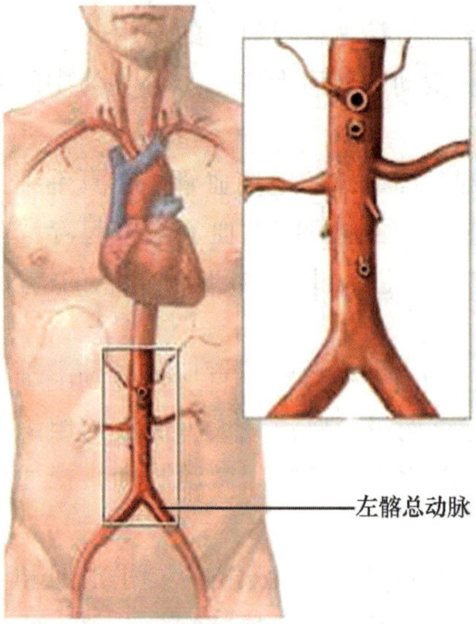

图 8－20 髂总动脉

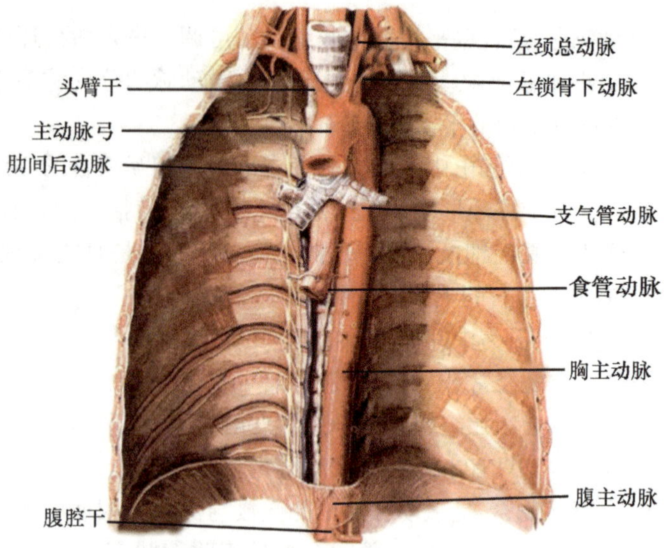

图 8－21 主动脉走行及分布概况

（二）主动脉弓

位于胸骨柄的后方，接续升主动脉，弓形弯向左后方，移行为**降主动脉**。主动脉弓的凸侧向上发出三个分支，自右向左依次为**头臂干**（无名动脉）、**左颈总动脉**和**左锁骨下动脉**。头臂干短而粗，向右上斜行，至右侧胸锁关节的后方，分为**右颈总动脉**和**右锁骨下动脉**。主动脉弓壁内有**压力感受器**，具有调节血压的作用。主动脉弓的稍下方，靠近动脉韧带处有 2－3 个粟粒状小体，称**主动脉小球**，属化学感受器，能感受血液中二氧化碳浓度的变化，参与呼吸的调节。

1. 颈总动脉（common carotid artery）

是头颈部的动脉主干。右颈总动脉起自头臂干，左颈总动脉起自主动脉弓。两侧颈总动脉均在食管、气管和喉的外侧上升，至甲状软骨上缘水平处分为**颈内动脉**和**颈外动脉**（图 8－22）。在颈总动脉分叉处及附近，有两个重要结构。

颈动脉窦 是颈内动脉起始处的膨大部分。壁内有压力感受器，能感受血压的变化。

颈动脉小球 是位于颈总动脉分叉处后方的一个卵圆形小体，是化学感受器，能感受血液中二氧化碳浓度的变化，反射性地调节呼吸运动。

（1）颈外动脉 自颈总动脉发出后，向上进入腮腺实质，并在腮腺内分为**颞浅动脉**和**上颌动脉**两终支。颈外动脉的分支有**甲状腺上动脉、面动脉、舌动脉、颞浅动脉**和**上颌动脉**等，分布于颈部、头面部和脑膜等处。

（2）颈内动脉 由颈总动脉发出后上升到颅底，经颈动脉管入颅腔，营养脑和视器。

2. 锁骨下动脉

右锁骨下动脉起自头臂干，左锁骨下动脉起自主动脉弓。锁骨下动脉经胸廓上口至颈根部，到第一肋外缘续为**腋动脉**。锁骨下动脉的分支有**椎动脉、胸廓内动脉、甲状颈干**等，分布于胸、背部及颈部等处（图 8－21）。

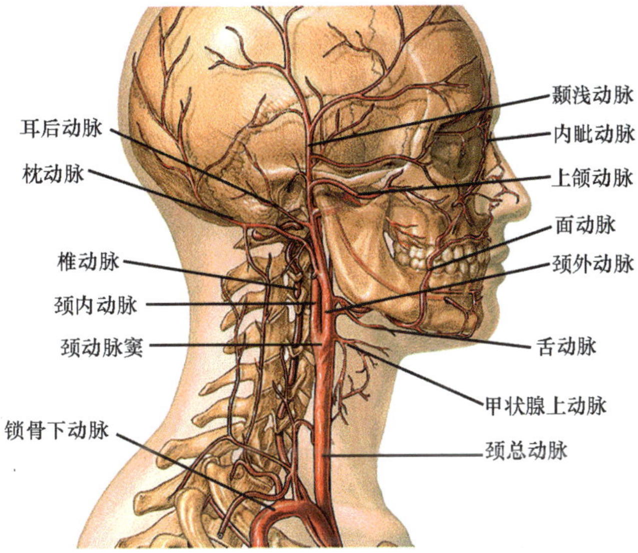

图 8-22 颈外动脉及其分支

3. 上肢的动脉

主要供应上肢血液，包括腋动脉、肱动脉、桡动脉、尺动脉、掌浅弓和掌深弓（图 8-23）。

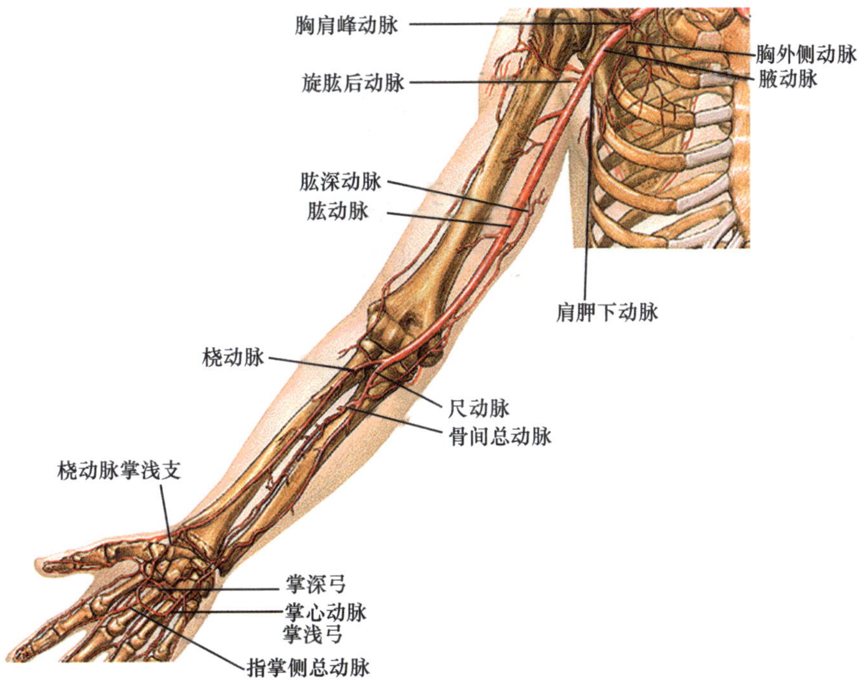

图 8-23 上肢的动脉

（1）腋动脉 是锁骨下动脉的延续，经腋窝到背阔肌下缘处移行为**肱动脉**。腋动脉的主要分支分布于肩部、背部、胸壁和乳房等处。

（2）肱动脉 是腋动脉的直接延续，沿肱二头肌内侧沟下行，至肘窝分为**桡动脉**和**尺动脉**。肱动脉沿途发出分支分布于臂部和肘关节。在肘窝稍上方，肱动脉走行于肱二头肌肌腱的内侧，位置表浅，可触及其搏动，此处为测量血压时听诊的部位。

（3）桡动脉 在肘窝起自肱动脉，在前臂前面桡侧的肌之间下行，最后入手掌。桡动脉在前臂远端桡侧腕屈肌肌腱的外侧位置表浅，可摸到其搏动，为临床切脉的部位。

（4）尺动脉 于肘窝起自肱动脉，斜向内下，在前臂前面尺侧的肌之间下行入手掌。尺动脉在行程中发出分支主要营养前臂尺侧的肌肉。

（5）掌浅弓和掌深弓　桡动脉与尺动脉的终支到手掌，互相吻合，形成**掌浅弓**和**掌深弓**。掌浅弓和掌深弓的分支分布于手掌和手指。其分布于手指的分支沿手指掌面的两侧向远端到指尖。在手指根部的两侧压迫，可阻止手指的出血。

（三）胸主动脉

胸主动脉是胸部的动脉主干。分为**脏支**和**壁支**。

1. 脏支

主要有**支气管动脉**和**食管动脉**，分别营养气管、主支气管、肺和食管。

2. 壁支

有**肋间后动脉**和**肋下动脉**。肋间后动脉共九对，走行在第 3～11 肋间隙中，主要分布到胸、腹壁的肌和皮肤等。肋下动脉行于第 12 肋下缘处。

（四）腹主动脉

是腹部的动脉主干。分为**脏支**和**壁支**（图 8－24）。

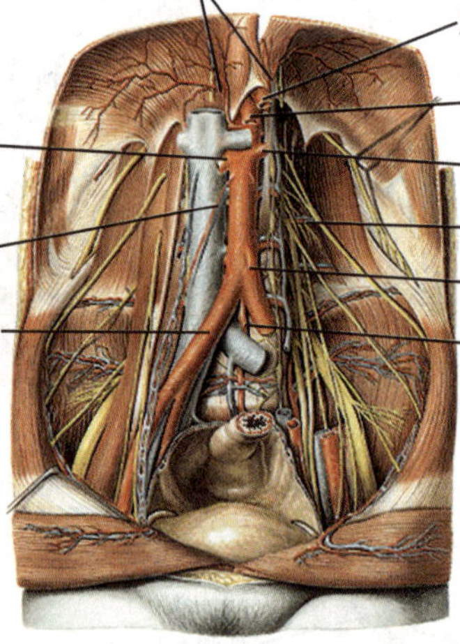

图 8－24　腹主动脉

1. 壁支

主要有膈下动脉、腰动脉和骶正中动脉。

2. 脏支

分为不成对脏支和成对脏支两类。

1）成对的脏支

①肾上腺中动脉（middle suprarenal artery）：约平第 1 腰椎高度，发自腹主动脉侧壁，分布于肾上腺。

②肾动脉（renal artery）：较粗大，约平第 1，2 腰椎体高度发自腹主动脉侧壁，横行向外经肾门入肾，入肾门前发出肾上腺下动脉至肾上腺。

③睾丸动脉（testicular artery）：又称精索内动脉。细而长，在肾动脉起始处下方，发自腹主动脉前壁，在腰大肌前面向外下斜行，穿腹股沟管，分布于睾丸及附睾。女性为卵巢动脉（ovarian artery），经卵巢悬韧带入盆腔，分布于卵巢和输卵管。

2）不成对的脏支

①腹腔干（celiac trunk）（图 8－25、图 8－26）：为一短干，在膈的主动脉裂孔稍下方发自腹主动脉

前壁，随后分出胃左动脉、肝总动脉和脾动脉。

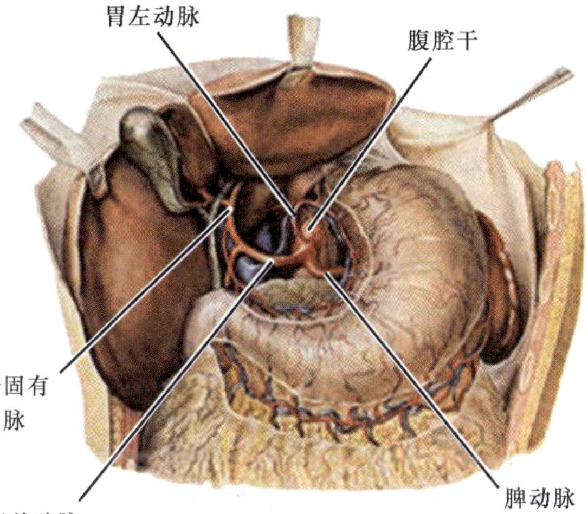

图 8-25　腹腔干及其分支（胃前面）

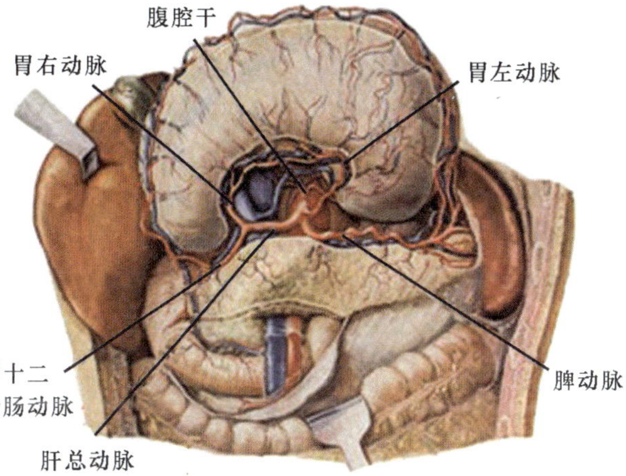

图 8-26　腹腔干及其分支（胃后面）

胃左动脉（left gastric artery）向左上方斜行至贲门部附近，沿胃小弯两层腹膜之间转向右行，与胃右动脉相吻合，分支分布于食管腹段、贲门和胃小弯附近的胃壁。

肝总动脉（common hepatic artery）向右走行，至十二指肠上部的上缘进入肝十二指肠韧带内，分为肝固有动脉和胃十二指肠动脉。肝固有动脉（proper hepatic artery）行于肝十二指肠韧带内，分出胃右动脉（right gastric artery）。胃右动脉在小网膜内行至幽门上缘，沿胃小弯向左行，与胃左动脉相吻合，分支分布于十二指肠上部和胃小弯附近的胃壁；主干在入肝门之前，分别为肝左支和肝右支，分别进入肝左、右叶，分布于肝。肝右支在入肝门之前发出胆囊动脉（cystic artery），分布于胆囊。胃十二指肠动脉（gastroduodenal artery）向下经十二指肠上部和幽门后方，至幽门下缘处分为胃网膜右动脉（right gastroepiploic artery）和胰十二指肠上动脉，前者在大网膜之间沿胃大弯向左行，与胃网膜左动脉相吻合，分支分布于胃大弯一侧胃壁和大网膜；后者分支分布于胰头和十二指肠。

脾动脉（splenic artery）为腹腔干最大的分支，在胃的后方沿胰的上缘左行至脾，进入脾门之前发出胰支、胃网膜左动脉和胃短动脉，其终支经脾门入脾。胰支分布于胰体和胰尾；胃短动脉（short gastric artery）经胃脾韧带分布于胃底；胃网膜左动脉（left gastroepiploic artery）在大网膜两层之间沿胃大弯向右行，与胃网膜右动脉相吻合，分支分布于胃大弯一侧胃壁和大网膜。

②肠系膜上动脉（superior mesenteric artery）：约平第 1 腰椎高度发自腹主动脉前壁，经胰头和胰体交界处后方向下行，跨十二指肠水平部前方进入小肠系膜根，斜行至右髂窝，其分支分布于胰头、空肠、回肠和部分大肠（图 8-27）。主要分支如下：

空肠动脉（jejunal arteries）与回肠动脉（ileal arteries）共有 13～16 支，发自肠系膜上动脉左侧壁，行于肠系膜内，反复分支并吻合形成多级动脉弓，由最后一级动脉弓发出直行血管进入肠壁，分布于空、回肠。动脉弓在空肠常为 1～2 级，在回肠多为 3～5 级。

回结肠动脉（ileocolic artery）为肠系膜上动脉右侧壁发出的终末支，斜向右下至盲肠附近，分支

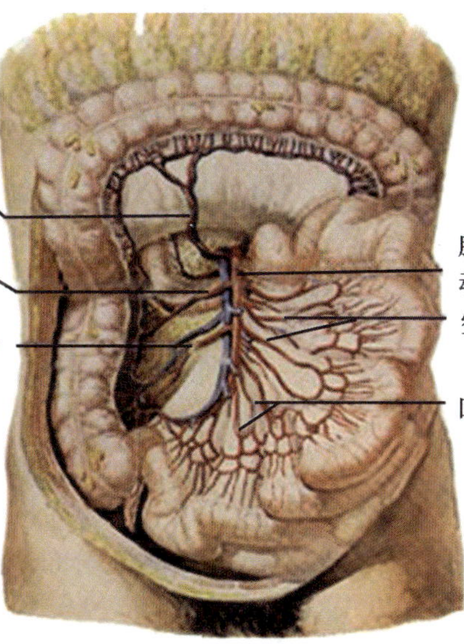

图 8-27　肠系膜上动脉及其分支

分布于回肠末段、盲肠、阑尾和升结肠的起始部，并发出阑尾动脉（appendicular artery）行于阑尾系膜的游离缘至阑尾尖端，分布于阑尾。

右结肠动脉（right colic artery）向右走行，分支分布于升结肠，并与中结肠动脉和回结肠动脉的分支吻合。

中结肠动脉（middle colic artery）向前进入横结肠系膜内，分支分布于横结肠，并分别与左、右结肠动脉的分支吻合。

胰十二指肠下动脉分支分布于胰和十二指肠。

③肠系膜下动脉（inferior mesenteric artery）：约平第3腰椎高度发自腹主动脉前壁，行向左下方达左髂窝（图8－28）。其分支有：左结肠动脉（left colic artery）横向左侧，分支分布于降结肠，并与中结肠动脉和乙状结肠动脉吻合；乙状结肠动脉（sigmoid arteries）有2～3支，斜行向左下方，进入乙状结肠系膜内，互相吻合成动脉弓，分支分布于乙状结肠；直肠上动脉（superior rectal artery）为肠系膜下动脉的终支，经乙状结肠系膜内下行至直肠后方，分为两支，沿直肠两侧下行，分支分布于直肠上部，并向下与直肠下动脉的分支吻合。

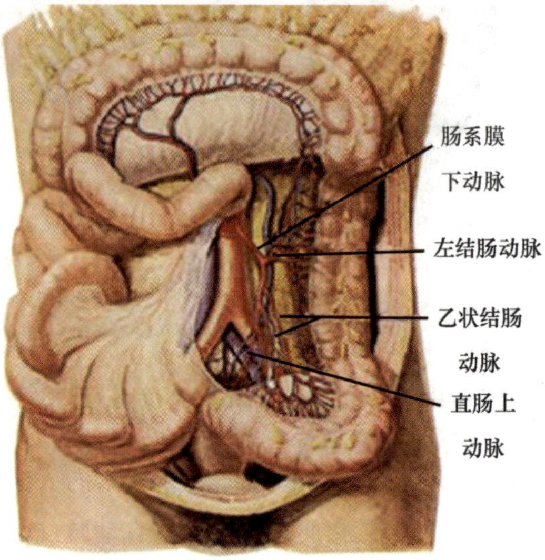

图8－28　肠系膜下动脉及其分支

（五）髂总动脉（common iliac artery）

左、右各一，在平第4腰椎高度自腹主动脉分出，沿腰大肌内侧行向外下方，至骶髂关节的前方附近分为**髂内动脉**和**髂外动脉**。

1. 髂内动脉

粗而短，是盆部的动脉主干，向内下入盆腔，有**直肠下动脉**、**子宫动脉**、**阴部内动脉**、**臀上动脉**、**臀下动脉**、**闭孔动脉**等分支（图8－29，图8－30），分布于盆腔内脏器、盆壁、臀部、会阴及外生殖器等处。

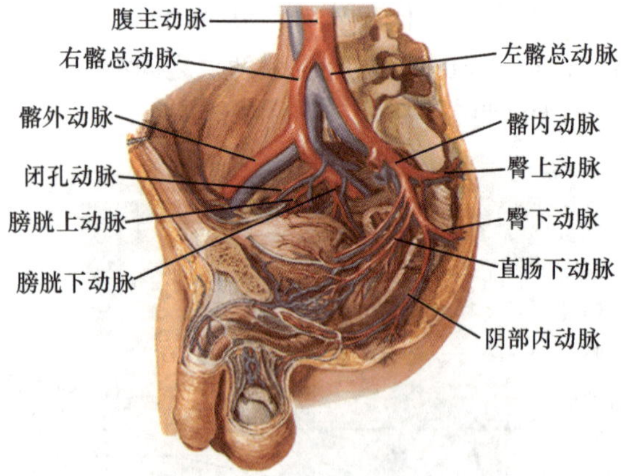

图8－29　男性盆腔的动脉

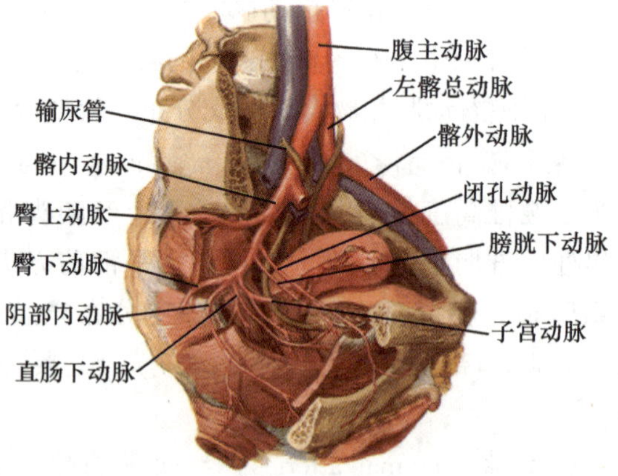

图8－30　女性盆腔的动脉

2. 髂外动脉

沿腰大肌内侧缘下行，经腹股沟韧带的深面至股前部移行为**股动脉**（图8－31）。**腹壁下动脉**是髂外动脉的重要分支，进入腹直肌鞘内，分布于**腹直肌**。

3. 下肢的动脉

（1）**股动脉**　在腹股沟韧带中点下方接续髂外动脉，在股三角内下行，至股三角下份穿向背侧到腘窝，改名**腘动脉**（图8－32，图8－33）。

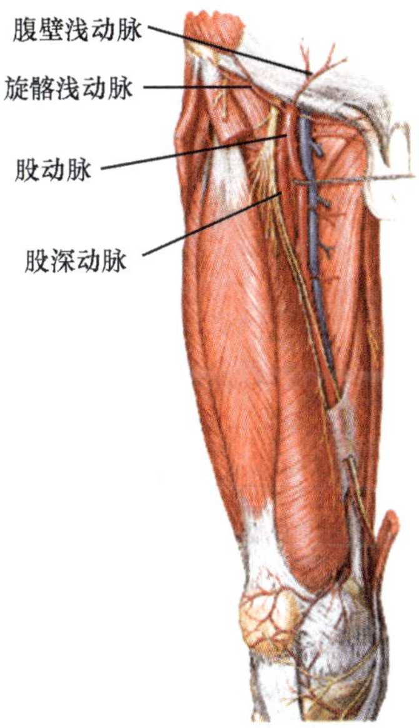

图8－31　大腿的动脉

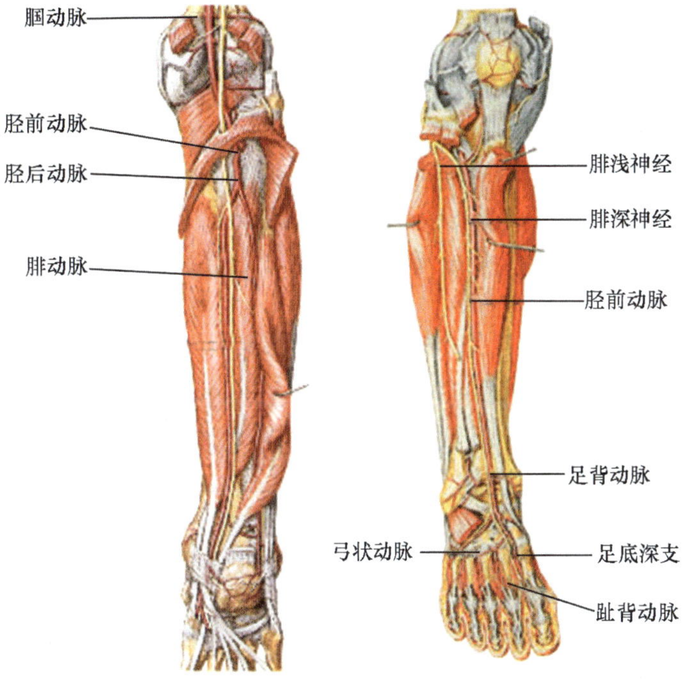

图8－32　小腿和足部的动脉

（2）**腘动脉**　在腘窝深部下行，到腘窝下角分为**胫前动脉**和**胫后动脉**。腘动脉分支分布于膝关节及其周围的肌。

（3）**胫后动脉**　走行在小腿后群肌浅、深两层之间至足底，分为**足底内侧动脉**和**足底外侧动脉**。胫后动脉分支布于小腿肌后群、外侧群和足底肌。足底外侧动脉与足背动脉的分支吻合成足底弓，由弓发出分支布于足趾。

（4）胫前动脉　从腘动脉发出后，向前穿骨间膜到小腿肌前群之间下行，至踝关节前方移行为**足背动脉**。胫前动脉和足背动脉分布于小腿肌前群和足背、足趾。

专业知识拓展

全身主要动脉的体表投影和止血部位

1. 颈总动脉和颈外动脉

自胸锁关节向上到下颌角与乳突间连线的中点引一条线，为颈总动脉和颈外动脉的体表投影，在平甲状软骨上缘以上为颈外动脉，以下为颈总动脉。在环状软骨高度的两侧，可摸到颈总动脉的搏动，在此处可将颈总动脉向后内压迫到第六颈椎横突上，进行头颈部临时性止血。

2. 面动脉

在下颌骨体下缘与咬肌前缘交界处，可摸到面动脉搏动，在此处将面动脉压向下颌骨体，可进行面部临时性止血。

3. 颞浅动脉

在外耳门前方可摸到其搏动。在此处压迫颞浅动脉，可进行颞部及颅顶临时性止血。

4. 锁骨下动脉

由胸锁关节至锁骨中点划一凸向上的弓状线，其最高点在锁骨上方约1.2cm处，此线即表示锁骨下动脉的体表投影。在该线的最高处可摸到锁骨下动脉的搏动。于锁骨上窝中点将锁骨下动脉向后下方压在第1肋骨上，可进行上肢临时性止血。

5. 腋动脉和肱动脉

上肢外展90°，手掌向上，从锁骨中点到肱骨内、外上髁间连线中点的稍下方处连一直线，该线在背阔肌下缘以上的部分为腋动脉的体表投影，以下的部分为肱动脉的体表投影。在肱二头肌内侧沟内可摸到肱动脉的搏动。在臂中份将肱动脉向后外方压于肱骨上，可进行压迫点以下的上肢临时性止血。

6. 桡动脉

自肱骨内、外上髁间连线中点稍下方到桡骨茎突的内侧引一条直线，为桡动脉的体表投影。在前臂远侧端桡侧腕屈肌腱的外侧易摸到桡动脉的搏动。

7. 股动脉

在大腿屈曲并外展和旋外状态下，从腹股沟韧带中点向内下方到股骨内侧髁上方引一线，该线的上2/3部分即为股动脉的体表投影。在腹股沟韧带中点下方可摸到股动脉的搏动，于此处将股动脉压向耻骨，可进行下肢的临时性止血。

8. 腘动脉

位于腘窝深部。在腘部加垫、捆扎固定，可阻止小腿出血。

9. 足背动脉

足背内踝外踝连线的中点能摸到其搏动。

四、体循环的静脉

静脉始于毛细血管，在向心汇集的过程中不断接受属支，逐渐变粗，最后注入右心房。

静脉内血流缓慢，压力低，管壁较薄，管腔比相应的动脉大。

静脉管壁的内面具有内膜形成的**静脉瓣**（图8-33），瓣膜呈半月形，向心性开放，可阻止血液倒流。静脉瓣的分布以四肢、腹部，尤其是下肢的静脉较多，头颈部和胸部的静脉及肝门静脉系大多数无静脉瓣。

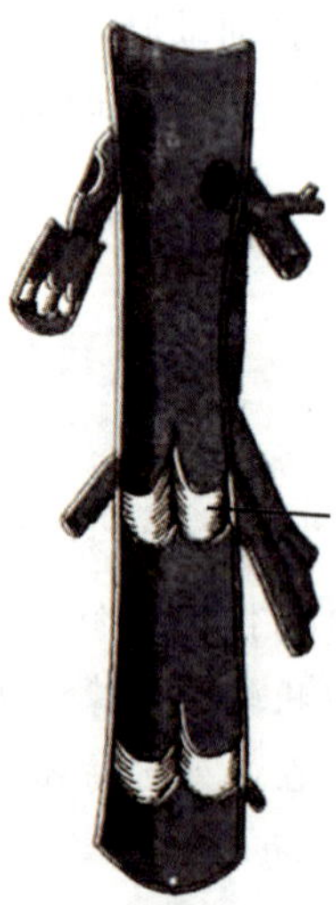

图8-33 静脉瓣

体循环的静脉在配布上可分为浅静脉和深静脉。浅静脉位于皮下组织内，故又称**皮下静脉**。由于浅静脉位置表浅，临床上常通过它们作静脉内注射、输液和输血。

深静脉位于深筋膜的深面或体腔内，多与动脉伴行。凡伴行的动、静脉，其分布或收集范围大体一致，名称也基本相同。

静脉之间有丰富的吻合。浅静脉之间，深静脉之间，以及浅、深静脉之间都有吻合支相通。浅静脉一般都吻合成静脉网，深静脉则在动脉或某些脏器的周围或壁内吻合成静脉丛。

体循环的静脉可分为**心静脉系**（见心的静脉）、**上腔静脉系**和**下腔静脉系**。

（一）上腔静脉系（superior vena cava）

由上腔静脉及其属支组成，主要收集头、颈、胸部（心除外）和上肢的静脉血。

上腔静脉是上腔静脉系的主干。它是一条短而粗的静脉干，由左、右头臂静脉在右侧第1胸肋关节处后方汇合而成，在升主动脉的右侧垂直下降，至第3胸肋关节下缘水平注入右心房。在其注入右心房前有奇静脉注入（图8－34）。

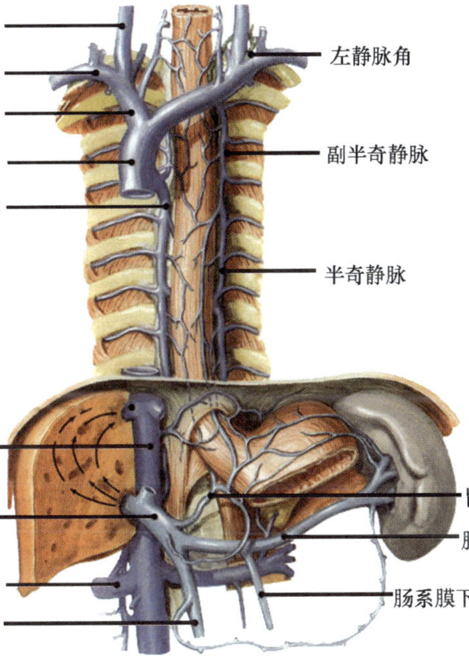

图8－34　上腔静脉及其属支

头臂静脉（brachiocephalic vein）（无名静脉）左、右各一，在胸锁关节后方由同侧的颈内静脉与锁骨下静脉汇合而成，汇合处夹角称静脉角（venous angle），是淋巴导管的注入部位。头臂静脉主要接纳颈内静脉和锁骨下静脉的血液，同时还接受甲状腺下静脉、椎静脉、胸廓内静脉等。

1. 头颈部的静脉

（1）颈内静脉　为颈部最大的静脉干，在颈静脉孔处续于乙状窦，行于颈动脉鞘内，沿颈内动脉与颈总动脉外侧下行，至胸锁关节后方与锁骨下静脉汇合成头臂静脉。颈内静脉壁附着于颈动脉鞘，并与颈深筋膜相连，常处于开放状态，利于血液回流。该静脉损伤时，因管壁不能闭合和胸腔负压对血液的抽吸影响可导致空气栓塞。

颈内静脉收集颅内、外和颈部器官的静脉血。颈内静脉在颅外的主要属支有面静脉。

面静脉（facial vein）在眼内眦处起自内眦静脉，与面动脉伴行，收集面前部软组织的静脉血。面静脉通过内眦静脉、眼静脉与颅内海绵窦相交通，面静脉在口角以上的部分一般无静脉瓣。因此，面部尤其以鼻根至两侧口角的三角区内发生化脓性感染时，若处理不当（如挤压等）则有导致颅内感染的可能。

（2）颈外静脉　是颈部最大的浅静脉，沿胸锁乳突肌浅面下行，注入锁骨下静脉。颈外静脉主要收集枕部和颈浅部的静脉血（图8－35）。

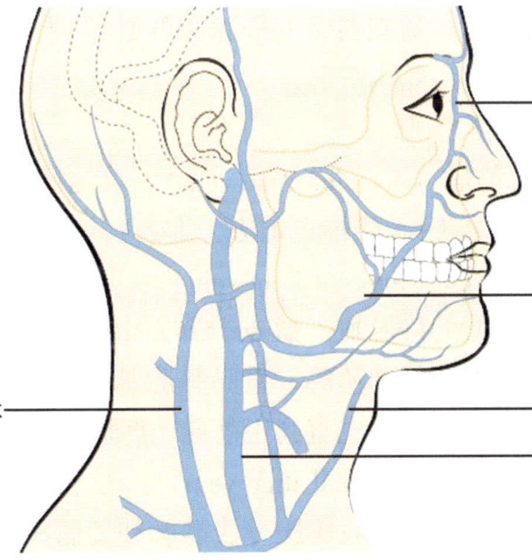

图8－35　头颈部的静脉

2. 上肢的静脉和锁骨下静脉

（1）上肢的浅静脉　手的浅静脉在手背形成手背静脉网，由此静脉网再逐渐合成两条大的静脉，即**头静脉**和**贵要静脉**。

① 头静脉　起自手背静脉网的桡侧部，沿前臂桡侧及肱二头肌外侧沟上升，最后注入腋静脉。

② 贵要静脉　起自手背静脉网的尺侧部，上行逐渐转至前臂的掌侧面，沿前臂尺侧及肱二头肌内侧沟上升，到臂的中部穿深筋膜注入肱静脉。

③ 肘正中静脉　位于肘窝部的皮下，自头静脉向内上方连到贵要静脉。并在此汇入深部的肱静脉，由于肘正中静脉与深部静脉相连，位置较固定，是静脉穿刺或插管的常用部位。（图 8－36）

（2）上肢的深静脉　深静脉与同名动脉伴行，最后经腋静脉上续为锁骨下静脉。

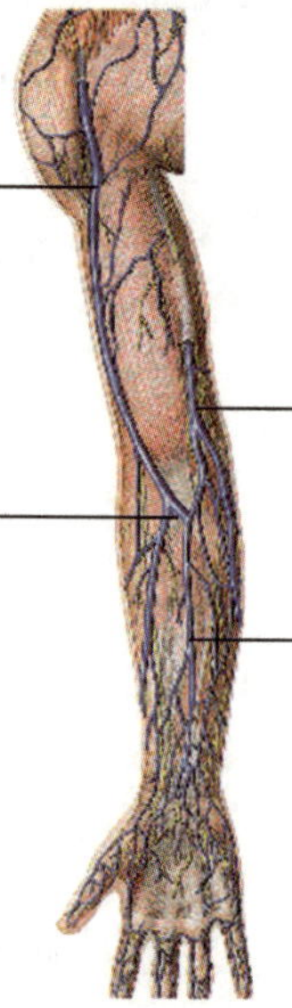

图 8－36　上肢的浅静脉

3. 胸部的静脉

奇静脉起自右腰深静脉，沿脊柱胸段的右前方上升，至第 4 胸椎体高度向前弯曲，绕过右肺根上方注入上腔静脉。奇静脉主要收集食管、主支气管等脏器和半奇静脉及副半奇静脉的静脉血。

（1）奇静脉　起于右腰升静脉，沿脊柱胸段的右前方上升，至第 4 胸椎体高度向前弯曲，绕过右肺根上方注入上腔静脉。奇静脉主要收集食管、主支气管等脏器和半奇静脉及副半奇静脉的静脉血。

（2）椎静脉丛　分布于椎管内、外，纵贯脊柱全长，分椎内静脉丛和椎外静脉丛，收集脊髓、脊膜、椎骨和邻近肌的血液。椎静脉丛与颅内外有广泛的沟通，临床上当胸、腹、盆腔等部位发生肿瘤、感染或寄生虫感染时，可经椎静脉丛蔓延或转移至颅内或其他远位脏器。

（二）下腔静脉系

下腔静脉系由下腔静脉及其属支组成。下腔静脉系主要收集下肢、盆部和腹部的静脉血。下腔静脉（inferior vena cava）是下腔静脉系的主干，为人体最大的静脉，在第 5 腰椎的水平由左、右髂总静脉汇合而成，沿腹主动脉的右侧上升，经肝的后缘，穿膈的腔静脉孔进入胸腔，注入右心房（图 8－38）。

1. 盆部和下肢的静脉

盆部的静脉　盆腔器官的静脉在各脏器周围构成丰富的静脉丛，如**直肠静脉丛、子宫静脉丛**和**膀胱静脉丛**等，再汇入髂内静脉。

（1）盆部的静脉

1）髂总静脉（common iliac vein）　在骶髂关节的前方，由髂内、外静脉汇合而成。髂总静脉由此斜向内上方，至第 4～5 腰椎右前方，左、右髂总静脉汇合成下腔静脉。

2）髂内静脉（internal iliac vein）　与髂内动脉相伴行，短而粗，其属支分为脏支和壁支，收集各同名动脉分布区域的静脉血。脏支分布的特点是在器官壁内或其表面形成丰富的静脉丛，如膀胱静脉丛、子宫静脉丛和直肠静脉丛等。直肠静脉丛分布于直肠黏膜下组织及肌层的浅面（图8－37）。静脉丛的上部、中部、下部分别合成直肠上静脉、直肠下静脉和肛静脉。

3）髂外静脉（external iliac vein）　是股静脉的直接延续，与同名动脉伴行，至骶髂关节前方与髂内静脉汇合成髂总静脉，收集腹壁浅静脉和旋髂深静脉的静脉血。

（2）下肢的静脉

1）下肢的浅静脉（图 8－39）

大隐静脉　在足背的内侧缘起于足背静脉弓，经内踝前方，沿小腿和大腿的内侧上行，在腹股沟韧带下方注入股静脉。大隐静脉在内踝前上方位置表浅，临床上常在此处作大隐静脉穿刺或切开。

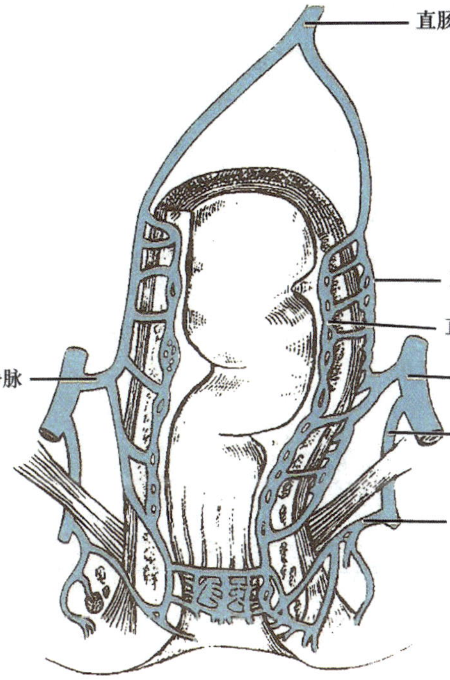

图 8－37　直肠的静脉

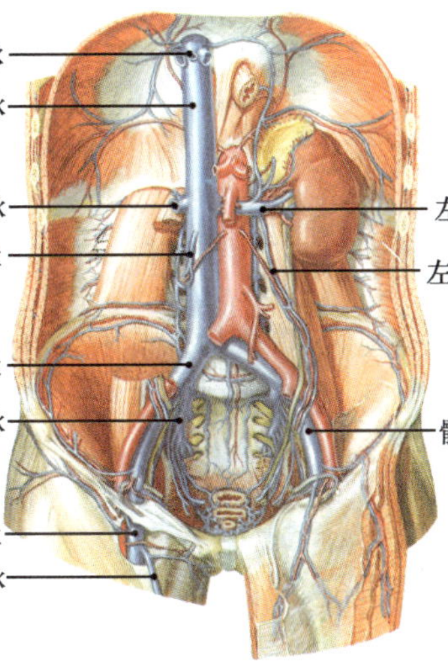

图 8－38　下腔静脉及其属支

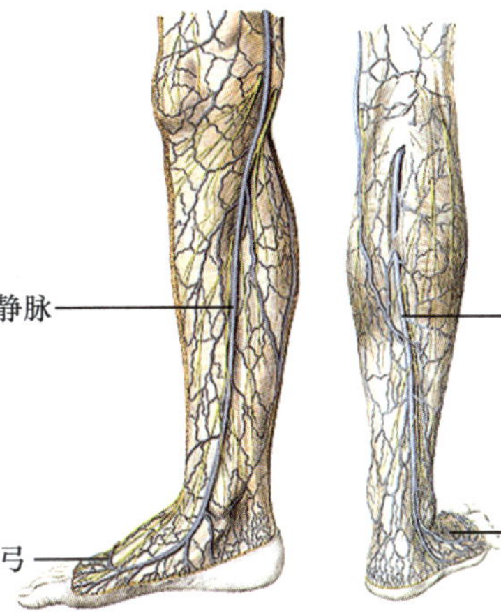

图 8－39　下肢的浅静脉

小隐静脉　在足背的外侧缘起自足背静脉弓，经外踝后方，沿小腿后面上行到腘窝，穿深筋膜注入腘静脉。

2）下肢的深静脉　下肢的深静脉与同名动脉伴行，最后汇成股静脉。股静脉位于股动脉内侧，上行达腹股沟韧带中点的深面，移行为髂外静脉。髂外静脉与髂内静脉汇合成髂总静脉。

2. 腹部的静脉

腹部的静脉分为壁支和脏支。成对的壁支和脏支直接或间接地注入下腔静脉；不成对的脏支（除肝静脉外）先汇合成肝门静脉入肝后，经肝静脉回流入下腔静脉。

（1）壁支　有一对膈下静脉和四对腰静脉，均与同名动脉伴行。左、右腰静脉之间有纵行的腰升静脉沟通。左、右腰升静脉向上穿过膈分别移行为半奇静脉和奇静脉，二者向下与同侧的髂总静脉相交通。

（2）脏支

1）睾丸静脉　起自睾丸和附睾，右睾丸静脉以锐角注入下腔静脉。左睾丸静脉以直角注入左肾静脉。在女性此静脉为卵巢静脉，流注关系与男性相同。

2）肾静脉　从肾门横行向内侧注入下腔静脉。左肾静脉略长。

3）肝静脉　肝内的小叶下静脉逐步汇合，最后合成三条肝静脉，均包埋于肝实质内，在肝的后缘注入下腔静脉。肝静脉收集肝门静脉及肝固有动脉运到肝内的血液。

3. 肝门静脉系

肝门静脉系由肝门静脉及其属支所组成，收集除肝和直肠下段以外的腹腔不成对脏器的静脉血。

肝门静脉是一条短而粗的静脉干，长约6～8cm。肝门静脉（hepatic portal vein）由肠系膜上静脉和脾静脉在胰头后方汇合而成。肝门静脉向右上方斜行进入肝十二指肠韧带内，与胆总管和肝固有动脉伴行，到肝门处分为左、右两支入肝（图8－40）。

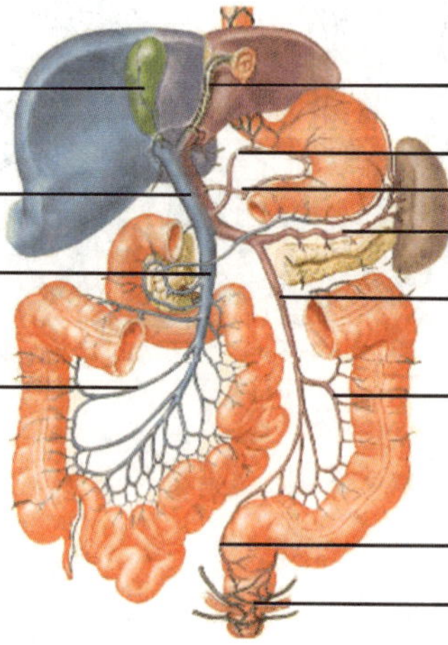

图8－40　肝门静脉及其属支

肝门静脉系的起、止两端均为毛细血管，管腔内一般无静脉瓣，当肝门静脉血流受阻，压力增高时，血液可发生逆流。

（1）肝门静脉的主要属支：肠系膜上静脉、脾静脉、肠系膜下静脉、胃左静脉、附脐静脉等。

（2）肝门静脉系与上、下腔静脉系间的吻合及肝门静脉侧支循环，主要有以下三处（图8－41）。

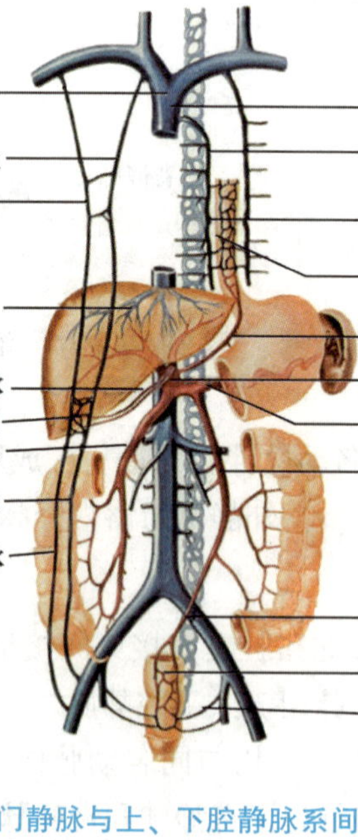

图8－41　肝门静脉与上、下腔静脉系间的吻合（模式图）

①通过食管静脉丛形成肝门静脉与上腔静脉间的吻合。其交通途径为：

肝门静脉 → 胃左静脉 → 食管静脉丛 → 食管静脉 → 奇静脉 → 上腔静脉。

②通过直肠静脉丛形成肝门静脉与下腔静脉间的吻合。其交通途径为：

肝门静脉→脾静脉→肠系膜下静脉→直肠上静脉→直肠静脉丛→直肠下静脉、肛静脉→髂内静脉→髂总静脉→下腔静脉。

③通过脐周静脉网形成肝门静脉与上、下腔静脉间的吻合。其交通途径为：

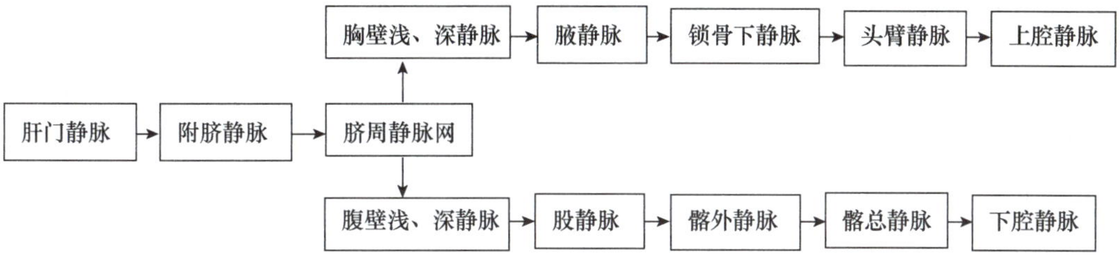

在正常情况下，上述这些吻合支细小，血流量少，血液均按正常方向各自回流至所属静脉系。当肝门静脉高压时（如肝硬化），肝门静脉回流受阻，肝门静脉内的血液可通过上述吻合的静脉丛流入上、下腔静脉系，形成门脉侧支循环。由于大量血液经侧支循环回流，吻合部位的小静脉变得粗大弯曲，于是在食管下端及胃底、直肠黏膜和脐周围出现静脉曲张，甚至血管破裂导致呕血（食管静脉曲张破裂）、便血（直肠静脉丛曲张破裂）和腹膜腔积液。

第四节　淋巴系统

淋巴系统（lymphatic system）由淋巴管道、淋巴器官和淋巴组织组成。淋巴管道可分为毛细淋巴管、淋巴管、淋巴干和淋巴导管。淋巴器官包括淋巴结、脾、扁桃体和胸腺等。淋巴组织是含有大量淋巴细胞的网状组织，主要分布于消化管和呼吸道等处的管壁中。

血液经动脉运行到毛细血管动脉端时，其中含有一定成分的液体经过毛细血管壁滤出，进入组织间隙形成组织液。组织液与细胞进行物质交换后，大部分经毛细血管静脉端被吸收入静脉，小部分则进入毛细淋巴管成为淋巴。淋巴沿淋巴管道向心流动，最后归入静脉，因此，淋巴系统是静脉的辅助管道（图 8－42）。

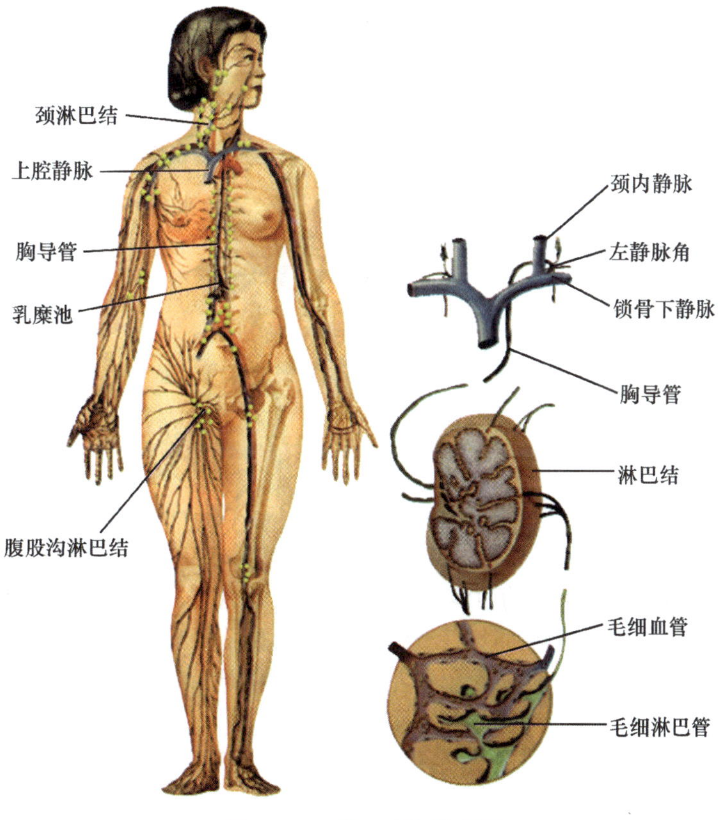

图 8－42　淋巴系统模式图

一、淋巴管道

（一）毛细淋巴管

毛细淋巴管（lymphatic capillary）是淋巴管道的起始部分，以膨大的盲端起始于组织间隙，管壁由单层扁平上皮细胞构成。毛细淋巴管壁的通透性大于毛细血管，一些大分子物质，如蛋白质以及癌细胞、细菌、异物等较易进入毛细胞淋巴管。毛细淋巴管分布较广，除脑、脊髓及无血管的结构外，毛细淋巴管几乎遍布全身。

（二）淋巴管

淋巴管（lymphatic vessel）由毛细淋巴管汇合而成。其结构与静脉相似，管壁内面有丰富的瓣膜。淋巴管在向心回流的过程中，一般都经过一个或多个淋巴结。淋巴管根据所在的位置分为浅淋巴管和深淋巴管两种。浅淋巴管行于皮下，深淋巴管与深部的血管伴行，浅、深淋巴管之间有小支相交通。

（三）淋巴干

全身淋巴管逐渐汇合成较大的淋巴干（lymphatic trunk）。全身共有九条淋巴干：左、右颈干，左、右锁骨下干，左、右支气管纵隔干，左、右腰干和一条肠干（图 8－43）。

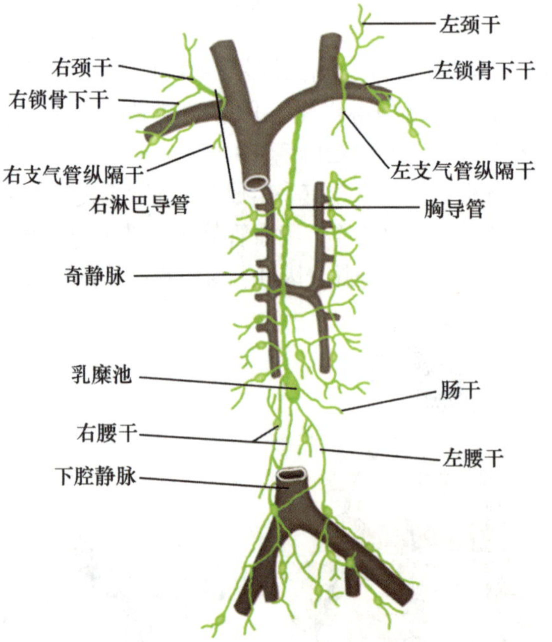

图 8－43　淋巴干、胸导管和右淋巴导管

（四）淋巴导管

九条淋巴干分别汇成左、右两条大的淋巴导管。

1. 胸导管（thoracic duct）

胸导管是全身最大的淋巴管道，长约 30～40cm。胸导管通常在第 1 腰椎前方由左、右腰干和肠干汇合而成。其起始部膨大，称乳糜池。继而上行经膈的主动脉裂孔入胸腔，然后在食管后方，沿脊柱的前方上行到左颈根部，接纳左颈干、左锁骨下干和左支气管纵隔干后，注入左静脉角。胸导管收集下半身及左侧上半身的淋巴。

2. 右淋巴导管（right lymphatic duct）

长约1.5cm，由右颈干、右锁骨下干和右支气管纵隔干汇合而成，注入右静脉角。右淋巴导管收集右侧上半身的淋巴。

二、淋巴器官

（一）淋巴结（lymph node）

1. 淋巴结的形态

淋巴结一般为灰红色的圆形或椭圆形小体，它的一侧隆凸，有数根输入淋巴管进入，另一侧向内凹陷为淋巴结门，有数根输出淋巴管发出。

2. 淋巴结的组织结构

淋巴结的表面有由结缔组织构成的被膜，被膜的结缔组织向实质内伸入，形成许多小梁。淋巴结的实质由淋巴组织构成，分为**皮质**和**髓质**两部分（图8－44）。

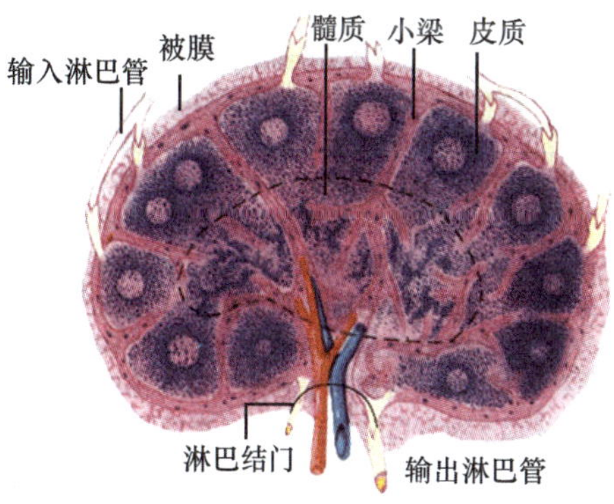

图8－44 淋巴结的组织结构

主要由淋巴小结、副皮质区和皮质淋巴窦构成。

（1）皮质

①淋巴小结 呈球形或椭圆形，由淋巴组织密集而成，其中主要是B淋巴细胞。淋巴小结的中央染色较浅，常见细胞分裂，称**生发中心**，此处的淋巴细胞可分裂繁殖，产生新的淋巴细胞。

②副皮质区 是位于淋巴小结之间和皮质深部的弥散淋巴组织，主要由T淋巴细胞组成。

③皮质淋巴窦 是淋巴结内淋巴流经的通路。窦壁由扁平的内皮细胞围成。

（2）髓质 由髓索和髓质淋巴窦构成。髓索是淋巴组织构成的条索，彼此相连成网。髓索主要由B淋巴细胞、浆细胞、巨噬细胞和网状细胞等组成。

3. 淋巴结的功能

（1）滤过淋巴 当淋巴流经淋巴结时，淋巴窦内的巨噬细胞可以将异物、病菌吞噬清除，对机体有重要的防御和保护作用。

（2）产生淋巴细胞 淋巴结内的淋巴细胞，可以分裂繁殖，产生新的淋巴细胞。

（3）参与机体的免疫 淋巴结是产生抗体和T效应细胞的重要免疫器官。

4. 全身主要的淋巴结群

淋巴结一般多成群分布于人体的一定部位，并接受一定器官或一定部位的淋巴，因此，局部感染可引起有关淋巴结群的肿大或疼痛，癌细胞也常沿淋巴管转移，所以熟悉淋巴结群的位置及其引流范围，具有一定的临床意义。

（1）头颈部的淋巴结群

①下颌下淋巴结 位于下颌下腺附近。收纳面部的淋巴，其输出管注入颈外侧深淋巴结（图8－45、8－46）。

②颈外侧浅淋巴结 沿颈外静脉排列。收纳耳后部、枕部及颈浅部的淋巴，其输出管注入颈外侧深淋巴结。

③颈外侧深淋巴结 沿颈内静脉排列。颈外侧深淋巴结位于锁骨上窝的部分，又称锁骨上淋巴结。在胃癌、食管癌患者，癌细胞可经胸导管经左颈干逆流转移到左锁骨上淋巴结，引起该淋巴结肿大。颈外侧深淋巴结直接或间接地收集头颈部淋巴。其输出管汇成颈干，左颈干注入胸导管。右颈干注入右淋巴导管。

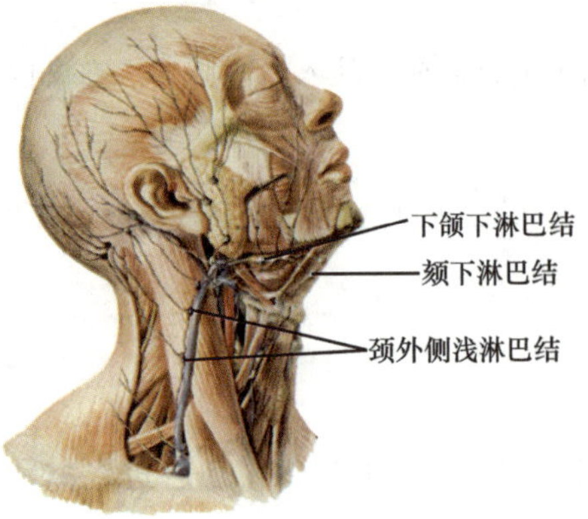

图 8-45 头颈部的淋巴管和淋巴结

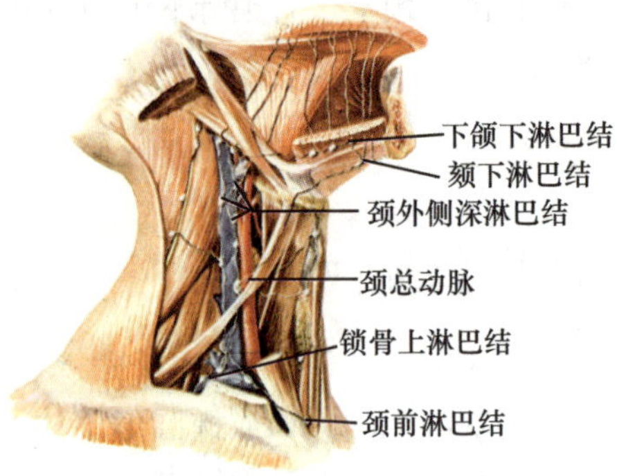

图 8-46 头颈部深层的淋巴管和淋巴结

（2）上肢的淋巴结　主要有腋淋巴结，位于腋窝内。腋淋巴结收纳上肢、胸壁和乳房等处的浅、深淋巴管。其输出管汇成锁骨下干，左锁骨下干注入胸导管，右锁骨下干注入右淋巴结导管。乳腺癌常转移到腋淋巴结（图 8-47）。

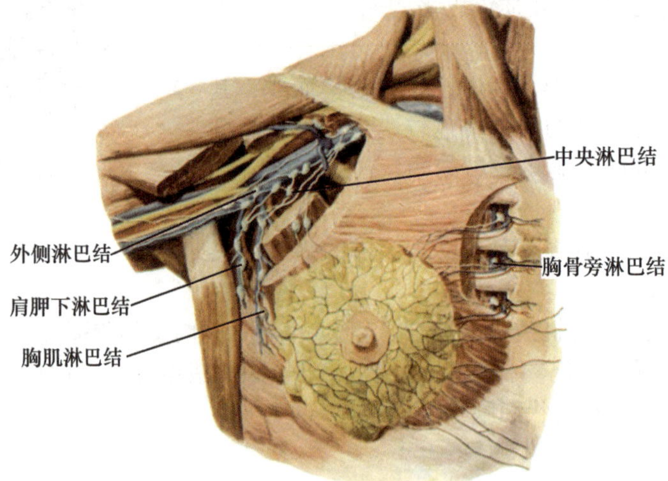

图 8-47 腋淋巴结和乳房的淋巴管

（3）胸部的淋巴结　主要有支气管肺门淋巴结（又称肺门淋巴结），位于肺门处，其输出管经气管杈周围的气管、支气管淋巴结注入气管旁淋巴结，气管旁淋巴结的输出管，汇入支气管纵隔干。左支气管纵隔干注入胸导管，右支气管纵隔干注入右淋巴导管（图 8-48）。

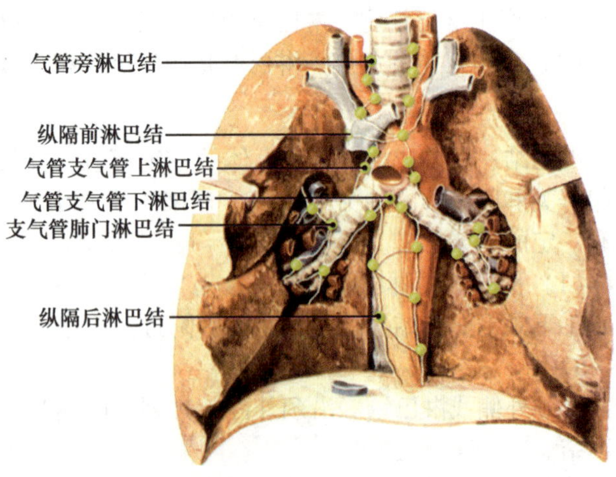

图 8-48 胸腔脏器的淋巴结

（4）腹部的淋巴结　在腹主动脉及下腔静脉的周围有腰淋巴结，接纳髂总淋巴结的输出管、腹后壁的淋巴管以及腹腔成对器官的淋巴管。其输出管汇成左、右腰干注入乳糜池。

在腹腔干、肠系膜上动脉根部和肠系膜下动脉根部周围分别有腹腔淋巴结、肠系膜上淋巴结和肠系膜下淋巴结。它们分别收纳同名动脉分布区的淋巴管，其输出管合成肠干注入乳糜池（图 8-49、图 8-50）。

（5）盆部的淋巴结　沿髂内动、静脉，髂外动、静脉和髂总动、静脉排列，分别称髂内淋巴结、髂外淋巴结和髂总淋巴结。它们分别收纳同名动脉分布区的淋巴管，最后经髂总淋巴结的输出管注入腰淋巴结（图 8－49）。

（6）下肢的淋巴结

①腹股沟浅淋巴结　位于腹股沟皮下，收纳腹前壁下部、外生殖器和下肢的浅淋巴管，其输出管注入腹股沟深淋巴结。

②腹股沟深淋巴结　沿股静脉根部排列，收纳腹股沟浅淋巴结的输出管及下肢的深淋巴管，其输出管注入髂外淋巴结。

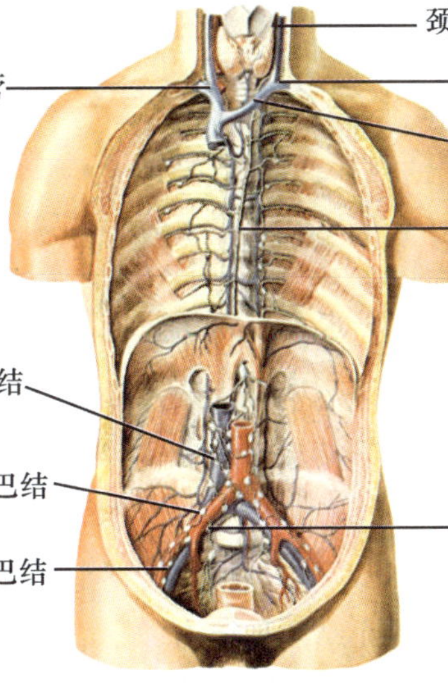

图 8－49　胸导管及腹、盆部淋巴结

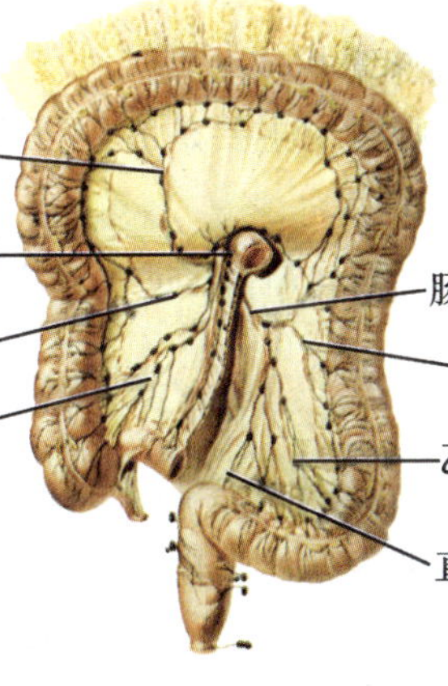

图 8－50　腹腔淋巴结

（二）脾

1. 脾的位置

脾（spleen）位于左季肋区，平对第 9～11 肋高度，长轴与第 10 肋一致。正常脾在左肋弓下不能触及（图 8－51）。

2. 脾的形态

脾略呈扁椭圆形，色暗红，质软而脆，受暴力打击容易破裂。脾可分为膈、脏两面，上、下两缘。脾的膈面光滑隆凸，与膈相贴；脏面凹陷，近中央处为脾门，是脾的血管、神经出入之处。脾的后缘较钝。前上缘锐利，常有2～3个切迹，称脾切迹。脾肿大时脾切迹可作为触诊的标志。

3. 脾的微细结构

脾的表面有一层间皮，间皮深面为一层较厚的结缔组织构成的被膜（即脏腹膜）。被膜向实质内深入形成许多小梁，小梁互相连接成网，构成脾的支架。脾的实质主要由淋巴组织、血窦构成。在脾的切面上，肉眼可见脾的实质大部分呈暗红色，称红髓；在红髓中散在有1～2mm大小的灰白色小点，称白髓（图8－52）。

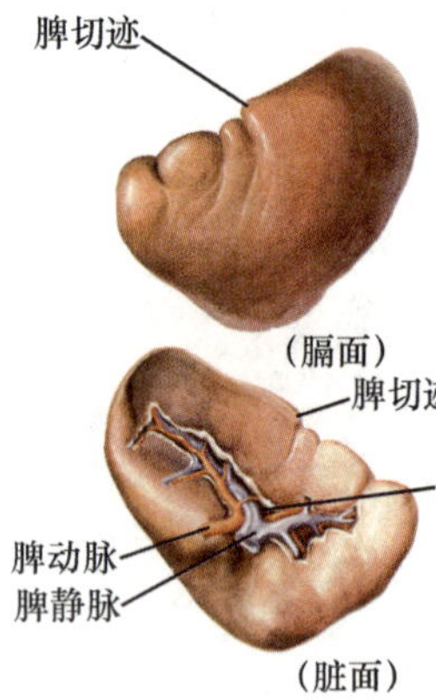

图8－51　脾

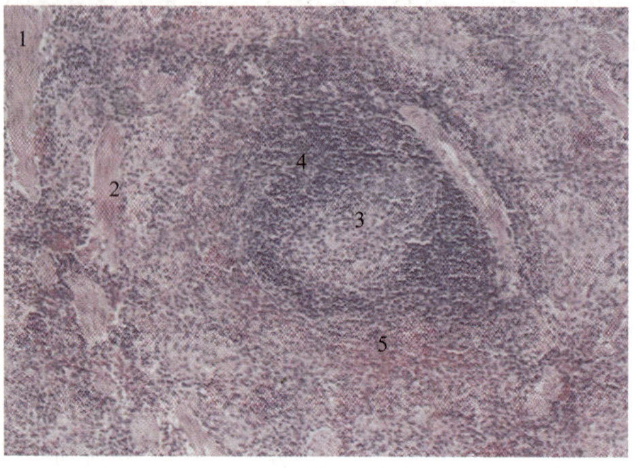

1. 被膜　2. 小梁　3. 白髓　4. 边缘区　5. 红髓

图8－52　脾（低倍）

（1）白髓　包括动脉周围淋巴鞘和淋巴小结两种结构。

①动脉周围淋巴鞘　是包围在中央动脉周围的弥散淋巴组织，主要由T淋巴细胞构成。

②淋巴小结　位于动脉周围淋巴鞘的一侧，其结构和淋巴结内的淋巴小结相同。淋巴小结中主要是B淋巴细胞。

（2）红髓　位于白髓周围，由脾索及脾窦构成。

①脾索　是脾窦之间的条索状结构。脾索内主要是B淋巴细胞，并有网状细胞、巨噬细胞、浆细胞、红细胞等。

②脾窦　是形状和大小不规则的血窦，位于脾索之间。窦壁由杆状的内皮细胞和不连续的基膜构成，在窦壁的内、外面均有巨噬细胞。

4. 脾的功能

（1）滤血　血液流经脾时，脾内的巨噬细胞可吞噬和清除血液中的异物、病菌以及衰老、死亡的红细胞和血小板。当脾功能亢进时可引起红细胞和血小板减少。

（2）造血　胚胎时期，脾能产生各种血细胞。出生后，脾产生淋巴细胞。脾保持有造多种血细胞的潜能，当严重贫血或某些病理状态下，能重新产生多种血细胞。

（3）储血　人脾约可储血40ml，尤其以血细胞为主。机体需要时，可将所储血液释放入血循环。

（4）参与免疫反应　脾内大量的淋巴细胞和巨噬细胞都参与机体的免疫反应。

（三）胸腺

1. 胸腺的位置和形态

胸腺（thymus）位于胸腔内上纵隔前部，在胸骨柄和肋软骨之后。胸腺可分为左、右两叶，色灰红，质柔软。幼儿的胸腺发达，至青春期重约25～40g，以后逐渐退化和萎缩，被脂肪组织所代替。

2. 胸腺的组织结构

胸腺表面有结缔组织形成的被膜，被膜伸入胸腺实质内把胸腺分成许多小叶。每个小叶可分为位于表浅部分的皮质和深部的髓质，相邻小叶的髓质可以相互连接。

胸腺的实质主要由淋巴组织和上皮网状细胞所构成。胸腺内的淋巴细胞都是 T 淋巴细胞。在皮质内，T 淋巴细胞密集；在髓质内，淋巴细胞较少，上皮网状细胞形成同心圆小体，叫胸腺小体。

3. 胸腺的功能

胸腺是中枢淋巴器官，兼有内分泌功能，其主要功能是产生 T 淋巴细胞和分泌胸腺素。

（1）产生 T 淋巴细胞　从骨髓来的造血干细胞，在胸腺素的作用下，迅速地分裂和分化，产生大量淋巴细胞，称胸腺依赖淋巴细胞，简称 T 淋巴细胞。T 淋巴细胞随血循环离开胸腺输送到全身淋巴结和脾等淋巴器官内。

（2）分泌胸腺素　是由胸腺的上皮性网状细胞分泌的，能促进 T 淋巴细胞增生和发育成熟。

专业知识拓展

单核吞噬细胞系统

单核吞噬细胞系统是人体内除血液中的中性粒细胞外，所有具有吞噬功能的细胞的总称，包括结缔组织中的巨噬细胞、血液中的单核细胞、肝内的巨噬细胞、肺内的巨噬细胞、神经系统内的小胶质细胞和淋巴结、脾、骨髓中的巨噬细胞等。

单核吞噬细胞系统在形态结构上无直接联系。但它们均起源于血液中的单核细胞，而且它们的功能也相同，都具有吞噬和清除侵入体内的病菌、异物和体内衰老死亡的细胞的功能，并参与免疫反应，对机体具有重要的防御作用。

本章小结

脉管系统是体内封闭式循环管道系统，脉管系统包括心血管系统和淋巴系统。心血管系统由心、动脉、毛细血管、静脉组成，淋巴系统由淋巴管、淋巴器官和淋巴组织组成。淋巴液沿淋巴管道向心流动，最后汇入静脉，故淋巴管道可视作静脉的辅助管道。

脉管系统的主要功能是不断地把消化器官吸收的营养物质和肺吸收的氧气以及内分泌器官分泌的激素等运送到全身各器官和组织，供其新陈代谢之用；同时，又将各器官和组织的代谢产物，如二氧化碳和尿素等运送到肺、肾和皮肤等器官排出体外，以保证人体生理活动的正常进行。

脉管系统是重要的章节。特别是心脏的位置和形态，心腔的构造，营养心脏的血管，心脏的传导系统，还有门静脉系统等应重点学习掌握。

复习思考题

考试系统

1. 请说出心血管系统的组成和大、小循环的途径。
2. 请说出血液在心脏内定向流动的结构基础。
3. 请用箭头表示从手背静脉网注入药液到达肾脏所经结构；口服某种药物到达足背所经结构。
4. 请简述肝门静脉的组成、收集范围和侧支循环。
5. 请说出九条淋巴干和二条淋巴导管的收集范围和回流部位。
6. 请从所学解剖知识理解左锁骨上淋巴结与胸腹腔脏器肿瘤转移的关系。

第九章　神经系统

思维导图

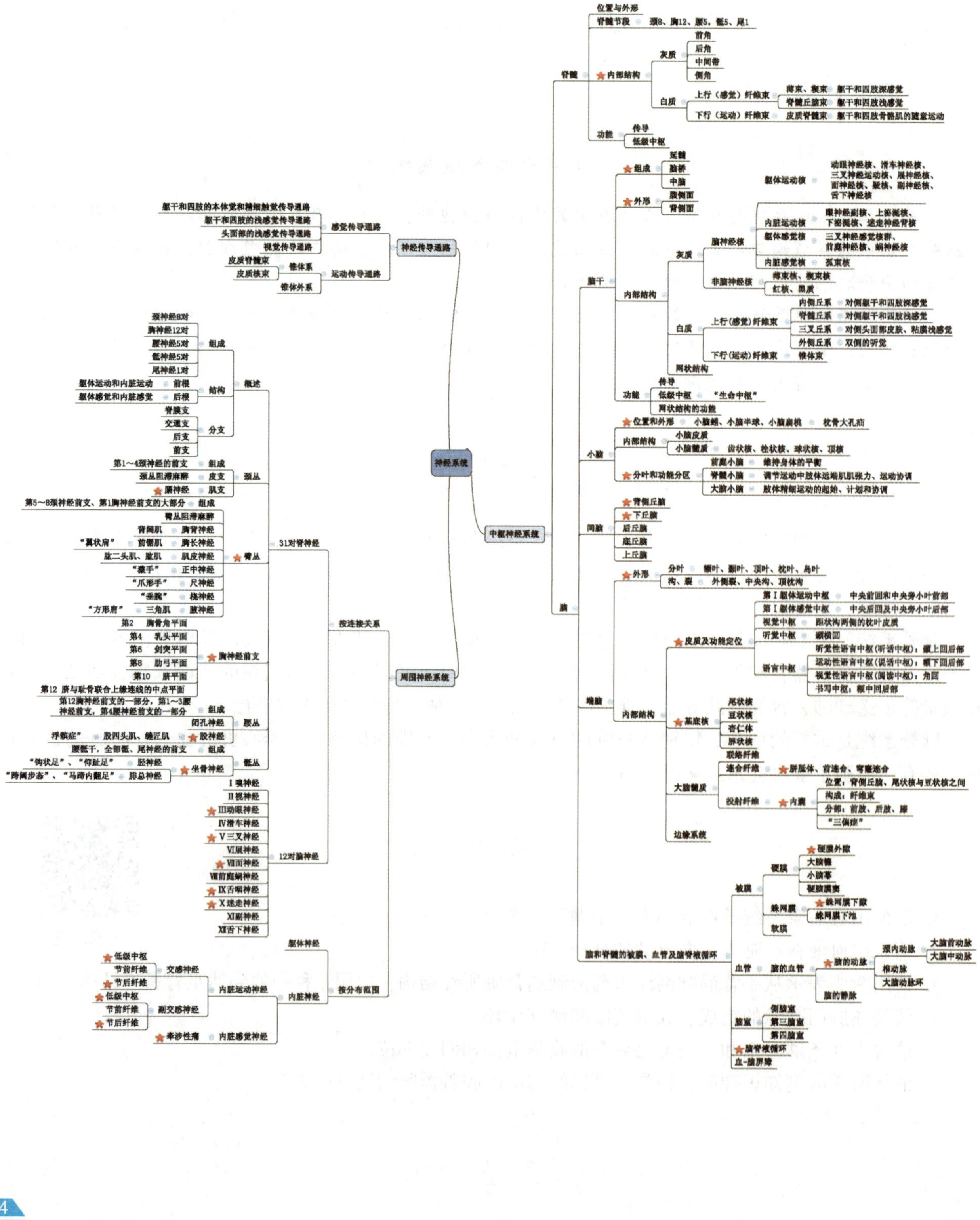

学习目标

1. 熟悉神经系统的组成；了解神经系统的常用术语。

2. 熟悉脊髓的位置、外形、内部结构；熟悉脊髓的功能；熟悉脑干、小脑、间脑的位置、组成；了解脑干、小脑、间脑、端脑的外形；了解脑干、小脑、间脑内部结构和功能；熟悉大脑半球的功能区、纹状体、内囊；熟悉脑和脊髓的被膜；掌握硬膜外隙、蛛网膜下隙；了解脑和脊髓的血管；熟悉脑脊液产生的部位、作用及其循环、血脑屏障。

3. 熟悉脊神经的组成和分支、纤维成分；了解神经丛的名称、位置；掌握神经丛的主要分支名称、了解其分布；熟悉脑神经的名称、性质；了解脑神经分布、功能；掌握自主神经的概念和结构特点；了解交感神经与副交感神经的结构。

4. 了解感觉传导通路的概念、种类、共性；了解运动传导通路的概念、锥体系的概念、组成、共性、锥体外系的概念、功能。

第一节 概 述

一、神经系统的组成和功能

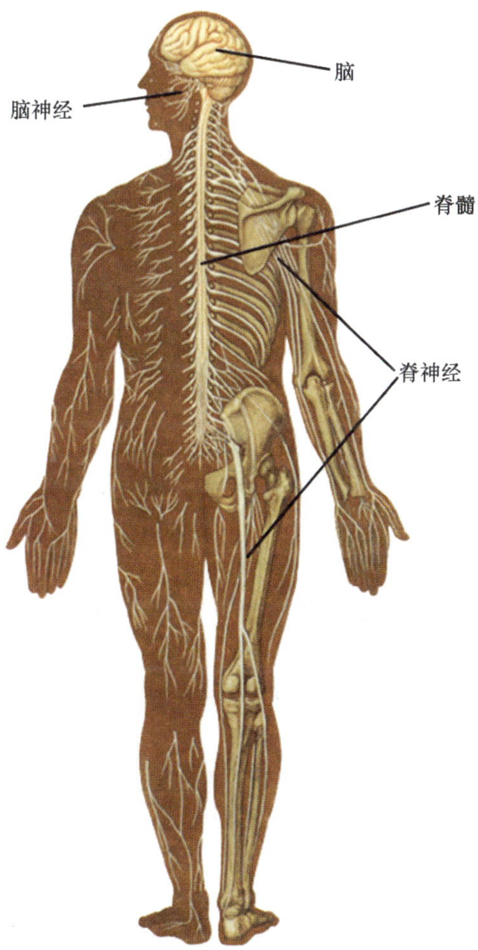

图 9－1 神经系统的概况

神经系统是机体结构和功能最复杂的系统，经过漫长的进化过程而形成。在生物进化过程中人类长期从事生产劳动，语言交流和社会活动，大脑皮质得到了高度的发展，不仅具有与高等动物类似的运动和感觉中枢，而且还出现了许多复杂的高级功能，如语言、学习、记忆、思维和情感表达等。因此。人类的神经系统无论是在结构还是在功能上，都远远超过了一般动物的范畴，不仅能适应世界、认识世界，而且还能改造世界，使自然界更好地为人类服务。

神经系统在形态和功能上是一个密不可分的整体。为了学习和叙述的方便，将神经系统分为中枢神经系统和周围神经系统（图 9－1）。

中枢神经系统包括位于颅腔内的脑和位于椎管内的脊髓。

周围神经系统是指中枢神经系统以外的所有神经成分。周围神经系统按其与中枢神经系统的连接关系可分为 12 对脑神经和 31 对脊神经。周围神经系统按其分布的范围不同可分为躯体神经和内脏神经。躯体神经主要分布于皮肤、骨、关节和骨骼肌；内脏神经主要分布于内脏、心血管和腺体。躯体神经和内脏神经均含有感觉纤维和运动纤维。感觉神经能将神经冲动自感受器传至神经中枢，故又称传入神经；运动神经能将中枢的神经冲动传至外周，故又称传出神经。其中内脏运动神经支配不受人的主观意志所控制的心肌、平滑肌和腺体的活动，故又称自主神经系统或植物神经系统。内脏运动神经依据其功能的不同，分为交感神经和副交感神经两部分（表 11－1）。

表 11－1　神经系统的区分

- 神经系统
  - 中枢神经系统
    - 脑
    - 脊髓
  - 周围神经系统
    - 按其连接关系
      - 脑神经
      - 脊神经
    - 按其分布范围
      - 躯体神经
        - 躯体感觉神经
        - 躯体运动神经
      - 内脏神经
        - 内脏感觉神经
        - 内脏运动神经
          - 交感神经
          - 副交感神经

二、神经系统的基本活动方式

神经系统的功能活动十分复杂，但其基本活动方式是反射（reflex）。反射是指在中枢神经系统的参与下，机体对内外环境刺激的规律性的应答反应。

反射活动的结构基础是反射弧（reflex－arc）（图 9－2）。反射弧的基本组成：感受器→传入神经→神经中枢→传出神经→效应器。反射弧中任何一个环节发生障碍，反射活动将减弱或消失。

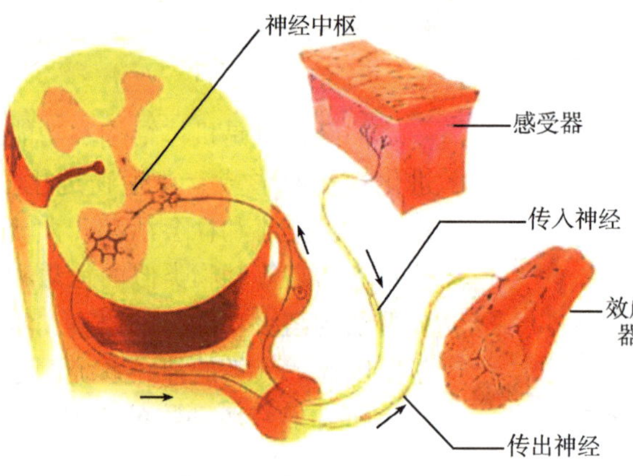

图 9－2　反射弧模式图

三、神经系统的常用术语

在神经系统中，神经元的胞体和突起相对聚集，因部位和排列方式的不同给予不同的术语。

灰质和白质　在中枢神经系统中，神经元胞体和树突集中处，色泽灰暗，称灰质。在中枢神经系统中，神经纤维聚集成束，因髓鞘呈亮白色，称白质。

皮质和髓质　位于小脑和大脑表面的灰质称皮质。位于小脑和大脑深层的白质叫髓质。

神经核与神经节　形态结构和功能相似的神经元胞体聚集成的团块或柱状结构，位于中枢神经系统内称神经核，位于周围神经系统内称神经节。

纤维束和神经　在中枢神经系统中，起止、行程和功能基本相同的神经纤维聚集成束，称纤维束或传导束。在周围神经系统中，神经纤维聚集成粗细不等的索状结构，称神经。

网状结构　在中枢神经系统中，神经纤维交织呈网状，其间有分散或成群的神经元胞体，称网状结构。

第二节　中枢神经系统

一、脊髓

（一）脊髓的位置和外形

脊髓（spinal cord）位于椎管内，上端在枕骨大孔处与延髓相连，下端在成人平第 1 腰椎体下缘，新生儿可达第 3 腰椎体下缘。因此，腰椎穿刺应在第 3～4 腰椎或第 4～5 腰椎之间进行，以免损伤脊髓。

脊髓（图 9－3）呈前后略扁的圆柱体，表面有纵贯全长的 6 条沟、裂，位于前面正中的较深，称前正中裂；位于后面正中的较浅，称后正中沟。前正中裂的两侧有前外侧沟；后正中沟的两侧有后外侧沟，沟内分别连有脊神经的前根和后根。前、后根在椎间孔处汇合成脊神经，每条脊神经后根上，都有一个膨大的脊神经节。

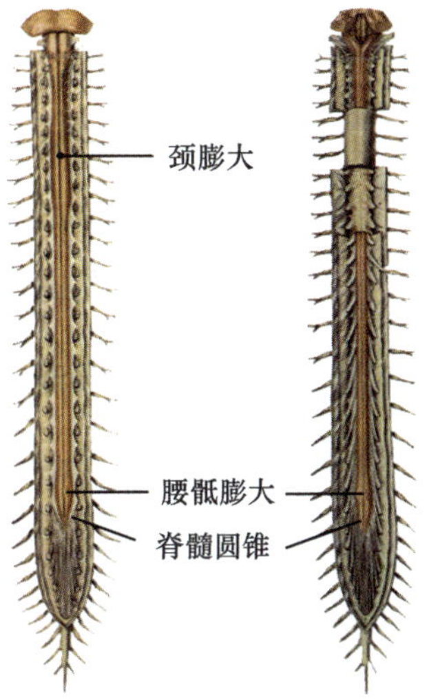

图 9－3　脊髓的外形

（二）脊髓节段与椎骨的对应关系

脊神经共有 31 对，每对脊神经所连的一段脊髓，称一个脊髓节段，因此脊髓共有 31 个节段：8 个颈节、12 个胸节、5 个腰节、5 个骶节和 1 个尾节。

在成年人，脊髓节段与椎骨的对应关系大致是：上颈髓（C_1～C_4）和同序数椎骨同高；下颈髓（C_5～C_8）和上胸髓（T_1～T_4）比同序数椎骨高一个椎骨；中胸髓（T_5～T_8）比同序数椎骨高两个椎骨；下胸髓（T_9～T_{12}）比同序数椎骨高三个椎骨；全部的腰髓（L_1～L_5）平对第 10～12 胸椎体；全部的骶髓（S_1～S_5）和尾髓（C_0）平对第 12 胸椎体和第 1 腰椎体（表 9－2、图 9－4）。了解椎骨与脊髓节段的对应关系，对确定脊髓和脊柱病变的位置和范围有着实用的意义。

表 9－2　脊髓节段与椎骨的对应关系

脊髓节段	对应的椎骨	推算举例
上颈髓（C_1～C_4）	与同序数椎骨同高	如第 2 颈髓平对第 2 颈椎
下颈髓（C_5～C_8）	比同序数椎骨高一个椎骨	如第 7 颈髓平对第 6 颈椎
上胸髓（T_1～T_4）	比同序数椎骨高一个椎骨	如第 2 胸髓平对第 1 胸椎
中胸髓（T_5～T_8）	比同序数椎骨高二个椎骨	如第 6 胸髓平对第 4 胸椎

续表

脊髓节段	对应的椎骨	推算举例
下胸髓（T_9 ~ T_{12}）	比同序数椎骨高三个椎骨	如第 10 胸髓平对第 7 胸椎
腰髓（L_1 ~ L_5）	平对第 10 ~ 12 胸椎	
骶、尾髓（S_1 ~ S_5 C_0）	平对第 12 胸椎和第 1 腰椎	

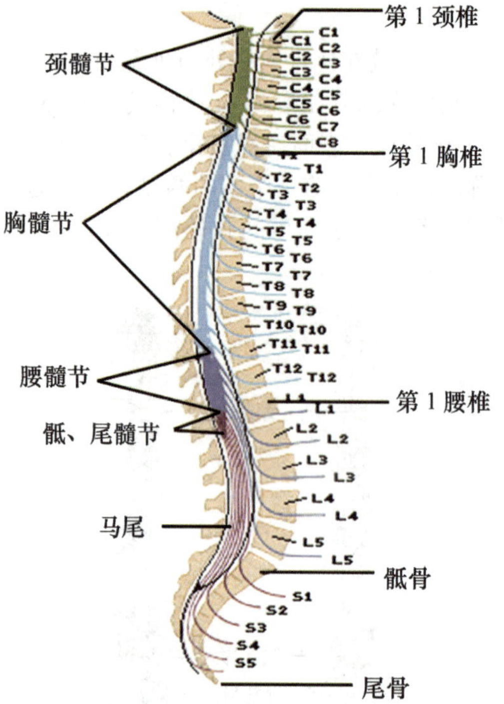

图 9 – 4　脊髓节段与椎骨的对应关系示意图

（三）脊髓的内部结构

脊髓主要由中央的灰质和周围的白质构成。在灰质正中有一纵行小管称中央管。

1. 灰质

在横切面上呈“H”形，左、右对称（图 9 – 5）。每侧灰质的前部扩大，称前角，内含躯体运动神经元胞体，其轴突组成脊神经前根，构成脊神经躯体运动纤维，支配躯干、四肢的骨骼肌；灰质后部狭长称后角，内含联络神经元胞体，它接受脊神经后根的纤维；后角发出的纤维，向上的组成上行传导束。在脊髓第 1 胸节至第 3 腰节，前角与后角之间有向外突出的侧角，内含交感神经元胞体，其轴突加入脊神经的前根。在骶髓第 2 ~ 4 节相当于侧角部位有骶副交感神经元。

2. 白质

脊髓的白质由多个上行、下行纤维束组成（图 9 – 5）。

（1）上行纤维束　有位于后索的传导躯干、四肢本体觉和精细触觉的薄束、楔束；位于侧索的传导躯干和四肢痛、温度、触（粗）压觉的脊髓丘脑束。

（2）下行纤维束　有将大脑皮质的冲动，传至脊髓前角运动神经元，管理骨骼肌随意运动的皮质脊髓侧束和皮质脊髓前束。

脊髓胸段和上腰段的前角、后角间的外侧，灰、白质交织成网状结构。

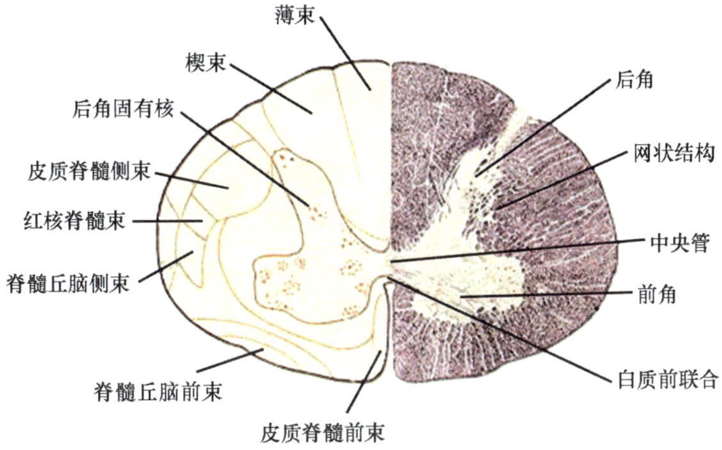

图 9－5　脊髓的横切面

（三）脊髓的功能

1. 反射功能　脊髓各节段都可单独或与邻近的节段构成反射中枢，完成反射功能，如膝跳反射。

2. 传导功能　脊髓通过上、下行纤维束，将脊神经分布区的感觉冲动传至脑，将脑发出的冲动传到效应器。

专业知识拓展

脊髓横断损伤

脊髓发生急性横断损伤时，病灶节段水平以下呈现弛缓性瘫痪、感觉消失和肌张力消失，不能维持正常体温，大便滞留，膀胱不能排空以及血压下降等，总称为脊髓休克。损伤 1 周至数周后，脊髓反射始见恢复，如肌力增强和深反射亢进，对皮肤的损害性刺激可出现有保护性屈反射。数月后，比较复杂的肌反射逐渐恢复，内脏反射活动如血压上升、发汗、排便和排尿反射也能部分恢复。膀胱功能障碍一般分为三个阶段，脊髓横断后，由于膀胱逼尿肌瘫痪而使膀胱括约肌痉挛，出现尿潴留；2－3 周以后，由于逼尿肌日益肥厚，膀胱内压胜过外括约肌的阻力，出现溢出性尿失禁；到第三阶段可能因腹壁肌挛缩，增加膀胱外压而出现自动排尿。

二、脑

脑（brain）位于颅腔内，一般可分为端脑、间脑、小脑、脑干四部分（图 9－6）。

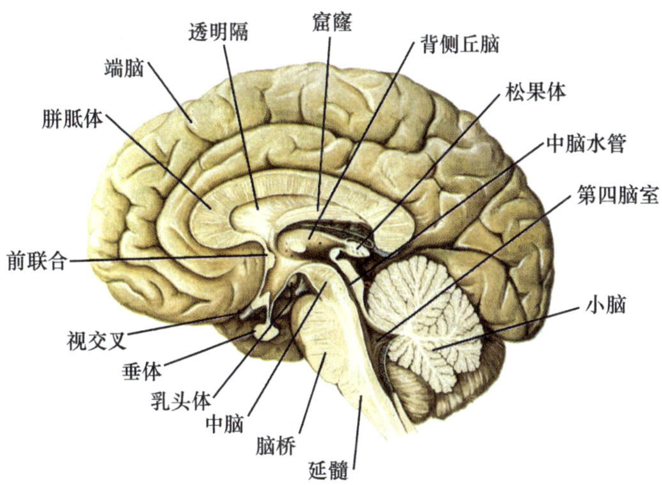

图 9－6　脑的正中矢状面

（一）脑干

脑干（brain stem）位于枕骨大孔前上方，上接间脑，下续脊髓，后方连于小脑，自上而下分为中脑、脑桥和延髓三部分。

1. 脑干的外形

（1）腹侧面：延髓表面有与脊髓相续的同名沟和裂，腹侧面上部前正中裂的两侧各有一纵形隆起称锥体，它由大脑皮质到脊髓的皮质脊髓束（又称锥体束）构成。自锥体下方，皮质脊髓束的大部分纤维左、右交叉形成浅纹，称锥体交叉。延髓与脑桥之间有延髓脑桥沟。脑桥腹侧面宽阔膨隆，称基底部，正中线上有纵行浅沟，称基底沟。基底部的两侧逐渐缩窄，连接小脑。中脑腹侧面有一对柱状结构，称大脑脚（图 9－7）。

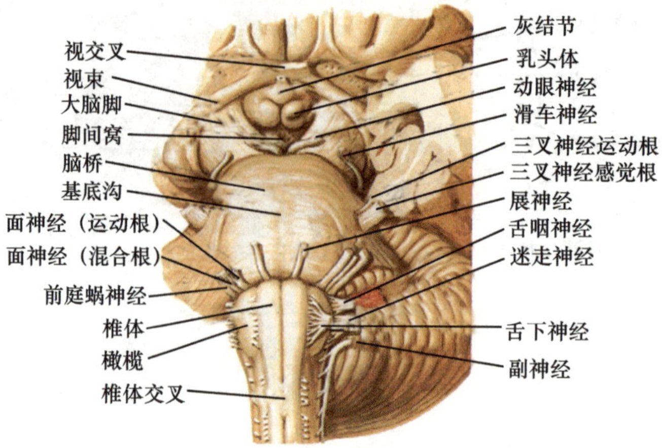

图 9－7　脑干的腹面观

（2）背侧面：延髓背侧面下部的后正中沟两侧各有两个纵行隆起，内侧的称薄束结节，内有薄束核；外侧的称楔束结节，内有楔束核。延髓上部和脑桥共同形成菱形的凹窝，称菱形窝（图 9－8）。中脑背侧面有两对隆起，上方的称上丘，是视觉反射中枢；下方的称下丘，是听觉反射中枢。

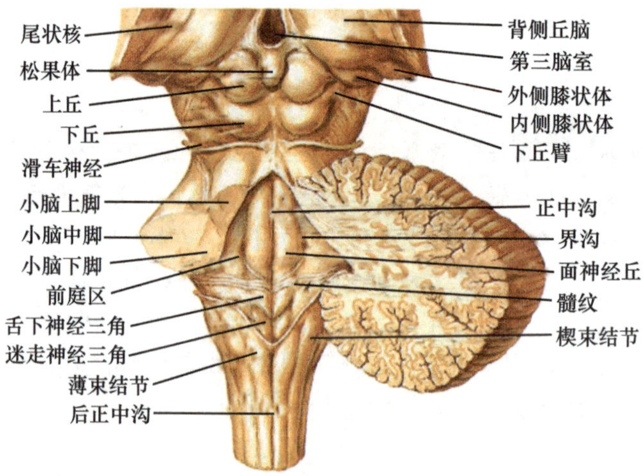

图 9－8　脑干的背面观

人类共有 12 对脑神经，其中与脑干相连的有 10 对脑神经。与延髓相连的有舌咽神经、迷走神经、副神经和舌下神经；与脑桥相连的有三叉神经、展神经、面神经和前庭蜗神经；与中脑相连的有动眼神经和滑车神经。

2. 脑干的内部结构

脑干由灰质、白质、网状结构组成。

（1）灰质　主要位于背侧部，并被纵横走行的纤维所贯穿，分散成许多团状或柱状结构，称神经核。神经核大致分为两类：一类与脑神经相连，称脑神经核，包括脑神经感觉核和脑神经运动核。另一类与脑神经不直接相关，称非脑神经核，作为上、下行传导束的中继站，如延髓的薄束核、楔束核和中脑内的红核、黑质等。

（2）白质　多位于腹侧部和外侧部，由功能不同的纤维束构成。其中，上行纤维束有内侧丘系、脊髓丘脑束（脊髓丘系）、三叉丘系等；下行纤维束有锥体束等。

（3）脑干网状结构　在中央区出现较大范围的网状结构，与中枢神经系统的各部均有广泛联系，是非特异性投射系统的结构基础。

3. 脑干的功能

（1）反射功能　脑干内有多个反射中枢，如延髓内的心血管中枢和呼吸中枢，合称生命中枢、脑桥的角膜反射中枢及中脑的瞳孔对光反射中枢。

（2）传导功能　大脑皮质与脊髓、小脑相互联系的上行、下行纤维束都要经过脑干，故脑干具有传导神经冲动的功能。

（3）网状结构功能　参与调节内脏活动、躯体运动，维持大脑皮质觉醒等。

（二）小脑

1. 小脑的位置和外形

小脑（cerebellum）位于颅后窝内，在脑桥和延髓的后上方。小脑的两侧部膨隆，称小脑半球，中间窄细，称小脑蚓（图 9－9）。小脑半球下面，靠近小脑蚓两侧有一对椭圆形隆起，称小脑扁桃体（图 9－10），靠近枕骨大孔。当颅内压升高时，小脑扁桃体可能会嵌入枕骨大孔，形成小脑扁桃体疝，压迫延髓生命中枢，导致呼吸、循环障碍，危及生命。

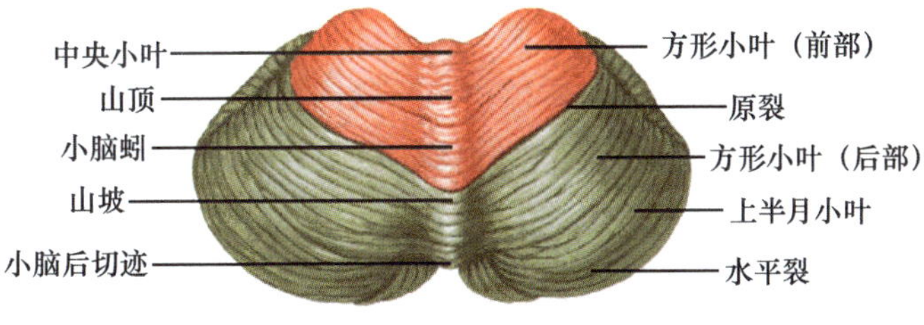

图 9－9　小脑的外形（上面）

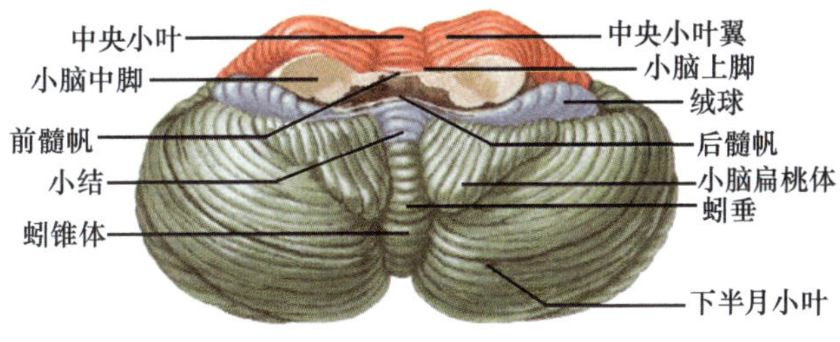

图 9－10　小脑的外形（下面）

2. 小脑的内部结构

小脑表面是薄层灰质，称小脑皮质；皮质深面是白质，称小脑髓质；在髓质深部藏有数对神经核，称小脑核（图 9－11）。其中最大的是齿状核。

3. 小脑的功能

小脑是调节躯体运动的重要中枢。维持躯体平衡；调节肌张力和协调肌群的活动；调节起源于大脑皮质的随意运动。

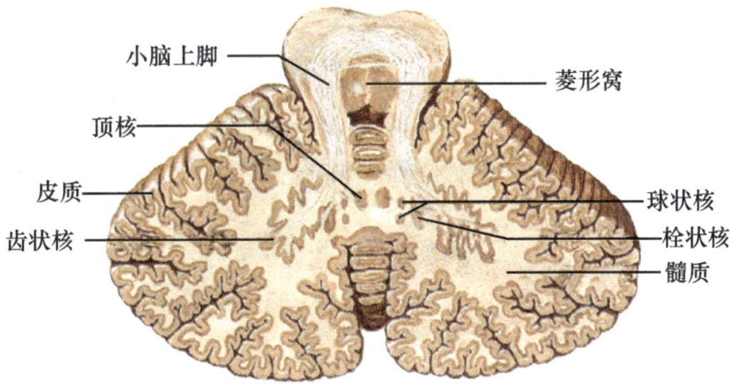

图 9－11　小脑的横切面

4. 第四脑室

延髓、脑桥与小脑之间的室腔为第四脑室。向下通脊髓中央管，向上通中脑水管，借第四脑室正中孔和外侧孔，与蛛网膜下隙相通。

（三）间脑

间脑（diencephalon）位于中脑上方，大部分被大脑半球包掩（图 9－12），主要包括背侧丘脑、后丘脑和下丘脑、上丘脑和底丘脑。

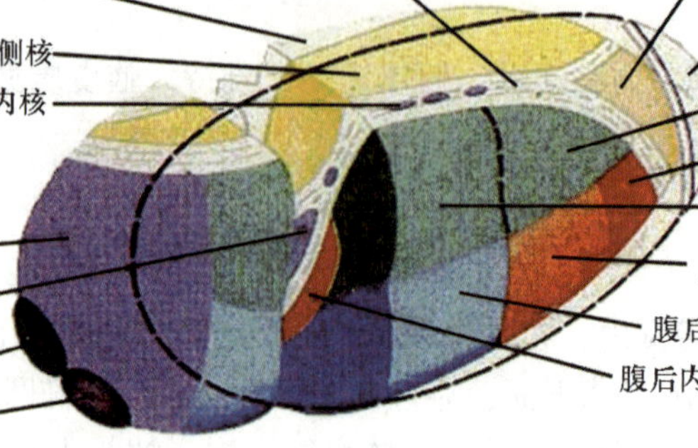

图 9－12 背侧丘脑核团分布示意图

1. 背侧丘脑

又称丘脑，是间脑背侧的一对卵圆形的灰质核团。丘脑内部被"Y"形的白质板分隔为前核群、内侧核群和外侧核群。外侧核群的腹后外侧份，称腹后核，与全身各部的感觉传导有关，是感觉传导的中继核。

2. 后丘脑

在背侧丘脑的后下方，包括一对内侧膝状体和一对外侧膝状体。内侧膝状体位于内侧，与听觉传导有关；外侧膝状体位于外侧，与视觉传导有关。

3. 下丘脑

位于背侧丘脑的前下方，由前向后包括视交叉、灰结节和乳头体等结构。

下丘脑内含多个核群，重要的有位于视交叉上方的视上核和第三脑室侧壁的室旁核（图 9－13），两核均能分泌抗利尿激素和催产素，经漏斗输送至神经垂体贮存，需要时释放入血液。

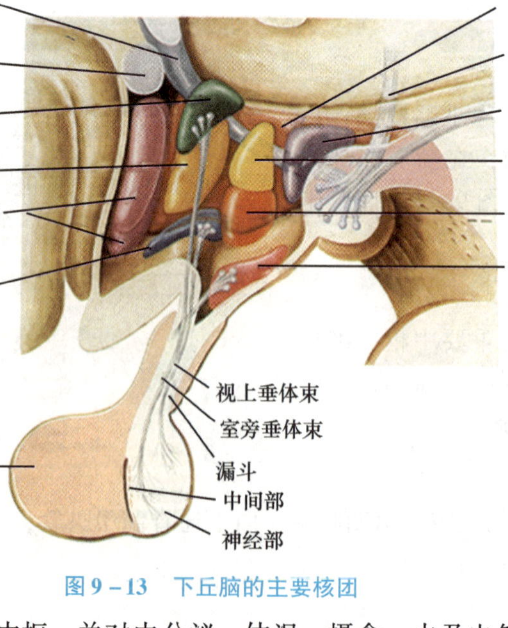

图 9－13 下丘脑的主要核团

下丘脑是调节内脏活动的高级中枢，并对内分泌、体温、摄食、水及电解质平衡、情绪改变等也起重要的调节作用。

4. 上丘脑

上丘脑位于第三脑室顶部的周围，包括松果体、缰三角和丘脑髓纹。其中松果体为内分泌腺，可分泌褪黑激素，16 岁左右松果体钙化，可作为 X 线诊断颅内占位性病变的定为标志。

5. 底丘脑

底丘脑为间脑与中脑之间的移行区，内含底丘脑核、红核的顶端、黑质，与纹状体、红核、黑质等都有着密切的纤维联系，属于锥体外系的重要结构。

6. 第三脑室

是位于间脑正中的矢状裂隙，其侧壁和下壁为背侧丘脑、下丘脑构成的。经室间孔与侧脑室相通，经中脑水管与第四脑室相通。

（四）端脑

端脑（telencephalon）　又称大脑，是脑的高级部位。主要由左、右两大脑半球组成。两侧大脑半球之间的深裂，称大脑纵裂，裂底有连接两侧大脑半球的白质板，称胼胝体。两大脑半球后部与小脑间的深裂，称大脑横裂。

1. 大脑半球的外形和分叶

大脑半球表面有凹陷的沟、裂和隆起的脑回。每侧大脑半球可分为上外侧面、内侧面和下面。

每侧大脑半球借三条叶间沟分为五叶（图 9－14）。三条叶间沟是：大脑半球的上外侧面的外侧沟和中央沟及大脑半球内侧面的顶枕沟。五叶分别是：额叶、顶叶、枕叶、颞叶和岛叶。

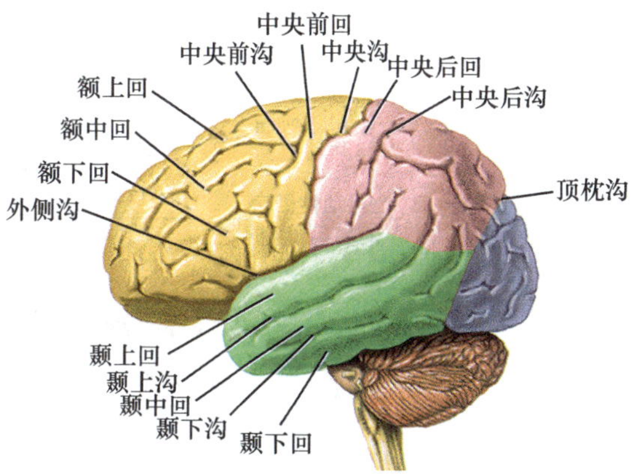

图 9－14　大脑半球的外形（上外侧面）

2. 大脑半球各面的主要沟和回

（1）上外侧面　额叶可见到中央沟的前方且大致与中央沟平行的中央前沟，两沟之间为中央前回。在中央前沟的前方有额上回、额中回和额下回。

在顶叶有与中央沟大致平行的中央后沟，两沟之间为中央后回。在中央后沟后方有一条与大脑半球上缘平行的顶内沟，其上方为顶上小叶，下方为顶下小叶。外侧沟末端有一环形脑回，称缘上回，其后方有角回。

在颞叶有颞上回、颞中回和颞下回，颞上回转入外侧沟底可见 2－3 条自外上斜向内下短且横行的脑回称之为颞横回。

（2）内侧面（图 9－15）　主要有扣带回、中央旁小叶、海马旁回和钩，还有一弓形伸入枕叶的沟，称距状沟。扣带回、海马旁回和钩等环绕大脑内侧缘、间脑，统称为边缘叶。

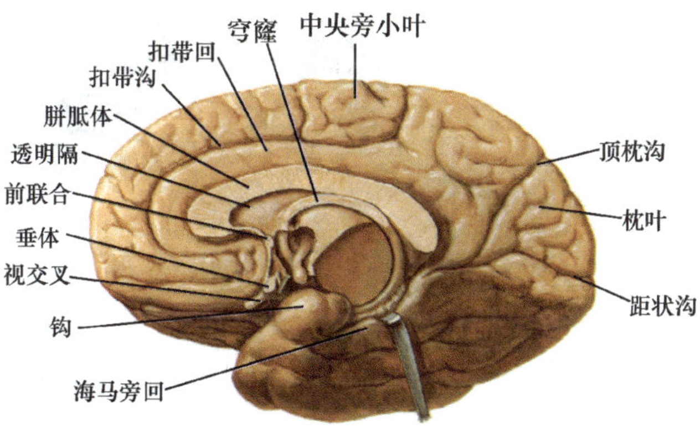

图 9－15　大脑半球的外形（内侧面）

（3）下面（图9－16） 额叶下方有一对椭圆形的嗅球，向后延伸成嗅束，嗅球和嗅束与嗅觉冲动传导有关。

3. 大脑半球的内部结构

大脑半球的内部结构由浅入深依次是：表面为灰质，即大脑皮质；深面为白质，即大脑髓质；在半球的基底部，藏于髓质的灰质团块，称基底核；大脑半球内的腔室称侧脑室。

（1）大脑皮质及其功能定位 大脑皮质是人体神经功能活动的最高级中枢。人类大脑皮质主要由神经元和神经胶质细胞组成，据统计，成人大脑皮质约有130亿～140亿个神经元。随着大脑皮质的发育和分化，不同的皮质区具有不同的功能。将这些具有一定功能的皮质区称大脑皮质的功能定位，又称中枢（图9－17，图9－18）。人的大脑皮质的功能区有：

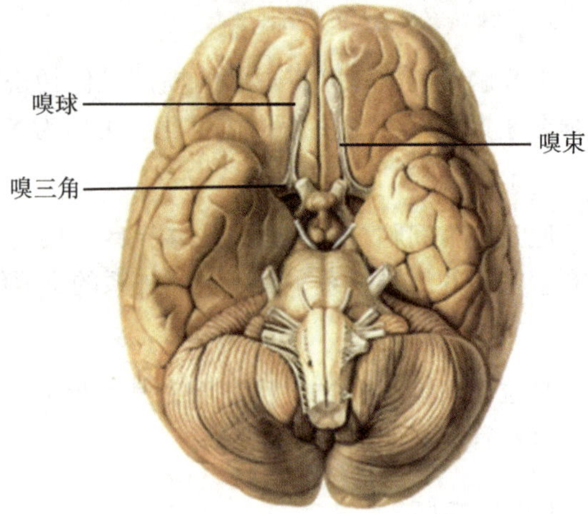

图9－16 大脑的外形（底面观）

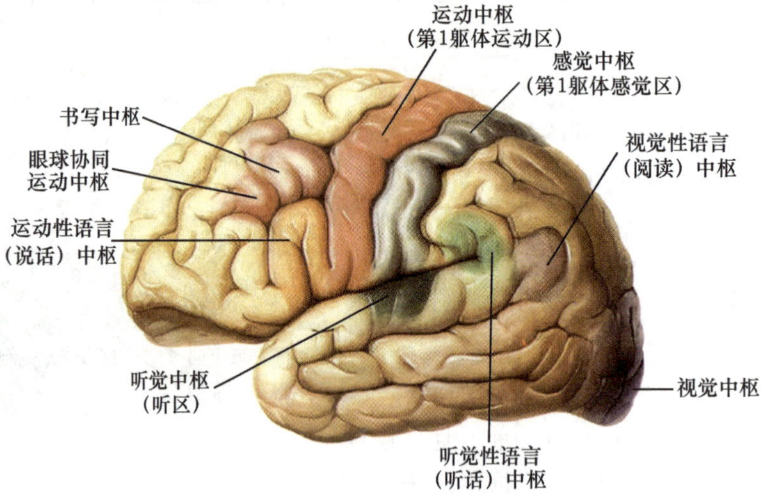

图9－17 大脑皮质的功能区（上外侧面）

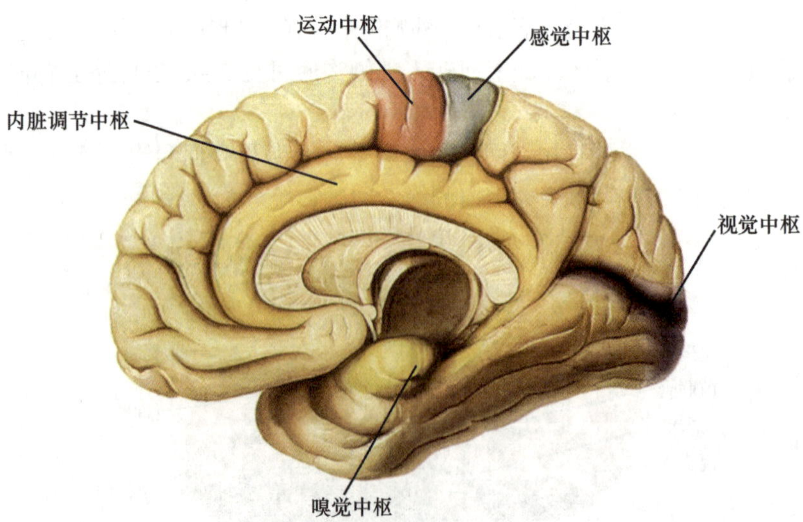

图9－18 大脑皮质的功能区（内侧面）

1）躯体运动区　位于中央前回和中央旁小叶前部，管理对侧半身骨骼肌的随意运动。

2）躯体感觉区　位于中央后回和中央旁小叶后部，接受对侧半身感觉冲动。

3）视区　位于枕叶内侧面距状沟两侧，接受视网膜传来的视觉信息。

4）听区　位于颞横回，接受双侧内耳传来的听觉冲动。

5）嗅区　位于海马旁回前部与钩，接受嗅觉冲动。

6）语言区　语言区是人类大脑皮质特有的。习惯用右手的人，语言活动区在大脑皮质偏于左半球，因此，称左半球为语言优势半球。语言区有：

①说话中枢　位于额下回后部，紧靠中央前回的下部；

②听话中枢　位于缘上回；

③书写中枢　位于额中回后部；

④阅读中枢　位于角回。

（2）基底核　基底核为位于大脑半球基底部髓质内的灰质团块，因靠近脑底而得名（图9－19）。

1）尾状核　呈“C”字形，包绕丘脑。

2）豆状核　在岛叶深部，在水平切面上呈三角形，被两个白质薄板层分为三部分，外侧部最大称壳，内侧二部称苍白球。

3）杏仁体　连于尾状核的末端。

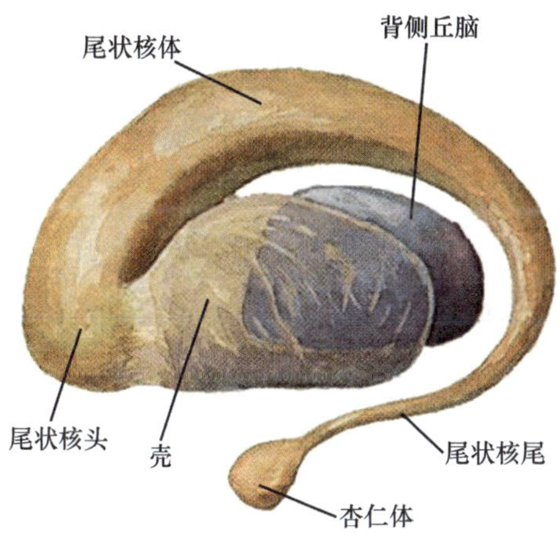

图9－19　基底核与丘脑的位置关系

尾状核和豆状核合称为纹状体。由于发生上的时间不同，尾状核和壳称新纹状体，苍白球称旧纹状体。纹状体的主要功能是调节肌张力和协调肌群的活动。

（3）大脑髓质　位于大脑皮质深面，由大量纤维束组成，根据纤维束走向可分为三种：

1）联络纤维　是联系同侧半球各回或各叶之间的纤维。

2）连合纤维　是联系左、右大脑半球的大量横行纤维，主要有胼胝体。

3）投射纤维　是联系大脑皮质与皮质下结构之间的上、下行纤维束。纤维有长有短，以长纤维为主，主要是内囊（图9－20）。

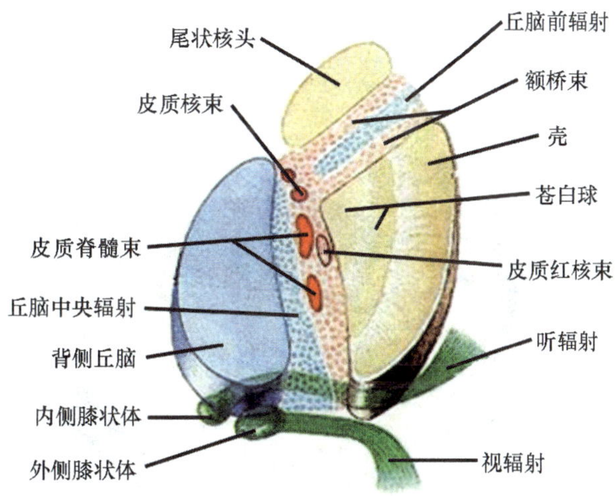

图9－20　内囊的水平切面

内囊（internal capsule）是位于背侧丘脑、尾状核与豆状核之间的上、下行纤维束。在端脑水平切面上，两侧内囊呈尖端向内侧的“>　<”形。当一侧内囊出血，可致“三偏综合症”：

①对侧肢体偏瘫，包括对侧舌瘫以及眼裂以下面瘫；

②对侧偏身深、浅感觉障碍；③若损及视辐射，可出现两眼视野对侧同向偏盲。

专业知识拓展

关于“优势半球”

在长期的进化和发育过程中，大脑皮质的结构和功能都得到了高度的分化。而且，左、右大脑半球的发育情况不完全相同，呈不对称性。对“分裂脑”（即胼胝体损伤导致两半球的结构和功能上的分离）患者的研究可以充分说明这一问题。左侧大脑半球与语言、意识、数学分析等密切相关；右侧半球则主要感知非语言信息、音乐、图形和时空概念。因此，以往认为左侧半球是优势半球，右侧半球处于从属地位的观念需要修正。应该说，左、右大脑半球各有优势，在完成高级神经精神活动中同等重要。左、右大脑半球只有互相协调和配合的关系。从整体上看，没有绝对的一侧优势半球。

三、脑和脊髓的被膜

脑和脊髓外面包有3层被膜，由外向内依次是硬膜、蛛网膜和软膜。对脑和脊髓具有保护、支持的作用。

（一）脑的被膜

1. 硬脑膜

由两层构成，厚而坚韧。两层之间有血管和神经走行。硬脑膜与颅盖骨连结疏松，颅盖骨损伤出血时，易使硬脑膜与颅盖骨剥离而形成硬膜外血肿。硬脑膜与颅底结合较紧密，颅底骨折时，易将硬脑膜连同蛛网膜一起撕裂，导致脑脊液外漏。

硬脑膜内层向内折叠形成一些深入某些脑间隙内的板状结构，起分隔脑和承托、固定脑的作用。主要有：①伸入左、右大脑半球之间的大脑镰（图9－21）；②伸入大脑半球枕叶与小脑之间的小脑幕。小脑幕前缘游离，称幕切迹。

硬脑膜的某些部位内、外两层分开，内衬内皮细胞，形成特殊的颅内静脉管道，称硬脑膜窦。较大的硬脑膜窦有：上矢状窦、下矢状窦、直窦、横窦、乙状窦和海绵窦等。硬脑膜窦收集脑的静脉血经乙状窦入颈内静脉。

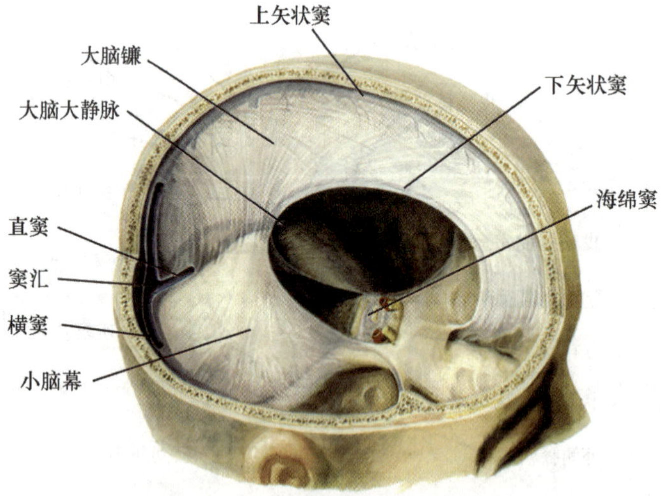

图9－21　硬脑膜及硬脑膜窦

2. 脑蛛网膜

硬脑膜下的一层透明薄膜。它与软脑膜之间有较宽的蛛网膜下隙，内有脑脊液。在小脑与延髓之间的蛛网膜下隙较大，称小脑延髓池。脑蛛网膜还形成许多颗粒状小突起，突入上矢状窦，此种颗粒称蛛网膜粒。脑脊液主要通过蛛网膜粒渗入硬脑膜窦，回流入静脉系统（图9－22）。

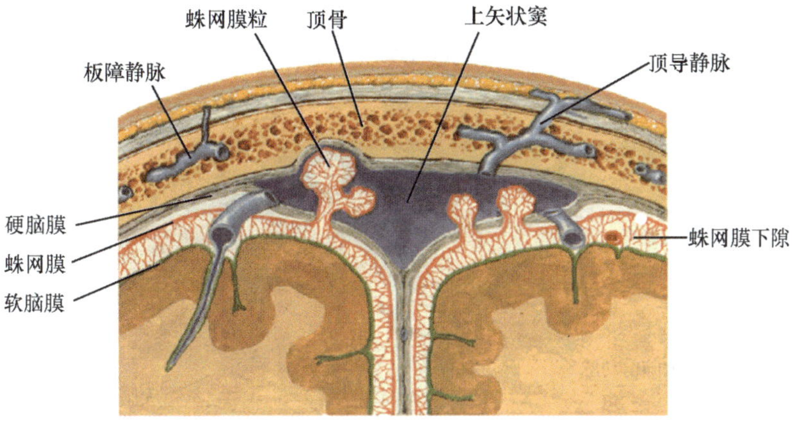

图 9－22　蛛网膜粒和上矢状窦

3. 软脑膜

紧贴脑的表面，且深入脑的沟、裂，富有血管，对脑有滋养作用。在各脑室的一定部位，软脑膜的血管反复分支，形成毛细血管丛，它们与软脑膜共同突入脑室内，形成脉络丛。脉络丛是产生脑脊液的主要结构。

（二）脊髓的被膜

1. 硬脊膜　上附枕骨大孔边缘并与硬脑膜延续，下端止于尾骨。硬脊膜与椎管内面的骨膜之间有狭窄腔隙，称硬膜外隙（图 9－23）。隙内有大量静脉丛、脂肪、淋巴管及脊神经根。硬膜外麻醉就是将麻醉药注入硬膜外隙，以阻滞神经根的传导。

2. 脊髓蛛网膜　是一层透明的薄膜，贴于硬脊膜的内面。蛛网膜内面与软脊膜之间有较宽的间隙，称蛛网膜下隙，隙内充满脑脊液。在脊髓下端平面以下的蛛网膜下隙扩大，称终池。临床上常在此部进行腰椎穿刺，抽取脑脊液检查。

3. 软脊膜　紧贴脊髓表面，是薄而富含血管的结缔组织膜。

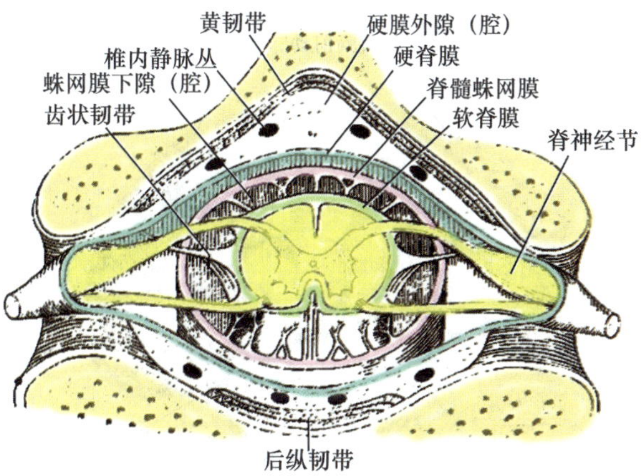

图 9－23　脊髓的被膜（横切面）

四、脑和脊髓的血管

（一）脑的血管

1. 脑的动脉　来自颈内动脉和椎动脉。颈内动脉供应大脑半球前 2/3 和部分间脑；椎动脉供应大脑半球后 1/3、部分间脑、小脑和脑干。颈内动脉和椎动脉都发出皮质支和中央支，皮质支营养皮质和浅层髓质；中央支营养间脑、基底核和内囊等（图 9－25）。

（1）颈内动脉　起自颈总动脉，向上经颈动脉管入颅腔后，分支营养脑和眼球等，主要分支有：

1）大脑前动脉　发出后进入大脑纵裂，沿胼胝体的背面向后行，分布于顶枕沟以前的大部分皮质（图 9－24）。其起始部发出数支细小的中央支，供应豆状核和尾状核的前部及内囊。左、右大脑前动脉之间有前交通动脉。

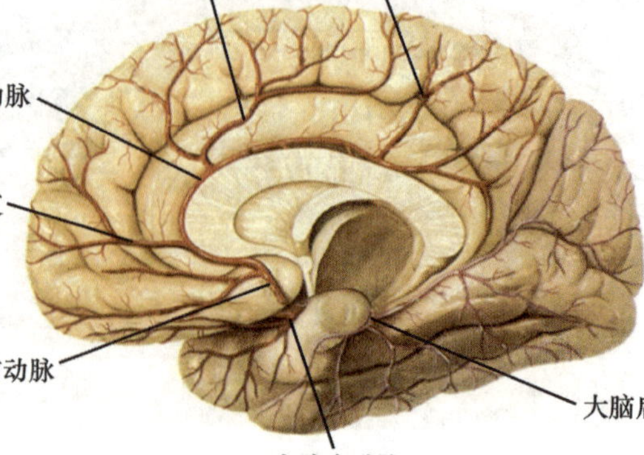

图 9－24　大脑半球内侧面的动脉

2）大脑中动脉　为颈内动脉主干的延续，进入大脑外侧沟后行，分布于大脑上外侧面的大部分皮质（图 9－25）。在起始部发出数支中央支供应豆状核的大部分、尾状核和部分内囊（图 9－26）。动脉硬化或高血压的患者，中央支易破裂而导致脑出血。

3）后交通动脉　发出后经视束下方后行，与大脑后动脉吻合，是颈内动脉和椎动脉之间的重要吻合支。

（2）椎动脉　经枕骨大孔入颅，在脑桥的基底部，左、右椎动脉合成一条基底动脉，至脑桥上缘处分为左右大脑后动脉二终支。椎动脉和基底动脉发出分支营养脑和脊髓的相应部位。

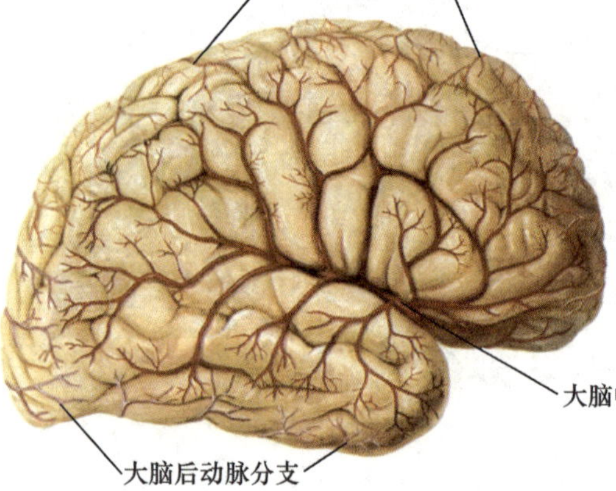

图 9－25　大脑半球上外侧面的动脉

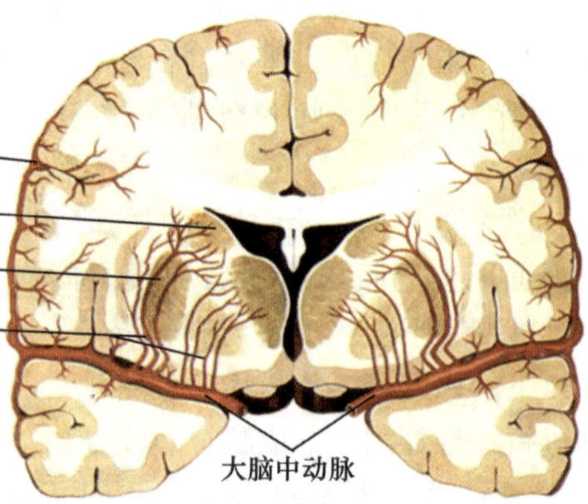

图 9－26　大脑中动脉的皮质支和中央支

（3）大脑动脉环　又称 Willis 环，由前交通动脉、两侧大脑前动脉、两侧颈内动脉、两侧后交通动脉和两侧大脑后动脉互相通连组成（图 9－27）。动脉环将两侧颈内动脉和椎动脉相互沟通，以调节脑的血液供应。

2. 脑的静脉　主要收集脑和眼的静脉血，最后汇入颈内静脉。

（二）脊髓的血管

1. 动脉　包括从椎动脉分出的脊髓前、后动脉和一些节段性动脉。

2. 静脉　集中于脊髓前、后静脉，再注

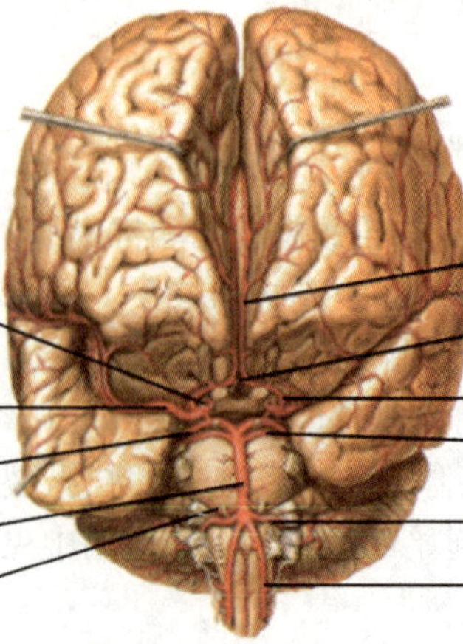

图 9－27　脑底面的血管

入硬膜外隙内的静脉丛。

五、脑室和脑脊液循环

（一）脑室

脑内的腔隙，称脑室。包括侧脑室、第三脑室和第四脑室。

1. 侧脑室　左右各一，分别位于左、右大脑半球内，经室间孔通第三脑室。

2. 第三脑室　是位于背侧丘脑、下丘脑之间的矢状裂隙，借中脑水管通第四脑室。

3. 第四脑室　位于延髓、脑桥与小脑之间，向下通脊髓中央管；向背侧借正中孔和外侧孔与蛛网膜下隙相通（图 9－28）。

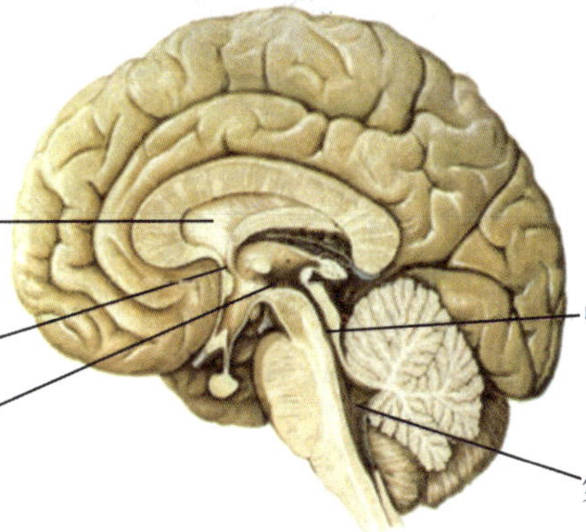

图 9－28　脑室

（二）脑脊液及其循环

脑脊液是脑室脉络丛产生的无色透明的液体，充满脑室和蛛网膜下隙，对脑和脊髓有保护和营养作用，并调节颅内压。其循环途径（图 9－29）可简示如下：

左右侧脑室 →(室间孔) 第三脑室 →(中脑水管) 第四脑室 →(1个正中孔、2个外侧孔) 蛛网膜下隙 → 蛛网膜粒 → 上矢状窦 → 颈内静脉

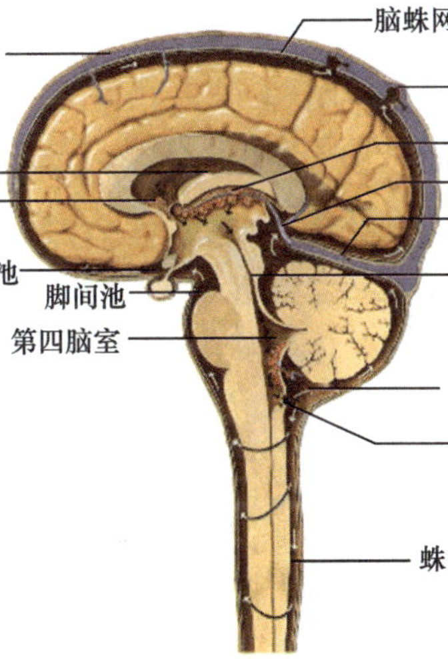

图 9－29　脑脊液循环示意图

六、血－脑屏障

在中枢神经系统内，毛细血管内的血液与脑组织细胞之间存在的一层具有选择通透性作用的结构，称血－脑屏障。其结构基础是：连续性毛细血管内皮、内皮细胞之间的紧密连接、毛细血管内皮的基膜、神经胶质细胞的突起形成的胶质膜等（图 9－30）。

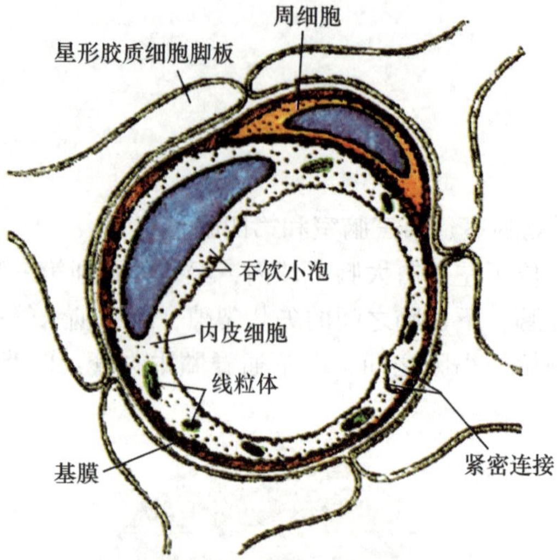

图 9－30　血脑屏障示意图

血－脑屏障具有防止有害物质进入脑组织，维持脑组织内环境的相对稳定，保证脑组织的正常生理活动等作用。

第三节　周围神经系统

一、脊神经

（一）脊神经的数目和组成

脊神经（spinal nerves）与脊髓相连，共 31 对，其中：颈神经 8 对，胸神经 12 对，腰神经 5 对，骶神经 5 对，尾神经 1 对。每条脊神经都由前根和后根在椎间孔处汇合而成。前根为来自脊髓躯体运动神经元和内脏运动神经元发出的神经纤维，故是运动性的；后根为来自脊神经节的躯体和内脏感觉神经元发出的神经纤维，故是感觉性的。因此，每条脊神经都是由躯体感觉、躯体运动、内脏运动和内脏感觉四种纤维成分组成的**混合性神经**（图 9－31）。

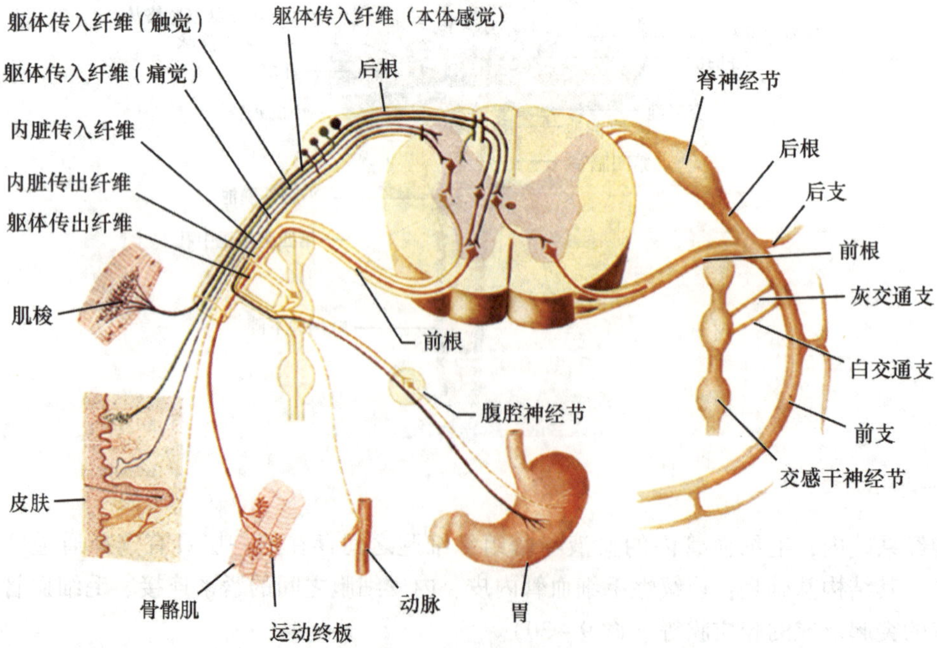

图 9－31　脊神经的组成

（二）脊神经的前支和神经丛

脊神经出椎间孔后立即分为4支：前支、后支、脊膜支和交通支。**后支**细小，分布于躯干背面的深层肌肉和皮肤；**前支**粗大，除胸神经前支外，均分别交织形成神经丛，共有颈丛、臂丛、腰丛、骶丛，再由丛发出分支分布于相应的区域。

1. 颈丛

颈丛由第1～4颈神经的前支组成，位于胸锁乳突肌的深面，发出浅支和深支。浅支位置表浅，自胸锁乳突肌后缘中点浅出，呈放射状分布于颈部、头后部、耳部及肩部的皮肤（图9－32）。颈部表浅手术时，可在胸锁乳突肌后缘中点麻醉颈丛浅支。

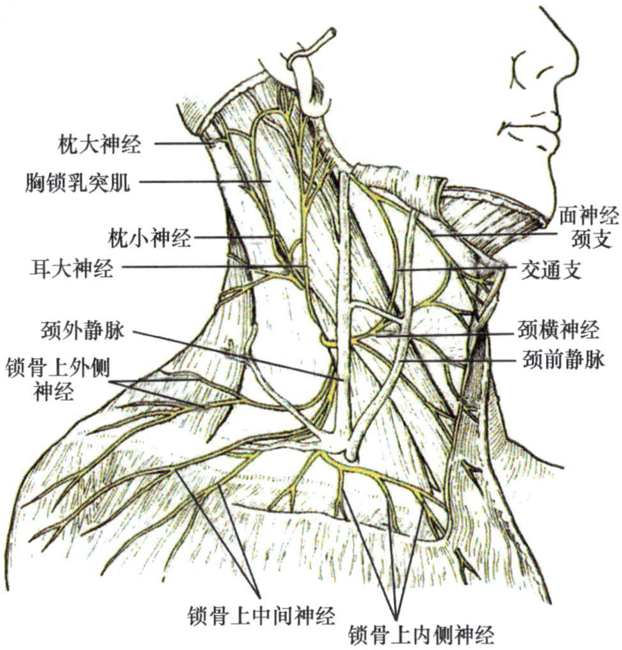

图9－32　颈丛皮支分布示意图

颈丛的深支主要是**膈神经**（图9－33）。膈神经由胸廓上口入胸腔，下行至膈，其运动纤维支配膈，感觉纤维主要布于胸膜、心包及膈下面的腹膜，右膈神经的感觉纤维还分布于肝、胆囊和胆道。膈神经受刺激时产生呃逆，受损伤时产生膈肌麻痹，出现呼吸困难。

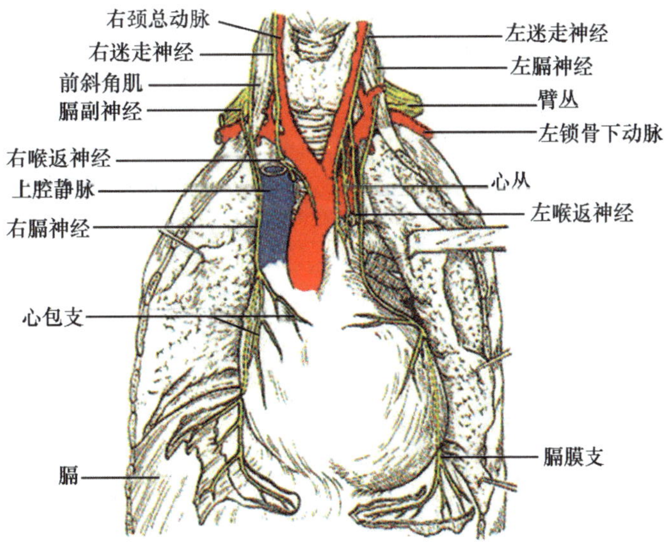

图9－33　膈神经

2. 臂丛（图 9－34）

臂丛由第 5～8 颈神经前支和第 1 胸神经前支的大部分纤维组成。臂丛在锁骨中点后方比较集中，此点是臂丛阻滞麻醉的部位。臂丛的主要分支有：

（1）腋神经　绕肱骨外科颈行向后外，分布于三角肌。腋神经损伤时，三角肌瘫痪，致臂不能外展。肩部失去圆隆状的外形而形成“方形肩”畸形

（2）肌皮神经　肌支支配臂肌前群；皮支分布于前臂外侧部的皮肤。

（3）正中神经　肌支支配前臂前群大部分肌、手肌外侧群及中间群的部分；皮支分布于掌心鱼际、桡侧三个半指掌面的皮肤。

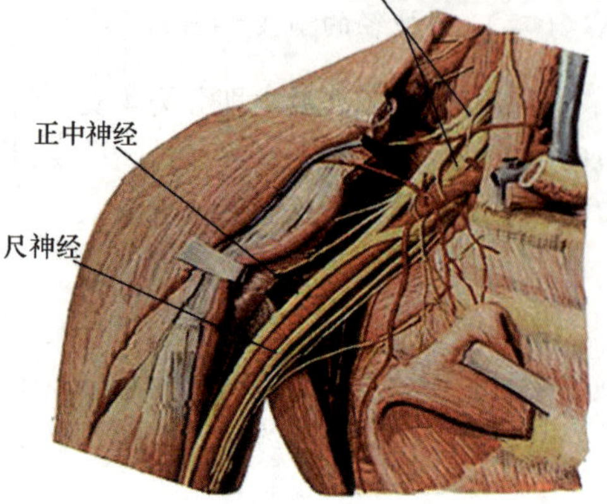

图 9－34　臂丛

（4）尺神经　在前臂发出肌支，支配前臂前群小部分肌、部分手肌。皮支布于尺侧一个半指掌侧皮肤及相应的手掌皮肤、尺侧两个半指背皮肤及相应的手背皮肤。尺神经损伤后，表现为“爪形手”畸形。正中神经与尺神经同时损伤时，表现为“猿手”畸形。

（5）桡神经　肌支支配臂和前臂肌的后群；皮支布于臂和前臂的背面皮肤以及手背桡侧半和桡侧两个半指背的皮肤。肱骨中段骨折时，可伤及桡神经，致“垂腕症”。

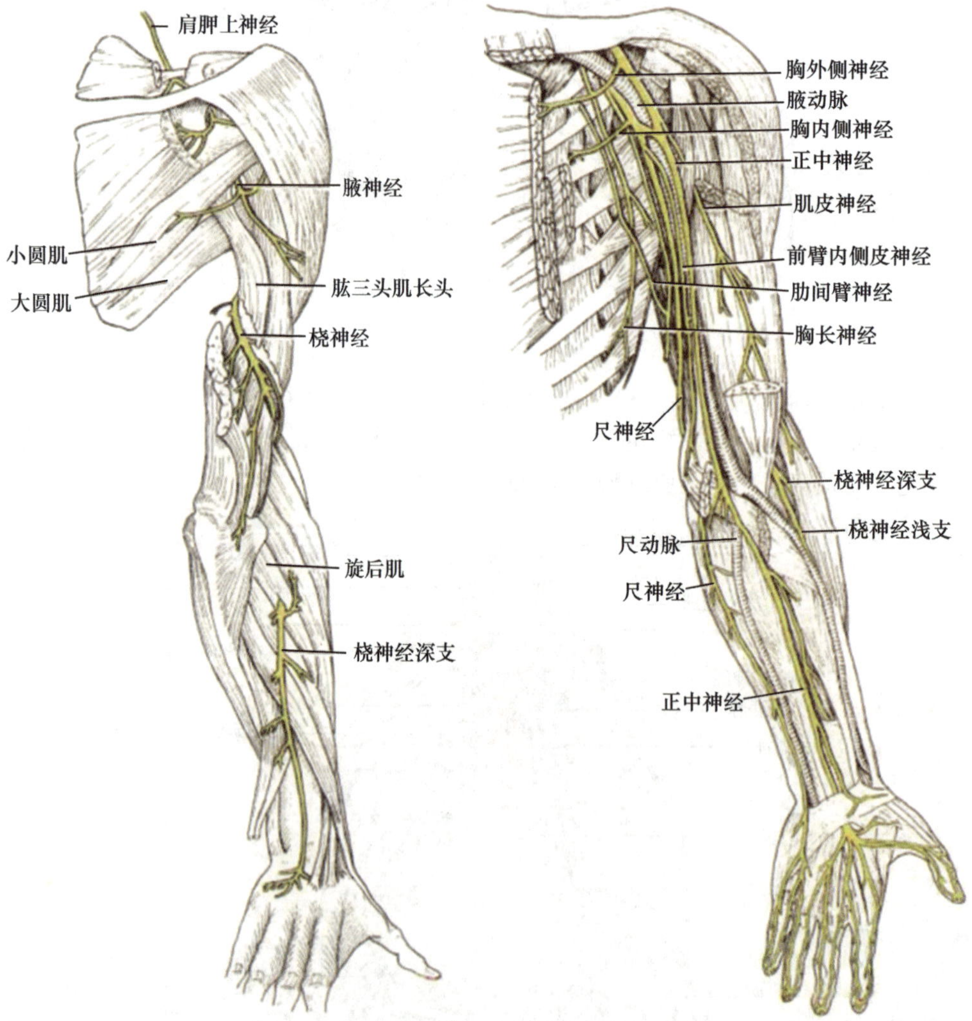

图 9－35　臂丛的分支

3. 胸神经前支

胸神经前支共 12 对。第 1～11 对胸神经前支，称**肋间神经**，行于相应的肋沟内；第 12 对称**肋下神经**，行于第 12 肋下方（图 9－36）。胸神经前支发出肌支分布于肋间内、外肌及腹壁前外侧群肌；皮支在胸、腹壁皮肤的分布有明显的节段性，呈环带状分布。其分布规律是：T_2 在胸骨角平面；T_4 在乳头平面；T_6 在剑突平面；T_8 在肋弓下缘平面；T_{10} 在脐平面；T_{12} 在脐与耻骨联合上缘连线的中点平面。了解这种分布规律，有利于脊髓疾病的定位诊断。

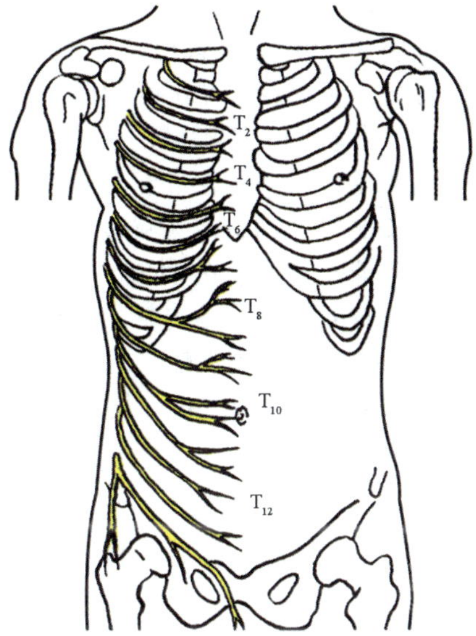

图 9－36　胸神经前支的分布

4. 腰丛

腰丛由第 12 胸神经前支的一部分及第 1～3 腰神经前支和第 4 腰神经前支的一部分组成（图 9－37），位于腰大肌的深面，其主要分支：

（1）股神经　经腹股沟韧带深面进入股三角内，位于股动脉外侧。肌支支配股四头肌、缝匠肌等；皮支分布于大腿前面皮肤、小腿内侧面及足内侧缘皮肤（图 9－38）。

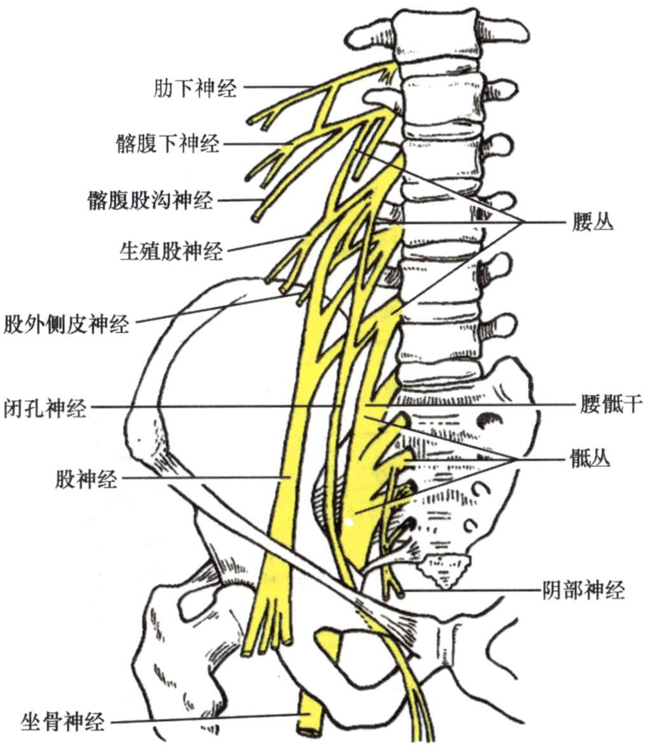

图 9－37　腰骶丛

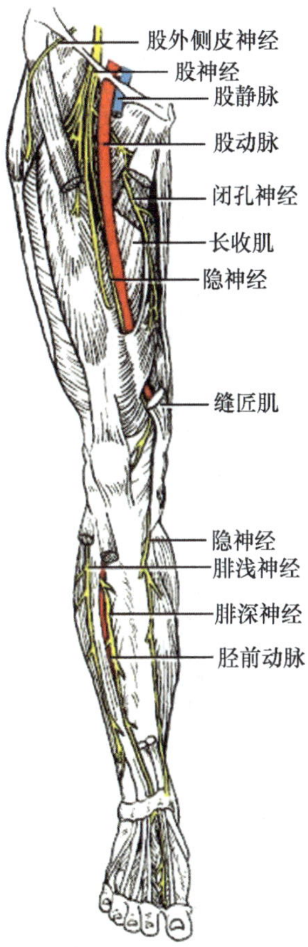

图 9－38　股神经

（2）闭孔神经　穿闭孔到大腿内侧，分布于大腿内侧的肌及皮肤。

5. 骶丛

骶丛由第 4 至第 5 腰神经前支组成的**腰骶**干和全部的骶尾神经前支组成。位于骶骨和梨状肌前面（图 9－39）。骶丛除分支分布于臀部、会阴部的肌和皮肤外，还发出坐骨神经。

坐骨神经（sciatic nerve）　为全身最粗长的神经，经梨状肌下孔出骨盆，在臀大肌深面，经股骨大转子与坐骨结节连线的中点下行至股后部，于股二头肌深面达腘窝，在腘窝上角附近分为胫神经和腓总神经（图9-39）。坐骨神经在臀部的体表投影部位，相当于股骨大转子与坐骨结节连线中点，做臀部肌内注射时，应注意选择正确的部位，以免损伤坐骨神经。

（1）胫神经　沿腘窝的中线下降，经小腿三头肌深面至内踝的后方达足底，分为足底内侧神经和足底外侧神经。胫神经分布于小腿后群肌及小腿的皮肤。足底内、外侧神经布于足底肌和皮肤。胫神经损伤后，表现为“钩状足”畸形。

（2）腓总神经　沿腘窝的外侧缘下降，绕至腓骨颈的外下方，分为腓浅神经和腓深神经。腓总神经损伤后，表现为“马蹄内翻足”畸形。

腓浅神经　肌支支配小腿外侧群肌、皮支布于小腿外侧、足背和部分足趾的皮肤。

腓深神经　肌支支配小腿前群肌；皮支布于第1、2趾相对缘的皮肤。

二、脑神经

（一）脑神经的数目和组成

脑神经（cranial nerves）共12对，用罗马数字表示其顺序：Ⅰ嗅神经、Ⅱ视神经、Ⅲ动眼神经、Ⅳ滑车神经、Ⅴ三叉神经、Ⅵ展神经、Ⅶ面神经、Ⅷ前庭蜗神经、Ⅸ舌咽神经、Ⅹ迷走神经、Ⅺ副神经、Ⅻ舌下神经（图9-40）。

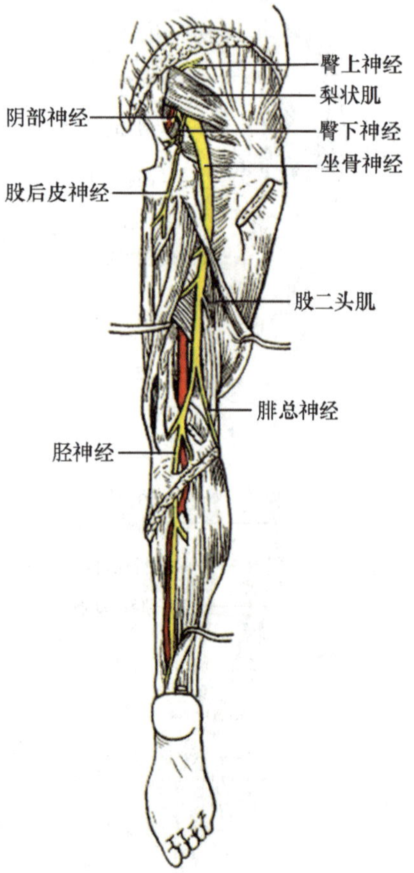

图9-39　胫神经和腓总神经

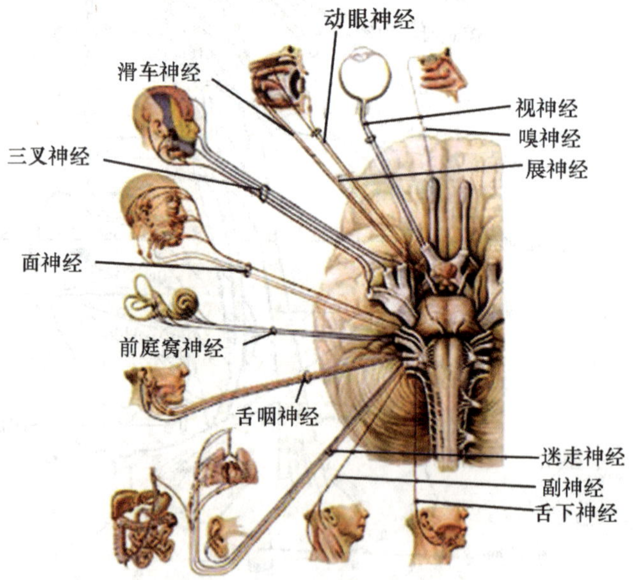

图9-40　脑神经的组成

脑神经的纤维成分主要有四种：躯体感觉纤维、内脏感觉纤维、躯体运动纤维、内脏运动纤维。

脑神经根据所含纤维成分，分三类：①感觉性脑神经：Ⅰ、Ⅱ、Ⅷ；②运动性脑神经：Ⅲ、Ⅳ、Ⅵ、Ⅺ、Ⅻ；③混合性脑神经：Ⅴ、Ⅶ、Ⅸ、Ⅹ。

（二）十二对脑神经

1. 嗅神经

起于鼻腔内黏膜的嗅细胞，穿筛孔止于端脑嗅球，传导嗅觉。

2. 视神经

起于视网膜，经视神经管入颅腔，经视交叉、视束连于间脑外侧膝状体，传导视觉。

3. 动眼神经

由中脑脚间窝出脑，经眶上裂入眶。躯体运动纤维支配大部分眼外肌；内脏运动纤维（副交感纤维）支配瞳孔括约肌和睫状肌。

4. 滑车神经

由中脑后面下丘下方出脑，绕过大脑脚外侧前行，穿海绵窦外侧壁向前，经眶上裂入眶，支配上斜肌。

5. 三叉神经

连于脑桥。感觉根上有膨大的三叉神经节，节内神经元的中枢突入脑桥，周围突在节的前方形成眼神经、上颌神经和下颌神经三支（图 9－41）。

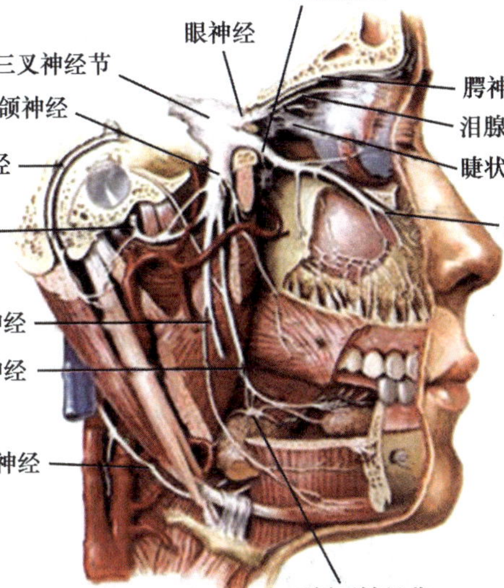

图 9－41　三叉神经的分布

（1）眼神经　经眶上裂入眶，分布于泪腺、眼球结膜、鼻背以及睑裂以上的皮肤。

（2）上颌神经　由圆孔出颅腔，分布于上颌窦、鼻腔和口腔顶的黏膜、上颌牙和牙龈及睑裂与口裂间的皮肤。

（3）下颌神经　由卵圆孔出颅腔，为混合神经，其感觉纤维布于下颌的牙、牙龈、口腔底、舌前 2/3 黏膜及口裂以下的皮肤；其运动纤维支配咀嚼肌。

一侧三叉神经损伤，主要表现为患侧头面部皮肤和鼻腔、口腔、舌黏膜的一般感觉丧失；角膜反射消失；患侧咀嚼肌瘫痪，张口时下颌偏向患侧。三叉神经痛是常见病，可发生在三叉神经的任何一个分支，疼痛范围与该分支在面部的分布区一致。

6. 展神经

由脑桥发出，进入眶内，支配外直肌。一侧展神经损伤，患侧眼球外直肌瘫痪，出现内斜视。

7. 面神经

面神经连于脑桥，经内耳门入面神经管，出茎乳孔后向前进入腮腺，于腮腺内分为数支。躯体运动纤维支配面肌和颈阔肌；内脏感觉纤维布于舌前2/3味蕾；内脏运动纤维支配下颌下腺、舌下腺和泪腺的分泌。

面神经损伤是常见病。一侧面神经损伤如果在面神经管外，只伤及躯体运动纤维，表现为患侧面肌瘫痪，患者的主要表现是患侧额纹消失，不能闭眼，鼻唇沟变浅，口角偏向健侧，不能鼓腮，唾液常从口角流出，患侧角膜反射消失等。如果面神经损伤发生在面神经管内，除上述表现外，还可出现患侧舌前2/3味觉障碍，泪腺、舌下腺和下颌下腺分泌障碍，眼角膜和鼻腔、口腔黏膜干燥等现象，尤以眼角膜和鼻腔黏膜干燥明显。

8. 前庭蜗神经

连于脑桥，由前庭神经和蜗神经组成。**前庭蜗神经**经内耳门入颅腔。前庭神经分布于内耳的壶腹嵴、椭圆囊斑和球囊斑，传导位置（平衡）觉。**蜗神经**分布于内耳，传导听觉。

9. 舌咽神经

连于延髓，经颈静脉孔出颅腔。内脏感觉纤维分布舌后1/3的黏膜和味蕾，咽、颈动脉窦和颈动脉小球；内脏运动纤维支配腮腺的分泌；躯体运动纤维支配咽的运动。

10. 迷走神经

连于延髓，它是脑神经中行程最长、分部最广的神经。在延髓后外侧沟、舌咽神经的下方离脑后，经颈静脉孔出颅腔。迷走神经在颈、胸、腹部发出许多分支，分布于呼吸道、心、肺、肝、胆囊、脾、胰、肾、胃、结肠左曲以上肠管。这些分支中，有内脏运动纤维，管理内脏运动；有内脏感觉纤维，传导内脏感觉；也有躯体运动纤维，分布喉肌。其中两个重要的分支是喉上神经和喉返神经（图9－42）。

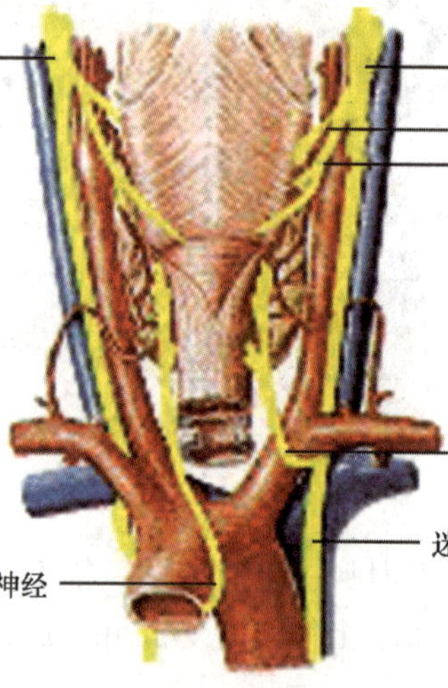

图9－42　迷走神经

（1）喉上神经　在颈部发自迷走神经干，下行分内、外两支。外支支配部分喉外肌；内支穿甲状舌骨膜入喉，分布于舌根、会厌和声门裂以上的喉黏膜。

（2）喉返神经　左、右喉返神经的起点和行程有所不同。左喉返神经发出部位较低，向后勾绕主动脉弓返回颈部；右喉返神经发出部位较高，向下勾绕右锁骨下动脉返回颈部。二者均返行向上于食管、气管之间的沟内，在甲状腺侧叶深面环甲关节后方入喉，称喉下神经。其运动纤维支配除环甲肌以外的喉肌，感觉纤维分布于声门裂以下的喉黏膜。

在甲状腺手术中，应注意保护喉返神经，以免引起喉肌麻痹。一侧喉返神经损伤可致声音嘶哑或发音困难，如果两侧喉返神经损伤可引起呼吸困难，甚至窒息。

11. 副神经

由延髓发出，支配胸锁乳突肌和斜方肌。副神经损伤后，由于胸锁乳突肌瘫痪，使头不能向同侧倾斜，面部不能转向对侧；由于斜方肌瘫痪，致患侧肩下垂，耸肩无力。

12. 舌下神经

由延髓发出，支配舌肌。一侧舌下神经损伤，患侧舌肌瘫痪，伸舌时，舌尖偏向患侧。

三、内脏神经

内脏神经（visceral nerve）随脑神经和脊神经走行，主要分布于内脏、心血管和腺体。按性质可分为内脏运动神经和内脏感觉神经。内脏运动神经又称植物性神经或自主神经；内脏感觉神经分布于内脏黏膜、心血管壁的内脏感受器。内脏运动神经根据其结构和生理功能分为交感神经和副交感神经两种，每种神经可分中枢部和周围部。

（一）内脏运动神经

1. 交感神经

交感神经（sympathetic nerve）中枢部位于脊髓胸 1～腰 3 节段的灰质侧角内，由交感神经元构成；周围部包括交感神经节、节前纤维和节后纤维（图 9－43）。

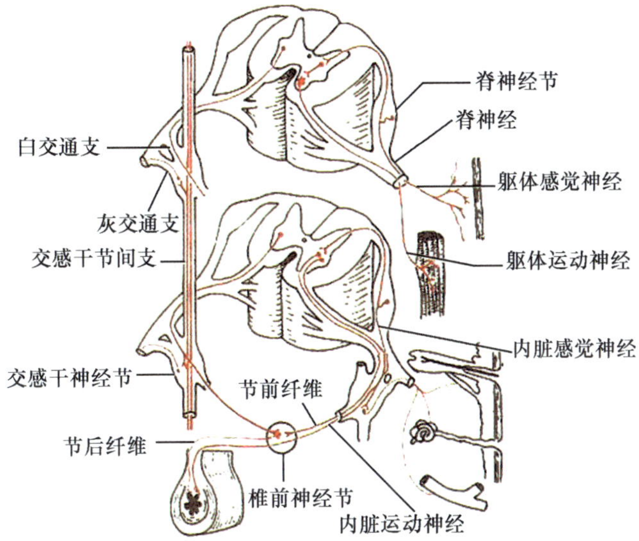

图 9－43　交感神经

（1）交感神经节

按其所在部位分：①**椎旁节**　对称性地位于脊柱两侧，共有 22～24 对和一个奇节；②**椎前节**　位于脊柱的前方，包括腹腔神经节、主动脉肾神经节等。

（2）交感神经节前纤维

脊髓侧角交感神经元为节前神经元，其轴突构成节前纤维，随脊神经前根出椎间孔后，达椎旁节或椎前节。

（3）交感神经节后纤维

交感神经节内的神经元即节后神经元，其轴突构成节后纤维分布于内脏、心血管、腺体。

2. 副交感神经

副交感神经（parasympathetic nerve）的中枢部位于脑干的副交感神经核和脊髓的骶副交感核内，由副交感神经元构成；周围部包括副交感神经节、节前纤维和节后纤维。

(1) 副交感神经节

按其所在位置分：①**器官旁节** 位于所支配器官的附近；②**器官内节** 位于所支配器官的壁内，数量较多。

(2) 副交感神经节前纤维

脑干内的副交感神经核内神经元为节前神经元，发出节前纤维分别加入第三、七、九、十对脑神经，到达副交感神经器官旁节或器官内节交换神经元；脊髓骶2～4节段的骶副交感核内神经元为节前神经元，发出节前纤维随骶神经前支出骶前孔后，离开骶神经，组成盆内脏神经。盆内脏神经的纤维到达副交感神经器官旁节或器官内节交换神经元。

(3) 副交感神经节后纤维

副交感神经节内的神经元即节后神经元，发出节后纤维。其中：颅部副交感神经的节后纤维分布相应的器官（见脑神经）；骶部副交感神经的节后纤维分布于结肠左曲以下的消化管、盆腔器官及外生殖器等。

表9－3 交感神经与副交感神经的区别

区别点	交感神经	副交感神经
低级中枢	脊髓 T_1-L_3 节段的侧角	脑干的内脏运动核和脊髓 S_2-S_4 的骶副交感核
周围神经节	椎旁节和椎前节	器官旁节和器官内节（壁内节）
节前纤维	短	长
节后纤维	长	短
分布范围	分布范围广泛，除头颈部、胸、腹、盆腔脏器外，还分布到全身的血管、汗腺、立毛肌等	不如交感神经广泛，一般认为大部分血管、汗腺、立毛肌、肾上腺髓质均无副交感神经支配

(二) 内脏感觉神经

1. 内脏感觉神经的特点

内脏感觉神经与躯体感觉神经形态基本相似，但内脏感觉有如下特点：①内脏器官的一般活动不引起感觉；较强烈的活动才能引起感觉。如在饥饿时，胃的收缩活动引起饥饿感；直肠和膀胱充盈时引起膨胀感觉（便意）等。②内脏器官对牵拉、膨胀、冷热以及强烈的内脏活动等刺激敏感，而对切割等刺激不敏感。如手术中切割内脏时，患者无明显感觉，但牵拉内脏时，患者有较难忍受的感觉。③内脏感觉的传入途径比较分散，即一个脏器的感觉冲动可经几条脊神经后根传入脊髓的几个节段；而一条脊神经可含有来自几个脏器的感觉纤维。因而，内脏痛觉往往是弥散的，定位较模糊。

2. 内脏感觉神经与牵涉性痛

当某些内脏器官发生病变时，常在体表的一定区域产生感觉过敏或疼痛，这种现象称牵涉性痛。牵涉性痛可发生在患病的内脏器官的附近皮肤，也可发生在离患病的内脏器官相距较远的皮肤。例如，心绞痛时，常在左胸前区和左臂内侧感到疼痛；肝、胆病变时，常在右肩部皮肤感到疼痛。

牵涉性痛发生的原因目前尚不清楚，一般认为，传导患病内脏的感觉纤维和被牵涉区皮肤的躯体感觉纤维都进入同一个脊髓节段，因此，从患病内脏传来的冲动可以扩散到邻近的躯体感觉神经元，从而产生牵涉性痛。了解器官病变时牵涉性痛的发生部位，对诊断内脏器官的疾病有一定意义。

第四节 神经传导通路

神经传导通路是指从感受器到大脑皮质或从大脑皮质到效应器的神经元链。从感受器到大脑皮质的部分称感觉传导通路；从大脑皮质到效应器的部分称运动传导通路。传导通路是实现神经系统各部位之间的联系及神经系统和周围器官联系的重要途径。

一、感觉传导通路

感觉器接受内、外环境刺激后，通过一定传导路向上传导，到达大脑皮质的感觉中枢，就会产生感觉。这样的传导路称为感觉传导路或上行传导路。感觉传导通路的共同特点是：①一般由三级神经元组成；②第二级神经元发出的神经纤维交叉至对侧上行；③第三级神经元胞体多在背侧丘脑；④都经过内囊，投射到大脑皮质特定的感觉功能区，产生清晰的特定的感觉。

（一）躯干和四肢的本体觉及精细触觉传导通路

本体觉又称深感觉，即肌、腱、关节的位置觉、运动觉、振动觉；精细触觉即辨别两点距离和物体纹理的感觉。第一级神经元胞体位于脊神经节内，其周围突分布于躯干和四肢的肌、腱、关节及皮肤的感受器，中枢突进入脊髓，组成薄束和楔束上行至延髓（图 9－44）。第二级神经元胞体在延髓的薄束核和楔束核内，其轴突组成第二级纤维交叉到对侧，构成内侧丘系，上行至丘脑腹后外侧核。第三级神经元胞体在背侧丘脑腹后外侧核，其轴突组成的纤维经内囊投射到大脑皮质中央后回的上 2/3 和中央旁小叶后部。

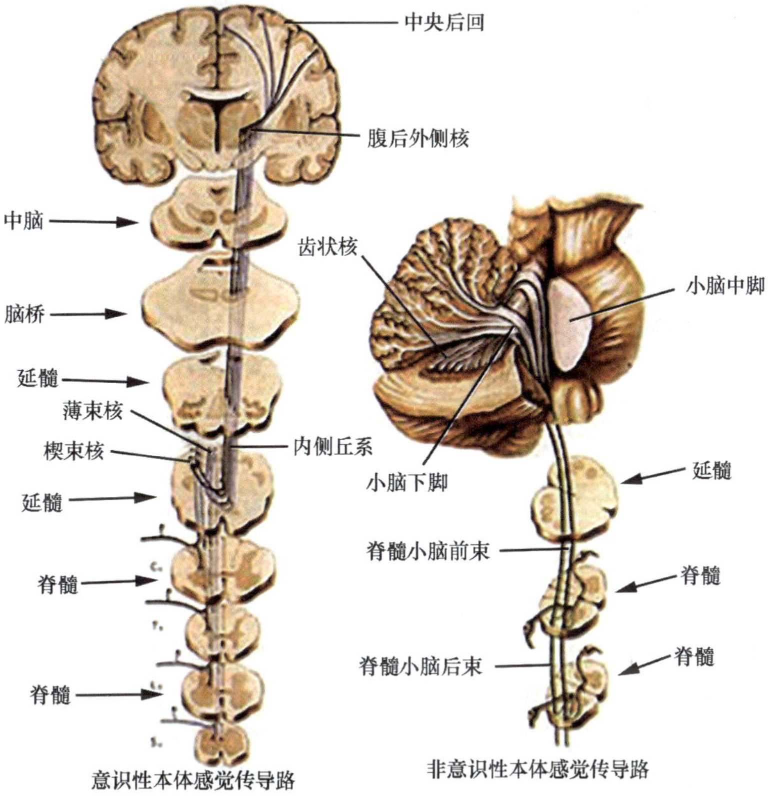

图 9－44　躯干和四肢的本体觉及精细触觉

头面部的本体觉一般认为是经三叉神经、三叉神经中脑核向上传导，最后投射到大脑皮质中央后回的下部。但其具体途径尚不清楚。

本体觉传导通路受损时，患者闭目不能确定其相应部位的位置姿势和运动的方向，振动觉消失，同时精细触觉也消失。

（二）躯干和四肢的痛温觉、粗触觉触觉传导通路

第一级神经元胞体在脊神经节，其周围突布于躯干和四肢皮肤的感受器，中枢突经后根入脊髓，在脊髓后角换神经元。第二级神经元在脊髓灰质后角发出，发出后交叉至对侧脊髓丘系向上传导，经脑干终于丘脑腹后外侧核。第三级神经元在丘脑腹后外侧核发出丘脑中央辐射，经内囊投射到中央后回的上 2/3 和中央旁小叶的后部（图 9－45）。脊髓丘脑束一侧受损，受损平面下 1～2 节段以下的对侧皮肤的痛觉、

温度觉减弱或消失，而触觉影响不大，因后索也传导触觉。

（三）头面部的痛温觉、粗触觉触觉传导通路

第一级神经元胞体位于三叉神经节内，其周围突分别组成三分支，布于头面部的皮肤和黏膜，中枢突入脑，止于三叉神经感觉核群，在此换第二级神经元，发出纤维至对侧三叉丘系向上传导，经脑干终于丘脑腹后内侧核。第三级神经元在丘脑腹后内侧核发出丘脑中央辐射，经内囊投射到中央后回的下 1/3（图 9－45）。此传导通路在交叉以上损伤，出现对侧头面部浅感觉障碍，若在交叉以下损伤，则浅感觉障碍在同侧。

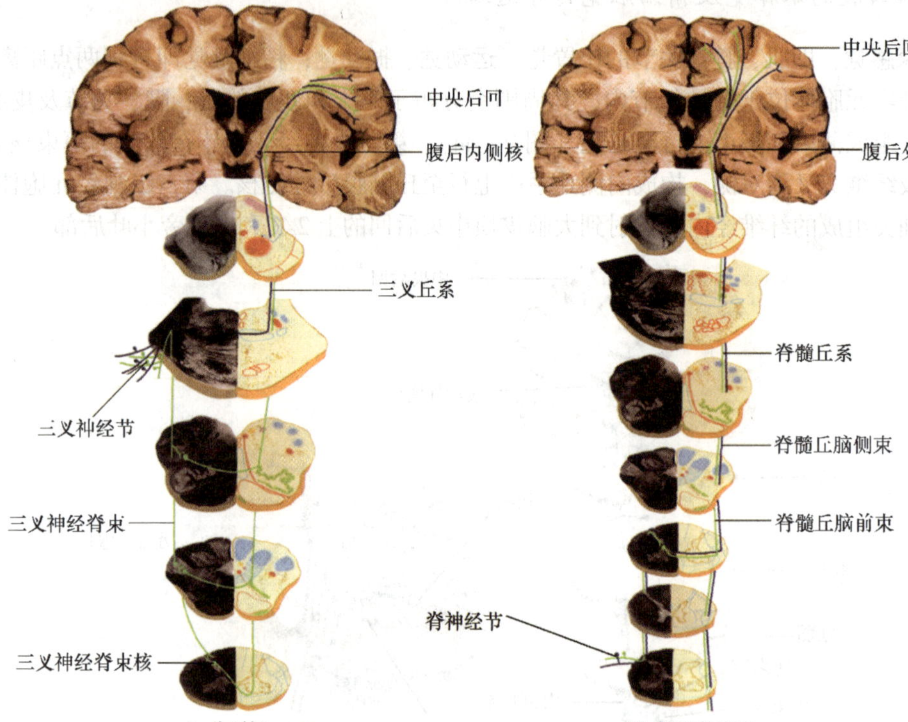

图 9－45　痛、温、触觉传导通路示意图

（四）视觉传导通路

视网膜的感光细胞受到光刺激而产生电变化，经双极细胞传给节细胞。节细胞的轴突组成视神经。两侧视神经入颅腔形成视交叉，其中来自视网膜鼻侧半的纤维左、右相互交叉，来自视网膜颞侧半的纤维不交叉，继而交叉的纤维和不交叉的纤维合成视束，视束的大部分纤维终于外侧膝状体。外侧膝状体的胞体，发出纤维组成视辐射经内囊，投射到枕叶距状沟两侧的皮质（图 9－46）。

视觉传导通路的不同部位损伤，临床表现不同：①一侧的视神经损伤，出现患侧眼全盲；②视交叉中间部损伤，出现双眼视野的颞侧半偏盲；③一侧视交叉外侧部的未交叉纤维损伤，可出现患侧视野鼻侧半偏盲；④一侧视束、外侧膝状体、视辐射或视觉中枢损伤时，出现双眼对侧视野同向性偏盲，即同侧眼视野的鼻侧半偏盲，对侧眼视野的颞侧半偏盲。

视束的一部分纤维终于中脑上丘的上方，参与瞳孔对光反射。光照一侧眼球，引起双侧瞳孔缩小，这种现象称瞳孔对光反射。其中被照射侧的瞳孔缩小，叫直接对光反射；同时另一侧瞳孔也缩小，称间接对光反射。

一侧视神经损伤后，光照损伤侧眼球，两眼瞳孔对光反射都消失；光照健侧眼球，两眼瞳孔对光反射都存在。损伤侧眼球直接对光反射消失，间接对光反射存在。

一侧动眼神经损伤后，光照损伤侧眼球，损伤侧眼球对光反射消失，对侧眼球对光反射存在；光照对侧眼球，损伤侧眼球对光反射消失，健侧眼球对光反射存在。损伤侧眼球直接和间接对光反射都消失。

视交叉中部损伤，光照任何一侧眼球，光照侧对光反射存在，对侧对光反射消失。即两眼直接对光反射都存在，间接对光反射都消失。

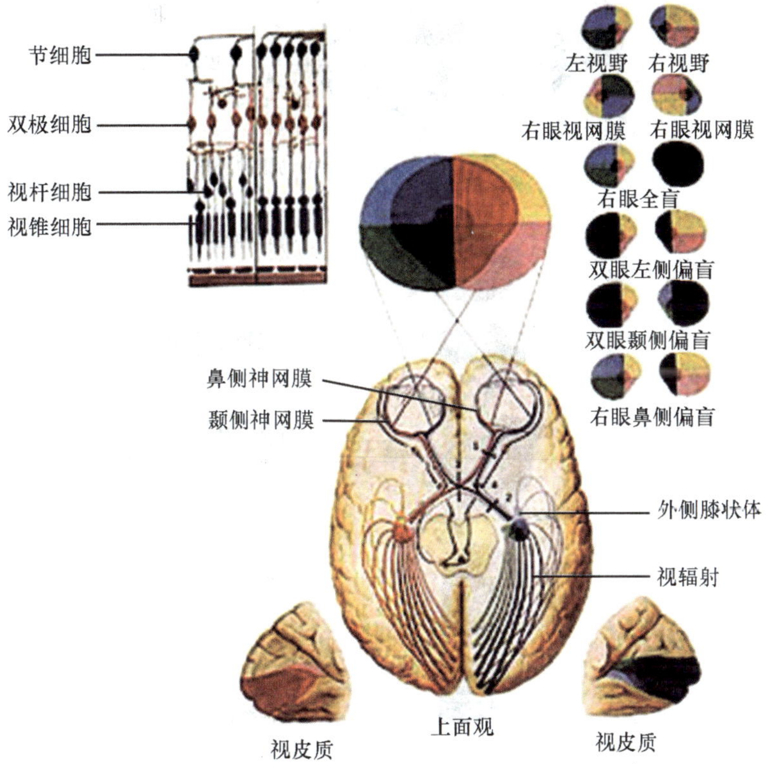

图 9－46　视觉传导通路

二、运动传导通路

大脑皮质是躯体运动的最高级中枢，其对躯体运动的调节是通过锥体系和锥体外系两部分的传导通路来实现的。

（一）锥体系

锥体系由上、下两级运动神经元组成。上运动神经元胞体位于大脑皮质内，下运动神经元胞体位于脑干或脊髓内。锥体系包括**皮质核束**和**皮质脊髓束**。

1. 皮质核束

上运动神经元的胞体位于大脑皮质中央前回下 1/3 皮质内，其轴突组成皮质核束，经内囊下行至脑干，陆续止于双侧脑神经运动核（图 9－47），但面神经核的下部（支配睑裂以下面肌）和舌下神经核（支配舌肌）只接受对侧皮质核束的纤维。脑神经运动核发出的纤维，经脑神经分布到头、颈、咽、喉的骨骼肌。

临床上一侧上运动神经元损伤时，只出现对侧眼裂以下面肌和对侧舌肌瘫痪，而受面神经核上部支配的眼裂以上的面肌以及其余脑神经躯体运动核支配的眼球外肌、咀嚼肌、咽肌、喉肌、胸锁乳突肌和斜方肌等均不受影响。临床上常将上运动神经元损伤引起的瘫痪称之为核上瘫；而将下运动神经元损伤引起的瘫痪称之为核下瘫。

面神经核上瘫导致对侧眼裂以下面肌瘫痪，表现为病灶对侧鼻唇沟变浅或消失，口角低垂并向病灶侧偏斜，流涎，不能做鼓腮、露齿等动作，但两侧额纹存在，眼睑闭合正常。舌下神经核上瘫表现为病灶的对侧舌肌瘫痪，伸舌时舌尖偏向病灶的对侧。

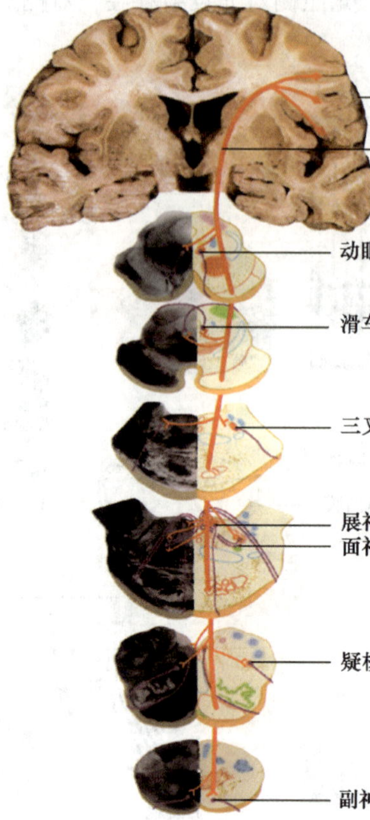

图 9－47　皮质核束示意图

面神经核下瘫导致患侧所有面肌瘫痪，表现为除面神经核上瘫的症状外，还有额纹消失，不能皱眉，眼睑不能闭合等。舌下神经核下瘫表现为病灶侧舌肌瘫痪，伸舌时舌尖偏向病灶侧。

2. 皮质脊髓束

上运动神经元胞体位于中央前回上 2/3 中央旁小叶前部，其轴突组成皮质脊髓束下行，经内囊至延髓锥体，在锥体的下端，大部分纤维左、右相互交叉。交叉后的纤维，称皮质脊髓侧束，走在脊髓外侧索；不交叉的纤维，称皮质脊髓前束，走在脊髓前索内。皮质脊髓束双侧控制支配躯干肌的脊髓前角运动细胞；交叉控制支配上、下肢肌的脊髓前角运动细胞（图 9－48）。

一侧皮质脊髓束在锥体交叉前受损，主要引起对侧肢体瘫痪，而躯干肌的运动不受明显影响。一侧皮质脊髓束在锥体交叉后受损，主要引起同侧肢体瘫痪。

锥体系的任何部位损伤都可引起其支配区的随意运动障碍，出现瘫痪。由于下运动神经元接受上运动神经元的控制和调节，所以上和下运动神经元受损后，瘫痪所表现的体征不同。

上运动神经元（大脑皮质躯体运动中枢、锥体束）受损时，由于下运动神经元失去了上运动神经元对它的抑制作用，使其功能释放，活动增强，表现为肌张力增高，腱反射亢进，瘫痪的肌呈痉挛状态，同时出现病理反射（如 Babinski 征）。因此又把上运动神经元损伤出现的瘫痪称为痉挛性瘫痪（硬瘫或中枢性瘫痪）。

下运动神经元（脑干的脑神经躯体运动核、脊髓前角运动细胞、脑神经、脊神经）受损时，反射弧被破坏，深、浅反射均消失。表现为肌张力降低，腱反射减弱或消失，瘫痪的肌松弛变软。由于神经营养障碍，导致肌肉萎缩。因反射弧被破坏，也不出现病理反射。因此也把下运动神经元出现的瘫痪称为弛缓性瘫痪（软瘫或周围性瘫痪）（表 9－4）。

表 9－4 上和下运动神经元损伤后临床表现的区别

症状和体征	上运动神经元损伤	下运动神经元损伤
肌张力	增高	降低
肌萎缩	不明显	明显
瘫痪	痉挛性瘫痪（硬瘫）	弛缓性瘫痪（软瘫）
腱反射	亢进	减弱或消失
病理反射	出现（阳性）	不出现（阴性）

（二）锥体外系

锥体外系是指锥体系以外的控制骨骼肌运动的下行纤维束，其主要功能是协调肌群的运动，调节肌紧张，以协助锥体系完成精细的随意运动。

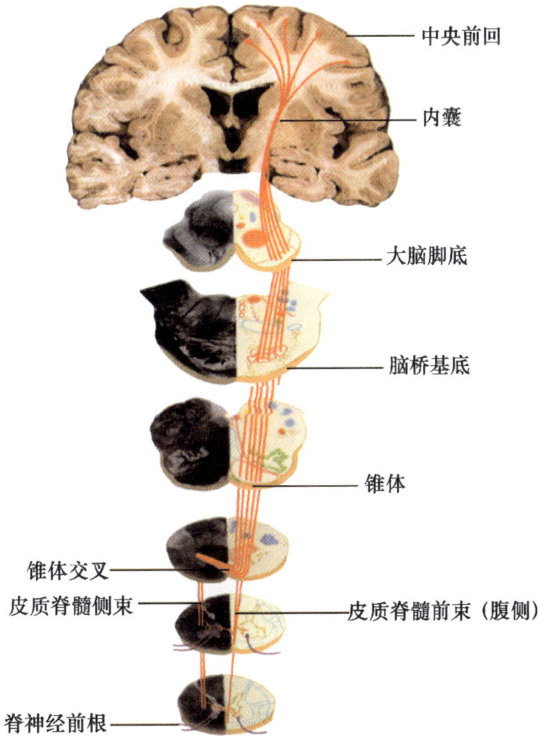

图 9－48 皮质脊髓束示意图

本章小结

神经系统分为中枢部和周围部。中枢部即中枢神经系统，包括脑和脊髓，分别位于颅腔和椎管内；周围部即周围神经系统，其一端与中枢神经系统的脑或脊髓相连，另一端通过各种末梢装置与身体其他各器官、系统相联系。

周围神经系统中与脑相连的部分称为脑神经，共 12 对；与脊髓相连的叫脊神经，共 31 对。内脏神经系统主要分布于内脏、心血管和腺体。

复习思考题

考试系统

1. 请说出神经系统的组成和功能。
2. 简述脊髓的位置、内部结构和功能。
3. 说出脑干的分部和功能。
4. 简述大脑半球的内部结构和功能。
5. 何谓内囊？损伤后会引起哪些严重症状？
6. 简述脑脊液产生的部位、作用和脑脊液循环的途径。
7. 简述脊神经的主要分支和分布。
8. 说出十二对脑神经的名称、连脑部位及性质。

第十章　感觉器

思维导图

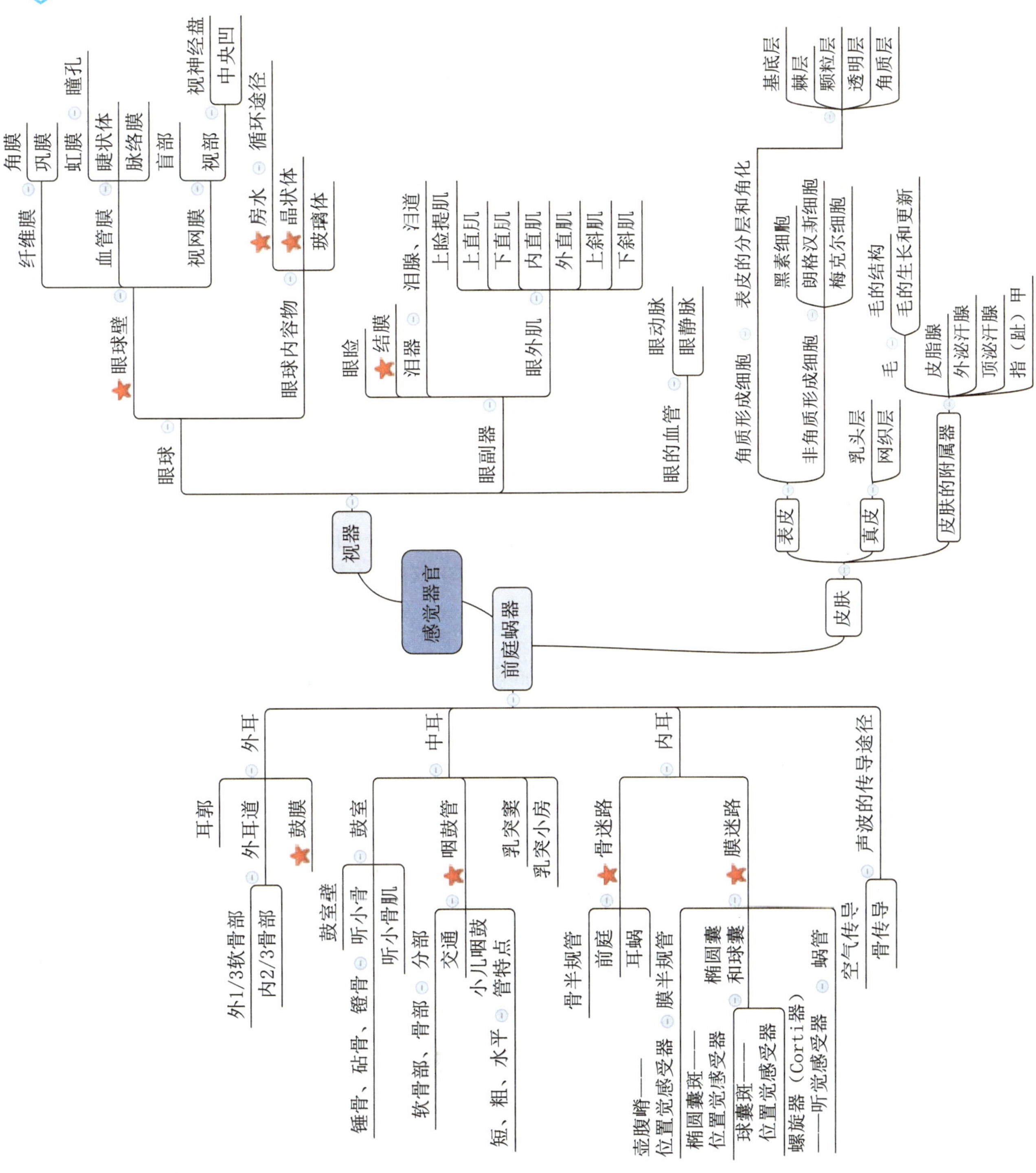

感觉器官
视器
眼球
眼球壁
纤维膜
角膜
巩膜
血管膜
虹膜
瞳孔
睫状体
脉络膜
视网膜
盲部
视部
视神经盘
中央凹
眼球内容物
房水
循环途径
晶状体
玻璃体
眼副器
眼睑
结膜
泪器
泪腺、泪道
眼外肌
上睑提肌
上直肌
下直肌
内直肌
外直肌
上斜肌
下斜肌
眼的血管
眼动脉
眼静脉
皮肤
表皮
角质形成细胞
表皮的分层和角化
基底层
棘层
颗粒层
透明层
角质层
非角质形成细胞
黑素细胞
朗格汉斯细胞
梅克尔细胞
真皮
乳头层
网织层
皮肤的附属器
毛
毛的结构
毛的生长和更新
皮脂腺
外泌汗腺
顶泌汗腺
指（趾）甲
前庭蜗器
外耳
耳郭
外耳道
外1/3软骨部
内2/3骨部
鼓膜
中耳
鼓室
鼓室壁
听小骨
锤骨、砧骨、镫骨
听小骨肌
咽鼓管
分部
软骨部、骨部
交通
小儿咽鼓管特点
短、粗、水平
乳突窦
乳突小房
内耳
骨迷路
骨半规管
前庭
耳蜗
膜迷路
膜半规管
壶腹嵴——位置觉感受器
椭圆囊和球囊
椭圆囊斑——位置觉感受器
球囊斑——位置觉感受器
蜗管
螺旋器（Corti器）——听觉感受器
声波的传导途径
空气传导
骨传导

学习目标

1. 了解感觉器的概念。
2. 熟悉眼球壁的结构，眼球内容物的名称；了解眼副器，眼的血管。
3. 了解外耳、中耳、内耳的结构。
4. 熟悉皮肤的结构；了解皮下组织；了解皮肤的附属结构。

感觉器（sensory organs）是指能够感受特定刺激的器官，由感受器及其附属器构成。感受器是机体接受内、外环境各种刺激并产生神经冲动的结构。

感受器可分为两类：①一般感受器，由感觉神经末梢构成，分布于全身各部，如皮肤、肌、腱、关节、内脏和心血管等器官内的痛觉、温度觉、触觉、压觉和本体等感受器。②特殊感受器，由感觉细胞构成，只分布在头部的某些器官内，如眼、耳、舌和鼻等器官内的视觉、听觉、味觉和嗅觉等感受器。

根据感受器所在的部位和所接受刺激的来源，感受器可分为三类：①外感受器，分布于皮肤、黏膜、眼和耳等处，感受来自外界环境的刺激，如痛觉、温度觉、触觉、压觉、光波和声波的刺激。②内感受器，分布于内脏和心血管等处，感受来自内环境的物理或化学刺激，如压力、渗透压、温度、离子和化合物浓度等的刺激。③本体感受器，分布于肌、肌腱、关节和内耳位觉器等处，感受机体运动和平衡变化时所产生的刺激。

感觉器的主要功能是把感受到的刺激转化为神经冲动，经神经传导通路，把冲动传至大脑皮质进行整合，产生相应感觉，从而建立机体与内、外界环境间的联系。

第一节　眼

眼（eye）又称视器（visual organ），由**眼球**及**眼副器**两部分组成。眼的主要功能是感受光波的刺激，将其转变为神经冲动，经视觉传导通路传导到大脑皮质视觉中枢，产生视觉。

一、眼球

眼球（eye ball）位于眶内，后端由视神经连于间脑。眼球由**眼球壁**和**眼球内容物**组成（图 10 - 1）**眼球构造**。

（一）眼球壁

眼球壁由外向内依次分为**纤维膜、血管膜**和**视网膜**三层。

1. 眼球纤维膜

眼球纤维膜（fibrous tunic of eyeball）即外膜，由致密结缔组织构成，厚而坚韧，具有保护眼球内容物和维持眼球形态的作用。纤维膜可分为**角膜**和**巩膜**两部分。

（1）角膜（cornea）：位于眼球的正前方，占纤维膜的前 1/6，略向前凸，无色透明，无血管，但有丰富的感觉神经末梢，触觉和痛觉敏锐。具有屈光作用。

（2）巩膜（sclera）：占纤维膜的后 5/6，乳白色，不透明，厚而坚韧，内含少量血管和神经，具有支持和保护眼球的作用。巩膜与角膜交界处的深部有一环形小管，称**巩膜静脉窦**，是房水回流的通道。

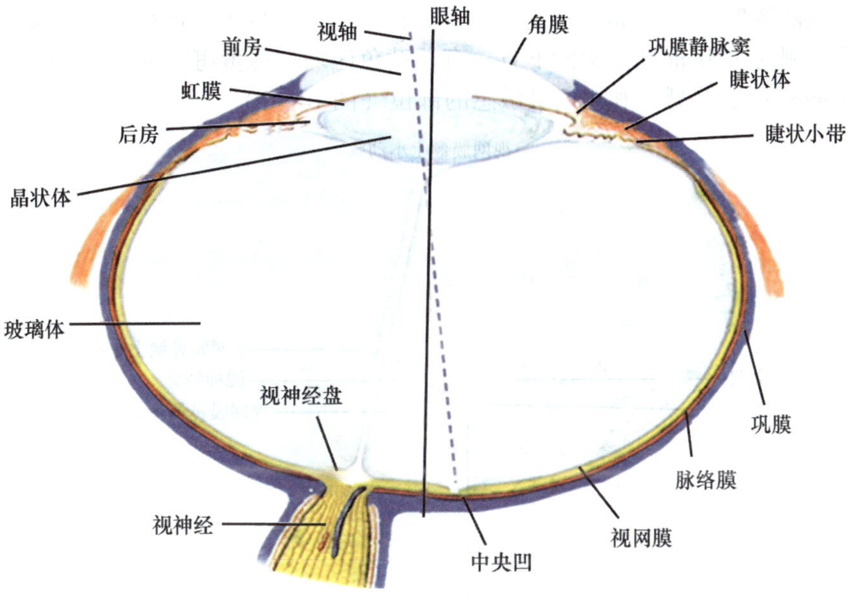

图 10－1　眼球形态示意图

2. 血管膜

血管膜（vascular tunic of eyeball）即中膜，由疏松结缔组织构成，含有丰富的血管和色素细胞，呈棕黑色。血管膜从前向后分为**虹膜、睫状体**和**脉络膜**三部分（图 10－2）。

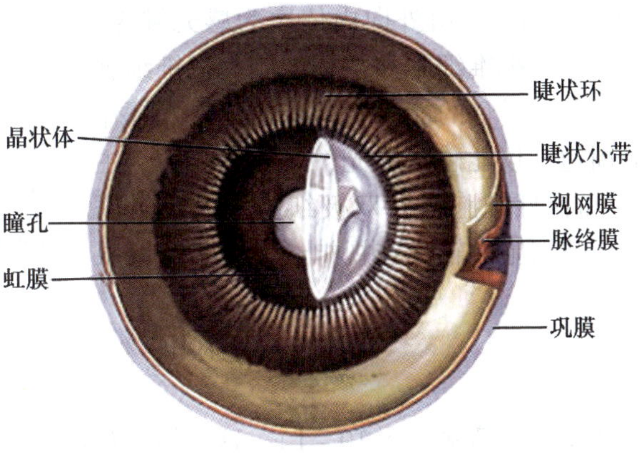

图 10－2　虹膜和睫状体

（1）虹膜（iris）：是血管膜的前部，位于角膜后方。虹膜呈圆盘形，中央有一圆孔，称**瞳孔**（pupil），是光线射入眼内的孔道。虹膜内有两种排列方向不同的平滑肌：以瞳孔为中心向四周呈放射状排列的称**瞳孔开大肌**，收缩时可使瞳孔开大；在瞳孔周围呈环形排列的称瞳孔括约肌，收缩时可使瞳孔缩小。瞳孔的开大或缩小可调节进入眼球内的光线量。是可调节进入眼球内光线的多少，在弱光下或视远物时，瞳孔开大；在强光下或视近物时，瞳孔缩小。正常成人瞳孔直径变化范围在 2.5～5mm。

（2）睫状体（ciliary body）：前接虹膜，后续脉络膜，是眼球血管膜的增厚部分。睫状体前部有许多向内突出呈放射状的皱襞，称睫状突；睫状体发出许多细丝状无色透明的睫状小带与晶状体相连。睫状体内的平滑肌，称为睫状肌，该肌收缩与舒张，牵动睫状小带松弛或紧张，以调节晶状体的曲度。睫状体还有产生房水的功能。

（3）脉络膜（choroid）：续于睫状体后部，占眼球血管膜的后 2/3。含有丰富的血管和色素，有营养眼球、吸收眼内散射光线的作用。

3. 视网膜

视网膜（retina）为眼球的内层，贴附于眼球血管膜的内面。在视网膜后部中央稍偏鼻侧处，有一白色圆盘形隆起，称**视神经盘**（optic disc），此处无感光作用，故称盲点。视神经盘中央有视神经和血管通过，在视神经盘的颞侧约 3.5mm 处并稍偏下方，有一黄色区域，称**黄斑**（macula lutea），黄斑中央凹陷，称**中央凹**（fovea centralis），是感光和辨色最敏感的部位（图 10－3）。

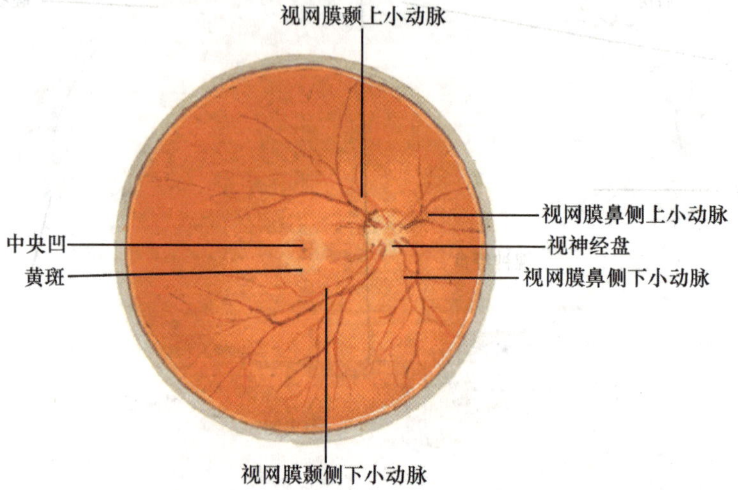

图 10－3　右眼眼底

视网膜的组织结构分为内、外两层（图 10－4），外层为色素上皮层，内层为神经层。

（1）色素上皮层：由矮柱状的色素上皮细胞构成。

（2）神经层：由三层神经细胞构成，由外向内依次为**感光细胞、双极细胞**和**节细胞**。感光细胞又分为**视锥细胞**和**视杆细胞**，视锥细胞分布于视网膜中央，具有感受强光、辨色的能力，主要在白昼发挥作用。视杆细胞分布于视网膜的周边，仅能感受弱光，无辨色能力，主要在夜间发挥作用。视锥细胞和视杆细胞都与双极细胞发生突触联系，双极细胞再与节细胞联系，节细胞的轴突在视神经盘集中，穿眼球壁后构成视神经。

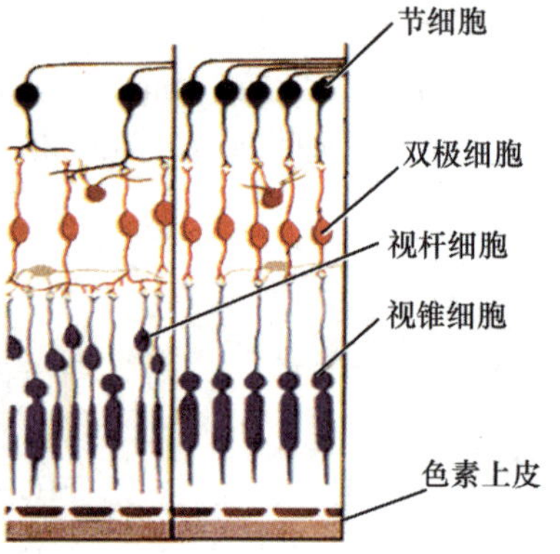

图 10－4　视网膜的层次结构（示意图）

（二）眼球内容物

眼球内容物包括**房水、晶状体**和**玻璃体**（图 10－1）。这些结构和角膜一起称为折光系统。

1. 房水（aqueous humor）

房水充满于眼房内，为无色透明的液体。眼房是角膜与晶状体之间的腔隙，被虹膜分隔为**眼球前房**和**眼球后房**，前房与后房借瞳孔相通。眼球前房的周边部，即虹膜与角膜之间的夹角，称**虹膜角膜角**，又称**前房角**（图 10－1）。房水由睫状体产生，除有折光作用外，还有营养角膜和晶状体以及维持眼压的作用。房水的主要排泄途径如下：睫状体产生房水→眼后房→瞳孔→眼前房→虹膜角膜角→巩膜静脉窦→眼静脉。若因虹膜与晶状体黏连或前房角狭窄等原因造成房水循环发生障碍，则引起眼内压增高，导致视力减退甚至失明，临床上称为**青光眼**。

2. 晶状体（lens）

晶状体位于虹膜和玻璃体之间。形似双凸透镜状，无色透明，具有弹性，无血管和神经。表面包有一层透明而有弹性的晶状体囊。晶状体借睫状小带连于睫状突上。晶状体具有屈光功能，可随睫状肌的收缩和舒张而变化。老年人的晶状体逐渐硬化而失去弹性，睫状肌对晶状体的调节功能减退，看近物时，晶状体屈光度不能相应增大，导致视物不清，称**老花眼**。若晶状体因疾病或创伤等原因而浑浊，影响视力，临床上称白内障。

3. 玻璃体（vitreous body）

玻璃体位于晶状体与视网膜之间，为无色透明的胶状物质。玻璃体具有屈光和支撑视网膜的作用。

二、眼副器

眼副器包括**眼睑、结膜、泪器**和**眼球外肌**等（图 10－5，图 10－6）。
眼副器有保护、运动和支持眼球的作用。

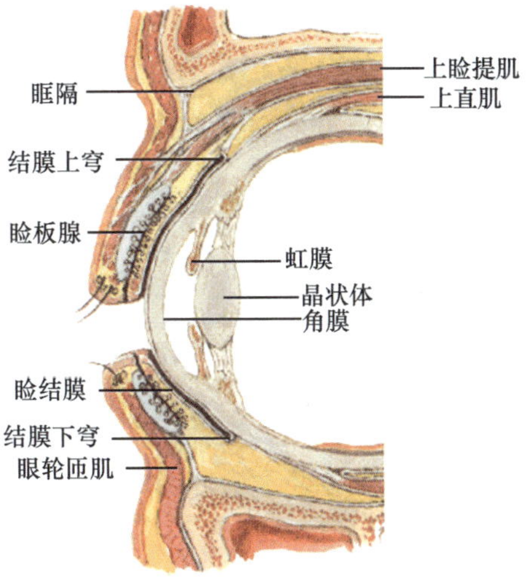

图 10－5 眼的附属装置

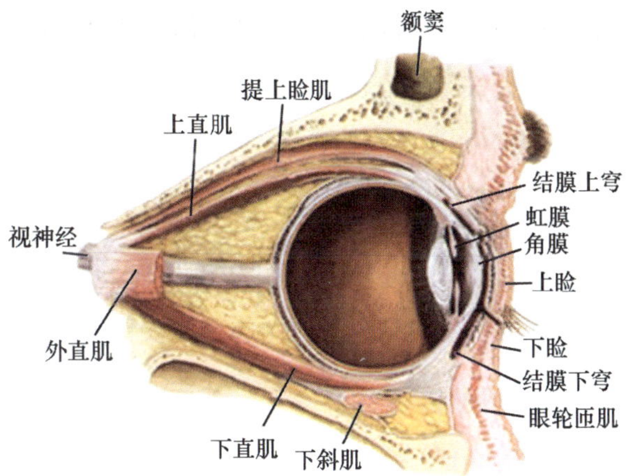

图 10－6 眼的正中矢状切面

（一）眼睑

眼睑（eyelids）俗称眼皮，遮盖眼球的前方，具有保护眼球的功能。眼睑分上睑和下睑，上、下睑之间的裂隙称为**睑裂**。睑裂的内侧角叫**内眦**，外侧角叫**外眦**；眼睑的游离缘称睑缘，生有睫毛（图 10－7）。睫毛的根部有睫毛腺，此腺的急性炎症临床上称睑腺炎（麦粒肿）。

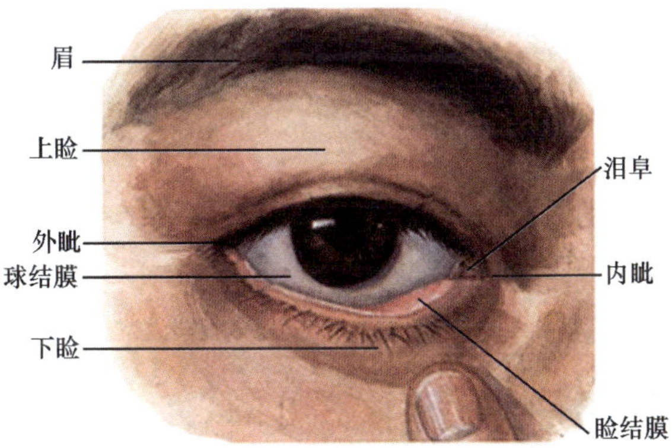

图 10－7 眶

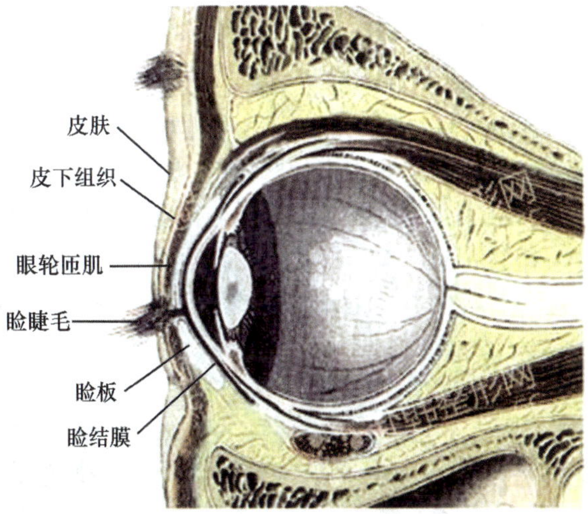

图 10－8 眼睑的结构

眼睑的组织结构由浅入深分为5层（图 10－8）：①皮肤，细薄而柔软；②皮下组织，为薄层疏松结缔组织，易发生水肿；③肌层，主要为眼轮匝肌和上睑提肌；④睑板，由致密结缔组织构成，较硬，对眼睑有支撑作用。睑板内含有睑板腺，其分泌物有润滑睑缘和防止泪液外溢等作用。当睑板腺的导管阻塞时，分泌物在腺内潴留，可形成睑板腺囊肿，也称霰粒肿。⑤睑结膜，贴附在睑板内面，为一层很薄的黏膜。

（二）结膜

结膜（conjunctiva）是一层薄而透明的黏膜，富有血管（图 10 – 7）。结膜按所在部位，可分为三部分：①睑结膜，是贴附于上、下眼睑内面的部分；②球结膜，是覆盖于巩膜前部表面的部分；③结膜穹窿，是介于球结膜与睑结膜之间的移行部分，分别形成结膜上穹和结膜下穹。当睑裂闭合时，各部分结膜围成的囊状腔隙，称**结膜囊**，通过睑裂与外界相通。

（三）泪器

泪器（图 10 – 9）包括分泌泪液的泪腺和排出泪液的泪道组成。

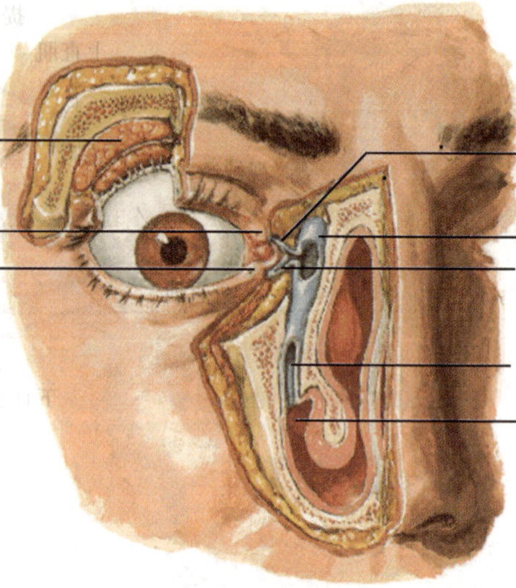

图 10 – 9　泪器

1. 泪腺

泪腺（lacrimal gland）位于眶上壁前外侧部的泪腺窝内，有 10 ~ 20 条排泄管，开口于结膜上穹的外侧部。泪腺分泌泪液。泪液具有湿润角膜、冲洗异物和杀菌等作用。

2. 泪道

泪道（lacrimal duct）包括**泪点**、**泪小管**、**泪囊**和**鼻泪管**。

（1）泪点：是泪道的起始部。

（2）泪小管：为连接泪点与泪囊的小管，上下各一，共同开口于泪囊。

（3）泪囊：为一膜性囊，位于泪囊窝内，上端为盲端，下端移行为鼻泪管。

（4）鼻泪管：为连接泪囊下端的膜性管道，位于骨性鼻泪管内，下端开口于下鼻道。

专业知识拓展

泪道冲洗术的相关解剖学知识

泪道冲洗术是将液体注入泪道，疏通其不同部位阻塞的操作技术，可用于检查泪道有无狭窄和阻塞，也可用于清除泪囊内积存的分泌物。泪道冲洗时，嘱患者眼球外展，充分暴露泪点，术者将患者下睑内 1/3 处皮肤向外下方牵拉，将针头先垂直插入泪点 1.5 ~ 2mm，转向水平方向，朝内眦顺泪小管方向推进 5 ~ 6mm，到达骨壁后稍后退 1 ~ 2mm，缓慢注入生理盐水。冲洗前注意针头不要顶住泪囊的内侧壁，以免推注液体时不易流出，误认为泪道阻塞；进针须注意顺泪小管方向缓慢推进，以免刺破泪小管壁造成假道。

（四）眼球外肌

眼球外肌（extraocular muscles）配布在眼球周围，为骨骼肌，包括 6 块运动眼球的肌和 1 块运动眼睑的肌（图 10－10）。

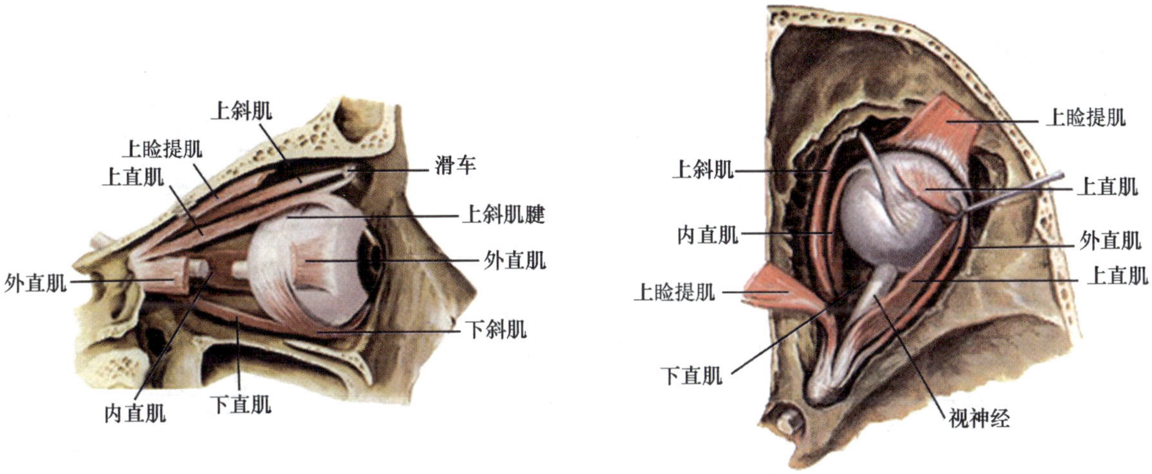

图 10－10 眼球外肌

运动眼球的肌有**上直肌、下直肌、内直肌、外直肌、上斜肌**和**下斜肌**。上直肌使眼球转向上内；下直肌使眼球转向下内；内直肌和外直肌可分别使眼球转向内侧和外侧；上斜肌收缩时使眼球转向下外；下斜肌收缩时使眼球转向上外。运动上睑的肌叫上睑提肌，收缩时可上提上睑。正常情况下，运动眼球的 6 块眼球外肌互相协调，使眼球保持正常眼位。

三、眼的血管

（一）眼的动脉

眼动脉是颈内动脉在颅内的一个分支，经视神经管入眶，在眶内分支分布于眼球、眼球外肌和泪器等处。眼动脉的重要分支为**视网膜中央动脉**，视网膜中央动脉在眼球后方穿入视神经，至视神经盘处分为四支，即**视网膜颞侧上、下小动脉**和**视网膜鼻侧上、下小动脉**。

（二）眼的静脉

眼球的静脉主要是视网膜中央静脉。眼球外的静脉主要由**眼上静脉**和**眼下静脉**，收集眼球和眼副器的静脉血，向后经眶上裂入颅腔，主要注入海绵窦。

第二节 耳

耳（ear）又称前庭蜗器（vestibulocochlear organ），包括**前庭器**（位觉器）和**听器**两部分结构，二者在功能上不同，但在结构上关系密切。

耳按部位分为**外耳、中耳**和**内耳**三部分（图 10－11）。外耳和中耳是收集和传导声波的结构；内耳有位觉和听觉感受器。

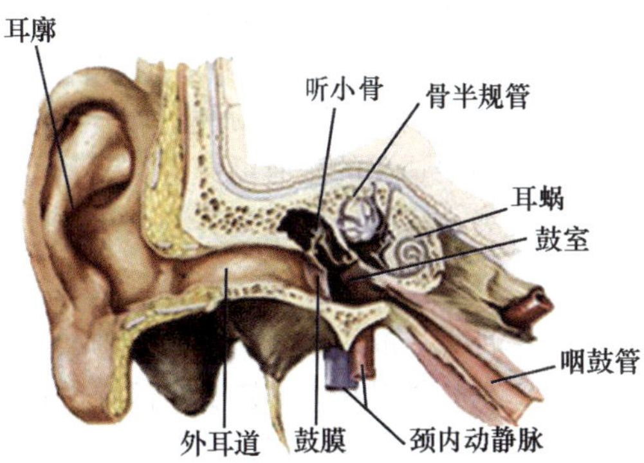

图 10－11 耳全貌模式图

一、外耳

外耳（external ear）包括耳廓、外耳道和鼓膜三部分。

（一）耳廓

耳廓（auricle）位于头部两侧。由弹性软骨作支架，外覆皮肤构成，皮下组织很少，但血管、神经丰富。耳廓下部一小部分无软骨，含有结缔组织和脂肪，称耳垂，是临床常用的采血部位（图 10－12）。耳廓呈漏斗状，具有收集声波的作用。

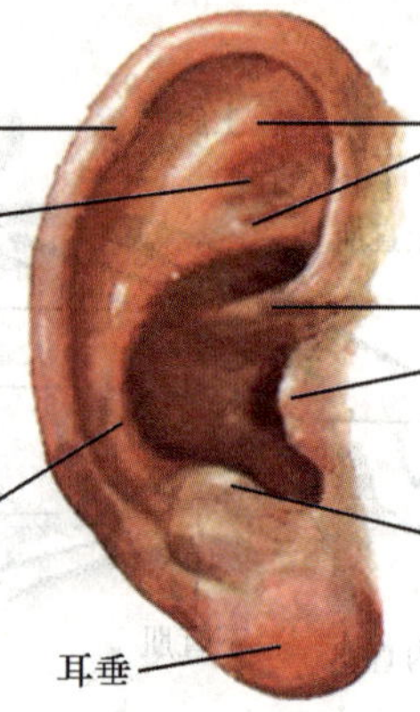

图 10－12　耳廓

（二）外耳道

外耳道（external acoustic meatus）是外耳门至鼓膜之间的弯曲管道，长约 2.5cm。外耳道外侧 1/3 部为软骨部，内侧 2/3 部位于颞骨内，为骨部。外耳道是一弯曲管道，临床上检查外耳道和鼓膜时，需将耳廓向后上方牵拉，使外耳道变直，以便于观察。外耳道的皮肤较薄，含有毛囊、皮脂腺及耵聍腺，可分泌耵聍，有保护作用，但分泌过多则可造成外耳道阻塞影响听力。

（三）鼓膜

鼓膜（tympanic membrane）位于外耳道与鼓室之间，椭圆形半透明的薄膜。鼓膜的中心向内凹陷，称**鼓膜脐**。鼓膜的上 1/4 部薄而松弛，称**松弛部**，下 3/4 部坚实紧张，称**紧张部**。在活体检查时在鼓膜脐的前下方有一三角形的反光区，称**光锥**。

二、中耳

中耳（middle ear）位于外耳和内耳之间，包括**鼓室**、**咽鼓管**、**乳突窦**和**乳突小房**等部分。

（一）鼓室

鼓室（tympanic cavity）是位于鼓膜和内耳之间的含气小腔，鼓室有 6 个壁。

1. 鼓室壁（颞骨经鼓室的切面）

（1）外侧壁：称鼓膜壁，主要由鼓膜构成。

（2）内侧壁：称迷路壁，即内耳的外侧壁，此壁的后上部有一卵圆形孔，称**前庭窗**，被镫骨底封闭；后下部有一圆孔，称为**蜗窗**，被第二鼓膜封闭。

（3）前壁：称颈动脉壁，此壁上部有咽鼓管的开口。

（4）后壁：称乳突壁，此壁上部有乳突窦的开口，通乳突小房。

（5）上壁：称盖壁。由鼓室盖构成，分隔鼓室与颅中窝。

（6）下壁：又称颈静脉壁。

化脓性中耳炎的脓液可穿透鼓膜经外耳道流出，向上可蔓延至颅内而造成脑脓肿，向后通过乳突窦蔓延至乳突小房而造成乳突炎。

2. 听小骨

听小骨（auditory ossicles）有三块，位于鼓室内，是人体内最小的骨，由外向内依次为**锤骨**、**砧骨**和**镫骨**。锤骨与鼓膜相连，镫骨与前庭窗相接，它们对声波有传导和调节作用（图 10－13）。

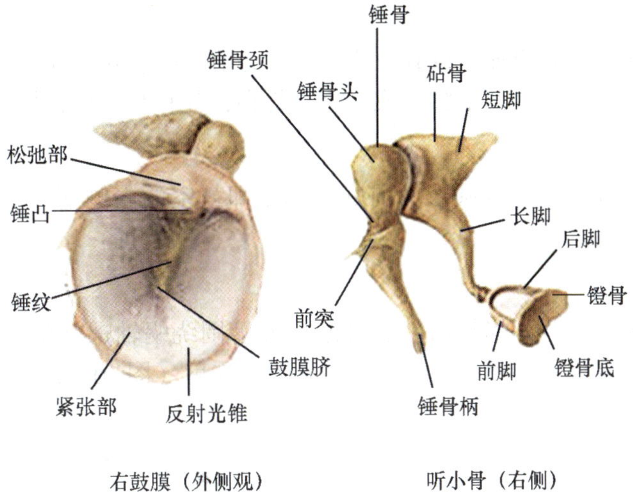

图 10-13 鼓膜和听小骨

（二）咽鼓管

咽鼓管（auditory tube）是沟通鼓室与鼻咽部的通道。通常处于关闭状态，当吞咽或哈欠时可暂时开放，使鼓室的气压与外界的气压平衡，以维持鼓膜的正常形态，以利于鼓膜的正常振动。幼儿的咽鼓管较成人短而平直，管径相当较大，故咽部感染易沿此管侵入鼓室，引起中耳炎。

（三）乳突窦和乳突小房

乳突窦（mastoid antrum）是介于鼓室与乳突小房之间的小腔，向前经乳突窦口通鼓室，向后与乳突小房相通。乳突小房（mostoid cells）为位于颞骨乳突内的许多含气小腔。

三、内耳

内耳（internal ear）位于颞骨岩部内，由一系列复杂的管腔组成，故又称为**迷路**。迷路分为**骨迷路**和**膜迷路**。骨迷路是颞骨岩部内的骨性管道，膜迷路为膜性的管道。膜迷路是套在骨迷路内的膜性小囊和小管，与骨迷路基本一致。骨迷路与膜迷路之间的间隙内充满外淋巴，膜迷路内含有内淋巴，内、外淋巴之间互不相通。听觉和位置觉感受器位于膜迷路内。

（一）骨迷路

骨迷路（bony labyrinth）由**骨半规管**、**前庭**和**耳蜗**组成（图 10-14）。

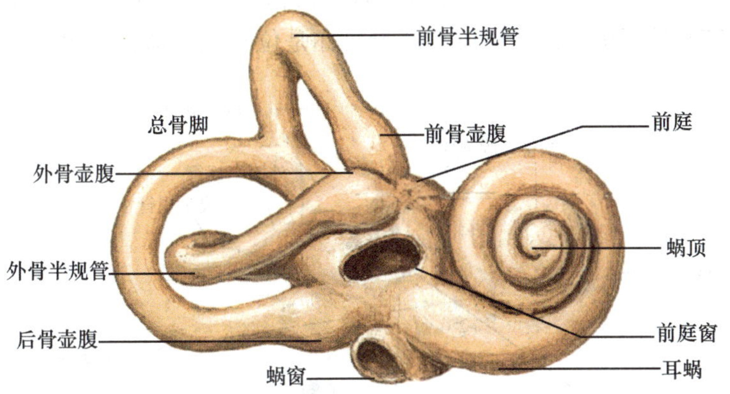

图 10-14 骨迷路

1. 骨半规管（bony）

由3个相互垂直的半环形小管组成。按其位置，分别为前、后、外半规管，每管均有两脚，其中一个膨大部位称**骨壶腹**，前、后半规管的两个脚合成一个总骨脚，共有5个骨脚与前庭相连。

2. 前庭（vestibule）

介于骨半规管和耳蜗之间，略呈椭圆形。前庭外侧壁即鼓室的内侧壁，有前庭窗和蜗窗。前庭向前通耳蜗，向后通3个骨半规管。

3. 耳蜗（cochlea）

位于前庭的前方，形似蜗牛。耳蜗是由一骨性蜗螺旋管围绕蜗轴螺旋状盘绕两圈半构成。蜗轴向螺旋管中发出骨螺旋板，骨螺旋板的游离缘与蜗管的基底膜相连后（图10－15），将骨螺旋管分为前庭阶和鼓阶上下两部分。

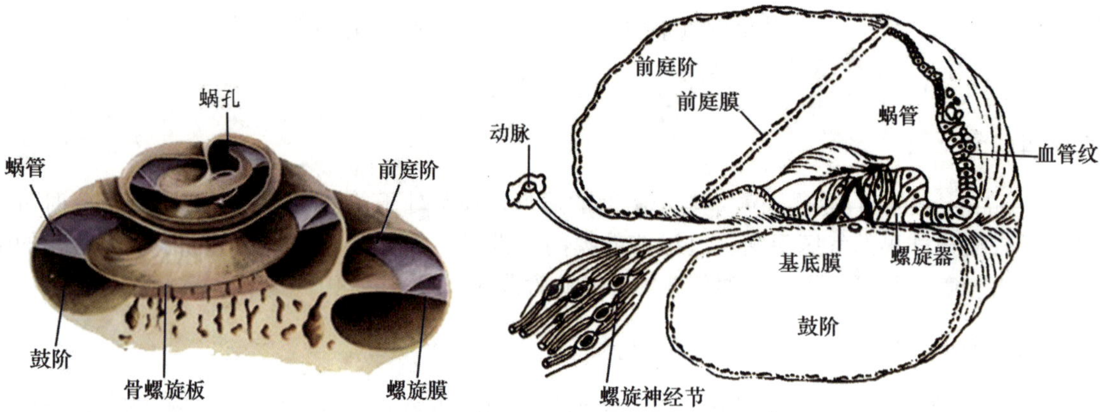

图10－15　耳蜗切面

（二）膜迷路

膜迷路（membrane labyrinth）也分三部分，即**膜半规管、椭圆囊**与**球囊**及**蜗管**组成（图10－16）。

1. 膜半规管（membranous semicircular ducts）

位于同名骨半规管内，每一骨壶腹中也有一膨大的膜壶腹，膜壶腹内有隆起的壶腹嵴。**壶腹嵴**是位觉感受器，头部向任何方向旋转时，都会引起半规管中的淋巴流动，从而刺激毛细胞将信号转化成神经冲动，经前庭神经传入大脑，产生头部旋转运动的感觉，并引起姿势反射以维持身体平衡。

2. 椭圆囊（utricle）与球囊（saccule）

位于前庭内的两个膜性小囊。椭圆囊与5个膜半规管口相通，球囊连于蜗管。两囊内均有向囊腔内突起的结构，称为**椭圆囊斑**和**球囊斑**，椭圆囊斑和球囊斑亦是位觉感受器，能感受头部静止位置和变速运动的刺激。

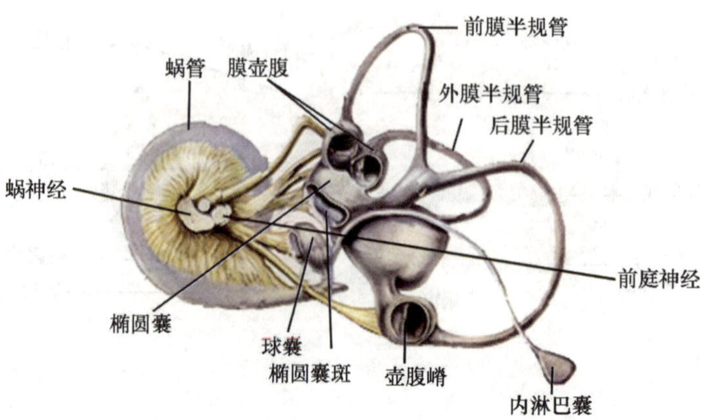

图10－16　膜迷路

3. 蜗管（cochlear duct）

为套在蜗螺旋管内的膜性管道。断面呈三角形，底为螺旋膜（基底膜），上壁为前庭膜（图 10－15）。螺旋膜上有螺旋器，又称 **Corti 器**。螺旋器主要由毛细胞、支持细胞和盖膜构成，是听觉感受器，能感受声波刺激。

四、耳的听觉功能

1. 声波的传导途径

声波由外界传入内耳的感受器有两条途径，一是空气传导，二是骨传导。

（1）空气传导：耳廓收集声波经外耳道到达鼓膜，引起鼓膜振动，再经听骨链传到镫骨底，于前庭窗处激起外淋巴振动。

（2）骨传导：声波直接作用于颅骨，经颅骨的传导，引起外淋巴的振动。

在正常情况下声波的传导以空气传导为主，但在听力检查中可用到骨传导，对于鉴别传导性耳聋与神经性耳聋极为重要。

2. 听觉的产生

声波经气传导和骨传导，引起外淋巴振动，外淋巴的振动引起内淋巴的振动，内淋巴的振动又引起毛细胞的摆动，毛细胞的摆动产生电位变化转换为神经冲动，由蜗神经传入大脑听觉中枢而产生听觉。

第三节　皮　肤

皮肤（skin）覆盖于人体表面，借皮下组织与深部的结构相连。皮肤是人体最大的器官，约占人体重量的 16%，总面积 1.2～2.2 m^2。皮肤具有保护、吸收、排泄、感觉、调节体温及参与物质代谢等功能。

一、皮肤结构

皮肤（图 10－17）分为浅层的表皮和深层的真皮，并借皮下组织与深部的结构相连。皮肤的厚度依部位的不同而有差异，以背部、项部、手掌及足底最厚，腋窝、面部最薄，平均厚度为 1～4mm。

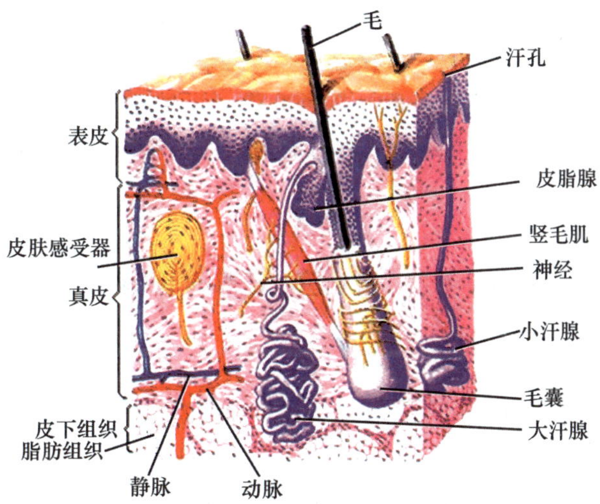

图 10－17　皮肤切片模式图

1. 表皮（epidermis）

表皮是皮肤的最表层，由角化的复层扁平上皮构成。表皮从基底到表面可分为五层：**基底层、棘层、颗粒层、透明层**和**角质层**。

（1）基底层（stratum spinosum）：位于表皮的最深层，由一层矮柱状基底细胞构成，黑色素细胞散在其中，具有合成黑色素、形成黑素颗粒的功能，它的数量和颜色决定了皮肤的颜色。基底细胞有较强的分裂能力，新生细胞向浅层推移，分化成表皮的各层细胞。

（2）棘层：由4～10层较大的多边形细胞构成。细胞可向周围伸出细短的突出，故名棘细胞。

（3）颗粒层：由3～5层梭形细胞构成，细胞质内有大小不等，形状不规则的透明角质颗粒。

（4）透明层：由数层扁平细胞构成，胞核消失，呈均质透明状。

（5）角质层：由数层角化的扁平细胞构成，胞质内含有角蛋白。此层对酸、碱和摩擦等具有很强的抵抗力，能阻挡异物和病原体侵入。角质层表层细胞不断脱落，形成皮屑。

2. 真皮（dermis）

位于表皮下深面，由致密结缔组织构成，分为乳头层和网状层两部分。

（1）乳头层（papillary layer）：紧邻表皮的基底层，由疏松结缔组织构成，有许多突向表皮的乳头状突起，含有丰富的毛细血管、游离神经末梢和触觉小体。

（2）网状层（reticular layer）：位于乳头层的深面，较厚，由致密结缔组织构成，粗大的胶原纤维和弹性纤维交织成网，使皮肤具有弹性和韧性。此层内含小血管、淋巴管、神经、毛囊、汗腺、皮脂腺和环层小体等。

3. 皮下组织

由疏松结缔组织和脂肪组织构成，不属于皮肤，其厚薄程度随个体、年龄、性别和部位而异，如腹部皮下组织厚，且脂肪组织丰富，但眼睑、阴茎、阴囊等处的皮下组织薄而疏松，不含脂肪组织。皮下组织内有较大的血管、淋巴管和神经，毛囊和汗腺也常常延伸到此层；皮下组织内还有全身的浅静脉，常用做静脉注射；皮下注射就是将药物注入此层，皮内注射则是药物注入表皮与真皮之间。

专业知识拓展

皮内注射和皮下注射

皮内注射是将少量药液或生物制剂注入表皮与真皮之间的方法。一般用于药物过敏试验、抗毒血清测敏试验，观察有无过敏反应；预防接种等。皮内注射穿经结构由浅入深依次为表皮角质层、透明层、颗粒层、棘层、基底层至表皮与真皮之间。皮下注射是将少量药液或生物制剂注入皮下组织的方法。皮下注射一般用于预防接种；局部麻醉用药；需要迅速达到药效而不能或不宜经口服给药时，如胰岛素、阿托品、肾上腺素等药物的注射。皮下注射穿经结构为表皮、真皮达皮下组织。

二、皮肤的附属结构

皮肤的附属结构（图10－17）包括毛发、皮脂腺、汗腺和指（趾）甲。

（一）毛发（hair）

全身皮肤，除手掌、足底等处外，均有毛发分布，每根毛发可分为毛干和毛根两部分。

1. 毛干

毛干是露出皮肤之外的部分，由角化上皮细胞构成，细胞内含有黑色素颗粒，黑色素的多少与毛发的颜色有直接关系。

2. 毛根

毛根是埋于皮肤内的部分，外包在由上皮细胞和结缔组织构成的鞘状毛囊内，毛根和毛囊下端形成膨大的毛球。此处的上皮细胞较幼稚，称为毛母质细胞，是毛发和毛囊的生长点。

毛发与皮肤的表面形成一定的角度，在钝角侧有一束斜行的平滑肌，起于毛囊的中下部，止于真皮乳头层，收缩时使毛竖立，故称为竖毛肌。

（二）皮脂腺

皮脂腺（sebaceous gland）多位于毛囊与竖毛肌之间，其导管开口于毛囊，皮脂腺的分泌物称皮脂，对皮肤和毛发有润滑作用。

（三）汗腺

汗腺（sweat gland）是弯曲的单管状腺，开口于皮肤表面。汗腺遍布于全身大部分皮肤中，以手掌、足底和腋窝处最多。汗腺分泌汗液，有湿润皮肤、调节体温和排泄废物等功能。

（四）指（趾）甲

指（趾）甲（nail）位于手指和足趾的背面。甲的前部露于体表，称甲体；后部埋于皮肤内，称甲根。

本章小结

感觉器是机体感受刺激的装置，是感受器及其附属结构的总称。感受器的功能是感受机体内、外环境的相应刺激并将之转换为神经冲动。视器由眼球和眼副器两部分组成。眼球具有屈光成象和将光的刺激转换为神经冲动的作用。眼副器位于眼球周围或附近，包括眼睑、结膜、泪器、眼球外肌以及眶筋膜和眶脂体等。耳包括前庭器和听器两部分结构，按部位可分为外耳、中耳和内耳三部分。外耳和中耳是收集和传导声波的结构；内耳是耳的主要部份，由骨迷路和膜迷路组成，膜迷路套在骨迷路内，二者之间的间隙充满外淋巴。膜迷路为一封闭的管道系统，管内充满内淋巴。内、外淋巴互不相通。位、听觉感受器即位于膜迷路内。皮肤覆盖于人体表面，由表皮和真皮组成，是人体最大的器官，具有保护、吸收、排泄、感觉、调节体温及参与物质代谢等功能。

复习思考题

考试系统

1. 简述眼球壁的分层及主要结构的名称。
2. 光线从外界进入眼球到达视网膜经过哪些结构？
3. 小儿咽鼓管在结构上有何特点？
4. 试述房水的产生及循环途径。
5. 试述正常情况下声波传导途径。

第十一章　内分泌系统

思维导图

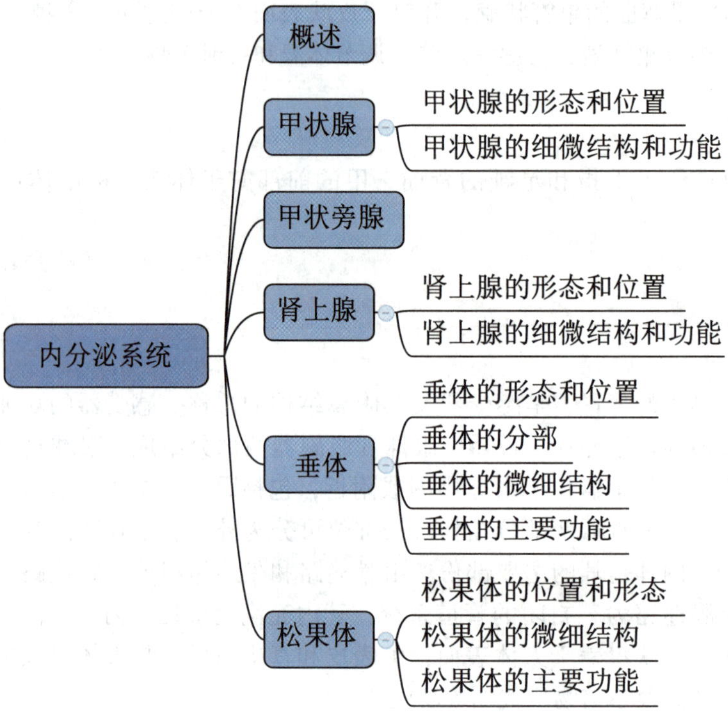

学习目标

1. 熟悉内分泌系统的组成和功能。
2. 熟悉甲状腺的位置、形态；掌握甲状腺滤泡上皮细胞、滤泡旁细胞的功能。
3. 了解甲状旁腺的位置、形态；熟悉甲状旁腺主细胞的功能。
4. 了解肾上腺的位置、形态、分部；掌握肾上腺皮质球状带、束状带、网状带、肾上腺髓质嗜铬细胞的功能。
5. 熟悉垂体的位置、形态、分部；掌握腺垂体的功能；掌握神经垂体的结构和功能特点。

第一节 概 述

内分泌系统（endocrine system）由内分泌器官、内分泌组织和内分泌细胞组成。内分泌器官是指形态结构上独立存在、肉眼可见的内分泌腺，如甲状腺、甲状旁腺、垂体、胸腺和松果体等（图 11－1）。内分泌组织是指分散在其他器官组织中的内分泌细胞团，如胰腺内的胰岛、睾丸内的间质细胞、卵巢内的卵泡和黄体等。还有散在分布于其他器官中的内分泌细胞，如消化管壁内的内分泌细胞等。

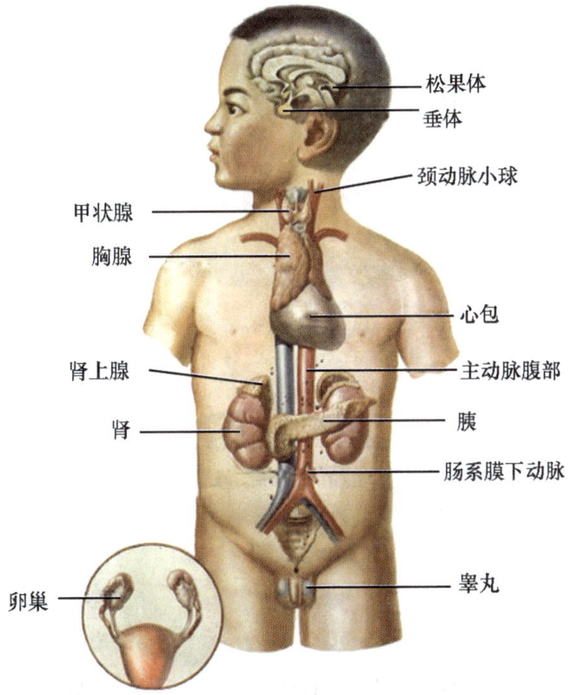

图 11－1 人体的内分泌腺

内分泌系统是人体内的重要调节系统。内分泌细胞的分泌物称为激素（hormone）。激素直接进入血液或淋巴，随血液循环运送至全身各部，调节人体的新陈代谢、生长发育和生殖功能等。

第二节　甲状腺

一、甲状腺的形态和位置

甲状腺（thyroid gland）近似“H”形，棕红色，质地柔软，由左、右两个侧叶以及中间的甲状腺峡组成。甲状腺位于颈前部，左、右侧叶贴于喉下部和气管上部的两侧，峡多位于第2～4气管软骨环的前方，有半数人在其上方可见一个细小的锥状叶（图11－2）。甲状腺借结缔组织固定于喉软骨，故吞咽时甲状腺可随喉上下移动，临床上可借此判断颈部肿块是否与甲状腺有关。

成人甲状腺大小和重量可随性别、年龄、季节及营养状况等的不同而发生改变。女性的甲状腺较男性的偏大，女性在月经期、妊娠期及哺乳期腺体均增大，绝经期后逐渐缩小；老年人腺组织萎缩，腺体变硬。

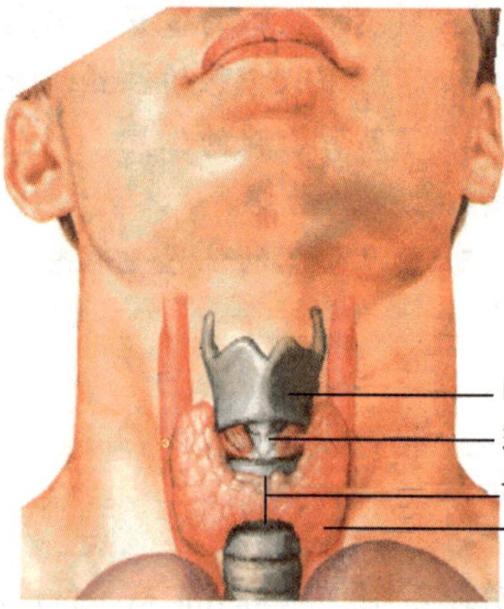

图11－2　甲状腺的形态和位置

二、甲状腺的微细结构

甲状腺表面包有薄层结缔组织被膜，被膜深入腺的实质内，将甲状腺实质分为许多大小不等、分界不明显的小叶，每个小叶内含有许多甲状腺滤泡，滤泡上皮细胞之间和滤泡之间的结缔组织内有许多滤泡旁细胞（图11－3）。

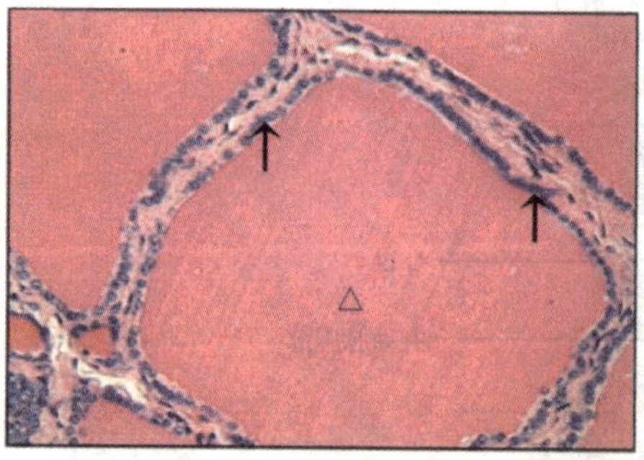

低倍：滤泡圆形或椭圆形。滤泡壁（↑）为单层立方上皮，细胞核圆形。滤泡腔内充满红色胶质（△）。

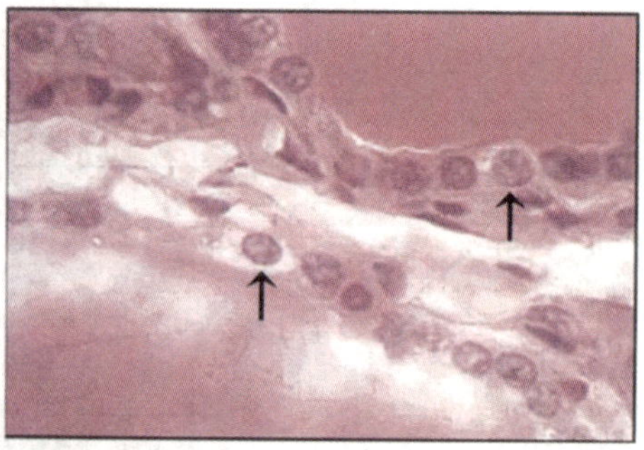

高倍：滤泡旁细胞（↑）单个或成群分布，胞质着色浅。

图11－3　甲状腺的微细结构

（一）甲状腺滤泡

甲状腺滤泡（thyroid follicle）大小不一，呈球形或椭圆形。是由单层的滤泡上皮细胞围成的泡状结构。滤泡上皮细胞通常为立方形，细胞核圆形，位于细胞中央。滤泡腔内充满均质的嗜酸性胶质，是滤泡上皮细胞的分泌物，其主要成分是碘化的甲状腺球蛋白。

滤泡上皮细胞合成和分泌甲状腺素。甲状腺素（thyroxine）的主要功能是促进机体的新陈代谢和生长发育，提高神经系统的兴奋性。甲状腺素尤其对婴幼儿的骨骼和中枢神经系统影响显著。甲状腺功能低下时，甲状腺素分泌不足，在婴幼儿时期可导致身材矮小、智力低下，形成呆小症；成年人则产生黏液性水肿。甲状腺功能亢进时，甲状腺素分泌增多，使机体基础代谢率增高，表现为食欲旺盛、消瘦和乏力，称甲状腺功能亢进。

（二）滤泡旁细胞

滤泡旁细胞（parafollicular cell）数量少，位于滤泡上皮细胞之间和滤泡之间的结缔组织内，单个或成群分布。细胞呈卵圆形，体积较大，胞质染色较浅。

滤泡旁细胞分泌降钙素。降钙素（calcitonin）可通过促进成骨细胞的活动，使骨盐沉着于骨质，并抑制胃肠道和肾小管吸收钙离子，使血钙浓度降低。

第三节　甲状旁腺

甲状旁腺（parathyroid gland）呈扁椭圆形，棕黄色，大小似黄豆（图 11－4）。

通常有上、下两对，附着于甲状腺侧叶后面的被囊内，有时埋入甲状腺的实质内。

（一）甲状旁腺的微细结构

甲状旁腺表面包有结缔组织被膜，腺细胞排列成索团状。腺细胞分主细胞和嗜酸性细胞两种。

主细胞是甲状旁腺的主要腺细胞，呈圆形或多边形，细胞核呈圆形，位于细胞的中央，HE 染色细胞质着色浅。嗜酸性细胞单个或成群存在于主细胞之间。嗜酸性细胞比主细胞大，核较小，染色深，细胞质内有密集的嗜酸性颗粒（图 11－5）。

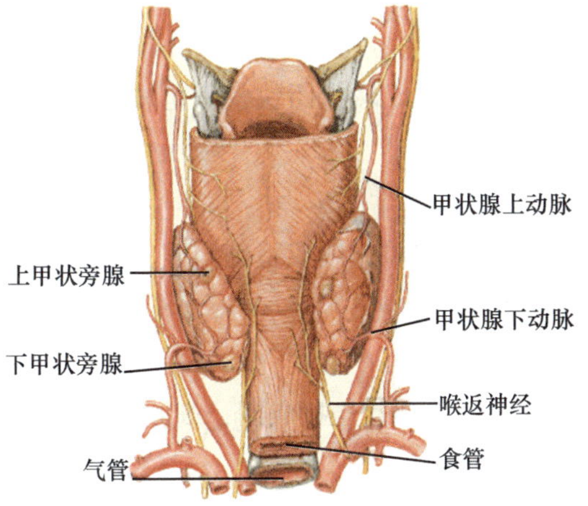

图 11－4　甲状旁腺

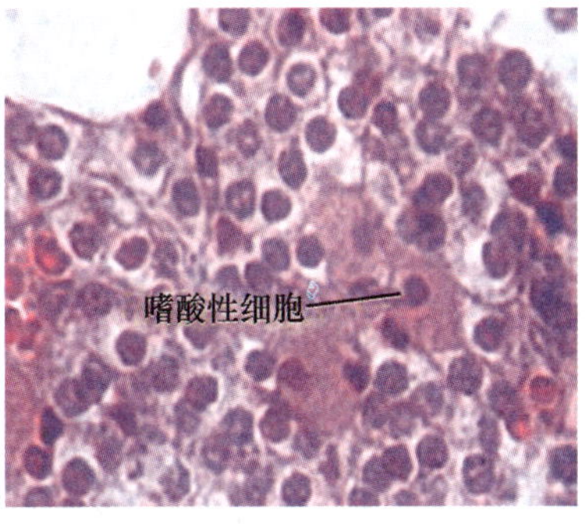

图 11－5　甲状旁腺的微细结构

（二）甲状旁腺的主要功能

甲状旁腺的主细胞分泌甲状旁腺素。嗜酸性细胞的功能还不明确。

甲状旁腺素（prathyroid hormone）的主要作用是增强破骨细胞的活动，促使骨盐溶解，并能促进胃肠道和肾小管对钙离子的吸收，从而使血钙浓度升高。

第四节　肾上腺

一、肾上腺的形态和位置

肾上腺（suprarenal gland）呈淡黄色，质地柔软，位于肾的内上方，左、右各一，左肾上腺近似半月形，右肾上腺呈三角形。肾上腺位于腹膜后，与肾共同包裹在肾筋膜和肾脂肪囊内。

二、肾上腺的微细结构

肾上腺的表面包有结缔组织被膜，实质由皮质和髓质构成。

肾上腺皮质（adrenal cortex）占肾上腺体积的80%～90%，根据细胞的排列形式不同，由浅入深可将皮质分为球状带、束状带和网状带3个带（图11－6）。

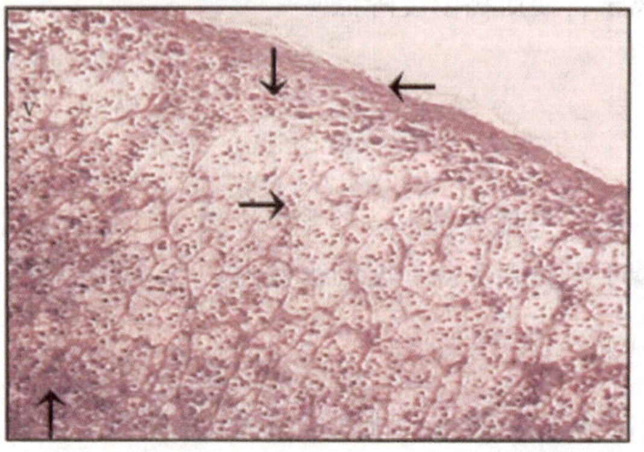

低倍：被膜（←）为结缔组织。皮质分为球状带（↓）、束状带（→）和网状带（↑）。

图11－6　肾上腺的组织结构

1. 球状带

球状带（zona glomenrulosa）位于皮质浅层，较薄。细胞排列成球状团块，细胞较小，呈矮柱状，细胞核小，染色深，细胞质呈弱嗜酸性。

2. 束状带

束状带（zona fasciculata）位于皮质中层，最厚。细胞排列成单行或双行细胞索，细胞较大，呈立方形或多边形，细胞核圆形，较大，着色浅，细胞质内含大量脂滴。

3. 网状带

网状带（zona reticularis）位于皮质内层。细胞排列成索状并相互连接成网，细胞呈多边形，核圆形，较小，着色较深，细胞质呈嗜酸性。

肾上腺髓质（adrenal madulla）位于肾上腺的中央，主要由髓质细胞构成。髓质细胞排列成团状或索状，细胞体积较大，呈圆形或多边形，核仁明显。经铬盐固定的标本，细胞质内可见易被铬盐染呈棕黄色颗粒，故髓质细胞亦称嗜铬细胞。

肾上腺皮质细胞分泌盐皮质激素、糖皮质激素、雄激素和少量雌激素。

肾上腺皮质球状带的腺细胞分泌盐皮质激素（mineralocorticoid），其主要成分是醛固酮。盐皮质激素在调节体内电解质和水平衡方面起着十分重要的作用。

肾上腺皮质束状带的腺细胞分泌糖皮质激素（glucocorticoid），主要为皮质醇。糖皮质激素的主要作用是促进蛋白及脂肪分解并转变为糖，还有抑制免疫应答及抗炎症的作用。

肾上腺皮质网状带的腺细胞分泌雄激素、少量雌激素和糖皮质激素。

肾上腺髓质细胞分泌肾上腺素和去甲肾上腺素。肾上腺素可使心肌收缩力增强，心率加快，使皮肤血管收缩。去甲肾上腺素可使小动脉平滑肌收缩，从而使血压升高。

第五节　垂　体

一、垂体的形态和位置

垂体（hypophysis）呈椭圆形，色灰红，重量不足1g。位于颅中窝蝶骨体上的垂体窝内，上端通过漏斗连于下丘脑。

二、垂体的分部

根据发生和结构特点，垂体分为前部的腺垂体和后部的神经垂体（图11－7）。腺垂体（adenohypophysis）包括远侧部、结节部和中间部。腺垂体是垂体的主要部分，约占垂体的75%。神经垂体（neurophpophysis）包括神经部及漏斗部。通常将远侧部和结节部合称为垂体前叶，将中间部和神经部合称为垂体后叶。

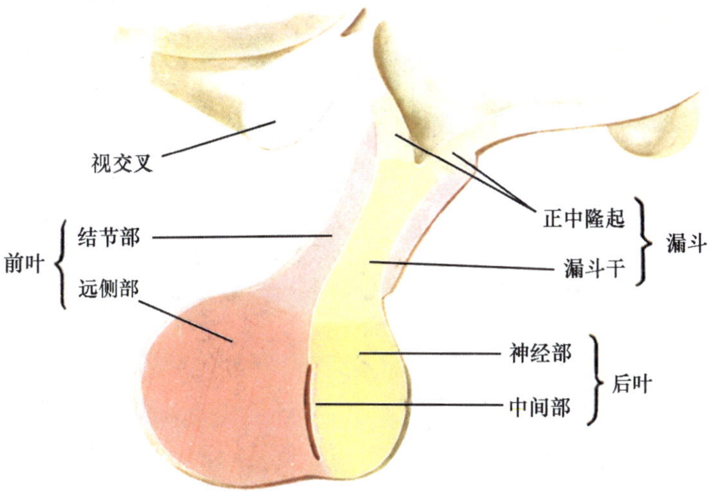

图11－7　垂体的分部

三、垂体的微细结构

（一）腺垂体

腺细胞排列成索或团状。在HE染色标本中，依据腺细胞着色的差异，可将腺垂体的腺细胞分为嗜酸性细胞、嗜碱性细胞和嫌色细胞（图11－8）。

嗜酸性细胞 数量多，细胞较大，呈圆形或卵圆形，核圆形，位于细胞的中央，胞质内充满粗大的嗜酸性颗粒。

嗜碱性细胞 数量少，细胞呈椭圆形或多边形，大小不等，胞质中含有嗜碱性颗粒。

嫌色细胞 数量多，体积小，胞质着色浅，细胞轮廓不清。嫌色细胞可能是脱颗粒的嗜酸性细胞和嗜碱性细胞。

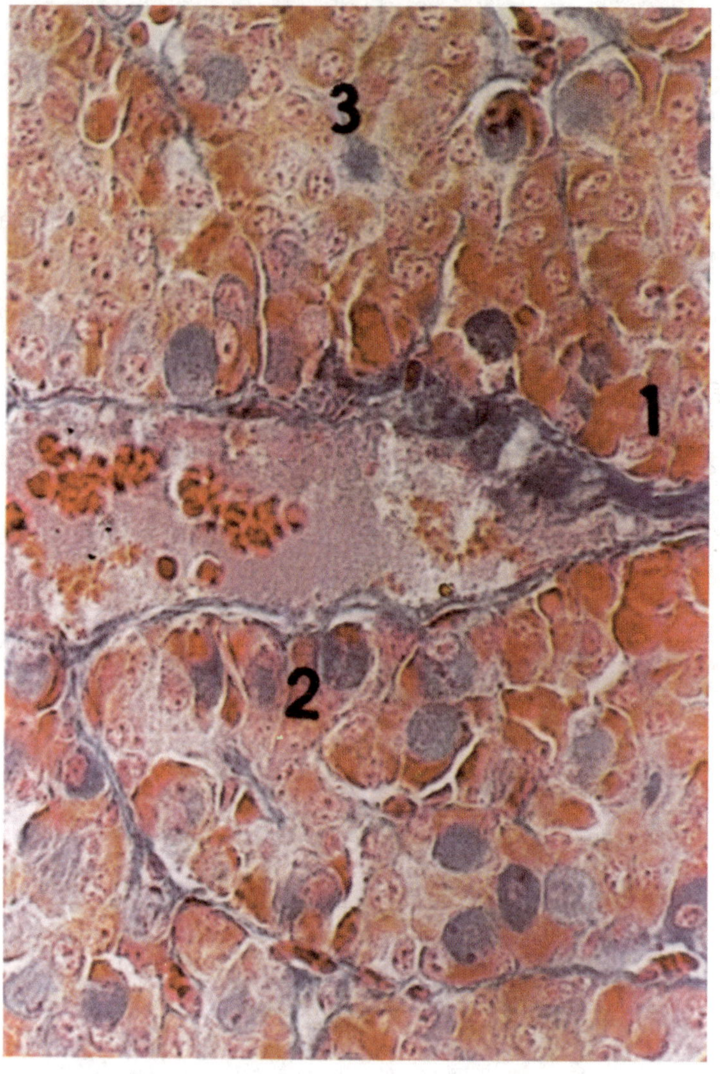

垂体　三色染色法 3.3×40　腺垂体的断面，示远侧部的腺细胞排列成团索状，少数围在小滤泡，细胞间具有丰富的窦状毛细血管和少量结缔组织。可见嗜酸性细胞①，胞体大，染成绿茸茸色；嗜碱性细胞②胞体大，椭圆形，染成蓝色；嫌色细胞③胞体较小，界限不清，染色浅淡。

图 11－8　垂体的微细结构

（二）神经垂体

神经垂体主要由无髓神经纤维和神经胶质细胞构成，不含腺细胞，无内分泌功能。无髓神经纤维是下丘脑视上核和室旁核分泌神经元的轴突向下会合于正中隆起内，形成下丘脑垂体束，经漏斗进入神经部。下丘脑神经核团具有分泌激素的功能，其激素沿神经纤维流向神经垂体，在沿途的不同部位常聚集成团，呈连珠状膨大，在 HE 染色的切片上被染成均质的嗜酸性团块，称赫令体。神经胶质细胞又称垂体细胞，其形状和大小不一，垂体细胞具有支持和营养神经纤维的作用。

四、垂体的主要功能

（一）腺垂体的主要功能

腺垂体的腺细胞分泌多种激素。

1. 嗜酸性细胞分泌两种激素

（1）生长激素（somatotropic hormone），能促进肌肉、内脏的生长及各种代谢过程，能刺激骺软骨的生长，使骨增长。在幼年时期，生长激素分泌不足，可引起身材矮小，称为侏儒症；生长激素分泌过多，引起身材异常高大，称为巨人症。在成人，生长激素分泌过多，可引起肢端肥大症。（2）催乳激素（mammotropin prolactin），男女均有，但女性较多，能促进乳腺的发育，在妊娠晚期和哺乳期能促进乳汁的分泌。

2. 嗜碱性细胞主要分泌三种激素

（1）促甲状腺激素（thyrotropin），能促进甲状腺滤泡的增生和甲状腺素的合成和释放。（2）促肾上腺皮质激素（adrenocorticotrophic hormone），能促进肾上腺皮质束状带分泌糖皮质激素。（3）促性腺激素，包括两种激素：卵泡刺激素（follicle stimulating hormone），在女性可促进卵泡的发育，在男性可促进精子的生成；黄体生成素（luteinizing hormone），在女性可促进黄体的生成，在男性称间质细胞刺激素（interstitial cell stimulating hormone），能促进睾丸间质细胞分泌雄激素。

（二）神经垂体

在下丘脑视上核及室旁核内合成、由神经垂体贮存并释放的激素有抗利尿激素和催产素两种。

1. 抗利尿激素

抗利尿激素（antidiureric hormone）由视上核合成，能促进肾远端小管曲部和集合小管对水的重吸收，使尿量减少。抗利尿激素也能使小动脉的平滑肌收缩，血压升高，故也称血管升压素（vasopression）。

2. 催产素

催产素（oxytocin）由室旁核合成，能促进妊娠子宫平滑肌的收缩，加速胎儿娩出；也能促进乳腺分泌乳汁。

第六节 松果体

一、松果体的位置和形态

松果体（pineal body）椭圆形，形似松果，颜色灰红。位于背侧丘脑的后上方，以细柄连于第三脑室顶的后部，又称脑上腺（图 11－9）。松果体在儿童时期比较发达，一般 7 岁以后开始退化。

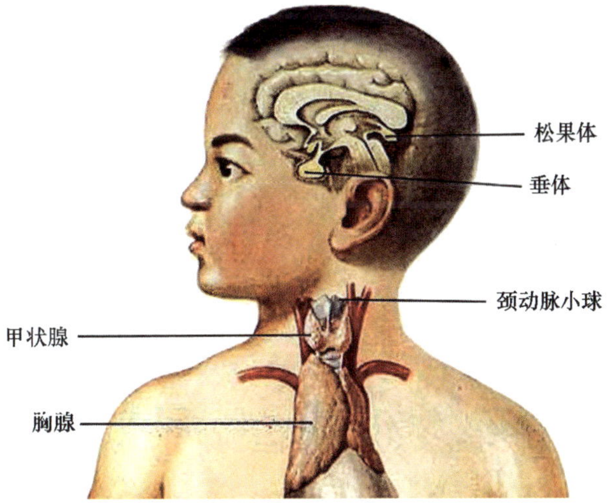

图 11－9 垂体和松果体

二、松果体的微细结构

松果体实质主要由松果体细胞、神经胶质细胞和无髓神经纤维等组成。松果体细胞约占腺实质细胞总数的90%，在HE染色切片中，细胞呈圆形或不规则形，细胞核大，细胞质少，细胞质呈弱嗜碱性。

三、松果体的主要功能

松果体细胞分泌褪黑激素（melatonin）。在哺乳动物，褪黑激素具有抑制生殖腺发育，抑制性成熟的作用。褪黑激素的作用主要是通过抑制腺垂体分泌促性腺激素，从而间接抑制生殖腺的发育。

本章小结

内分泌系统是神经系统以外的另一重要的调节系统，它是由身体不同部位和不同构造的内分泌腺和内分泌组织构成的，其机能是对机体的新陈代谢、生长发育和生殖活动等进行体液调节。内分泌腺与一般腺体在结构上的不同是没有排泄管，故又称无管腺。其分泌的物质称激素，直接透入血液或淋巴，随血液循环运送到全身，影响一定器官的活动。内分泌系统与神经系统关系密切。神经系统的某部分（如下丘脑）即同时具有内分泌功能。而内分泌系统的功能紊乱，可导致神经系统功能的失调，例如影响机体的行为、情绪、记忆和睡眠等。但是内分泌系统的活动仍然是在中枢神经系统的调控之下进行的，这就是所谓的神经体液调节。

复习思考题

考试系统

1. 描述内分泌系统的组成和功能。
2. 甲状腺滤泡上皮细胞、滤泡旁细胞及甲状旁腺主细胞各有什么功能？
3. 肾上腺皮质球状带、束状带、网状带和肾上腺髓质嗜铬细胞各有什么功能？
4. 腺垂体分泌哪些激素？

第十二章　人体胚胎概要

思维导图

- 人胚早期发育
  - 生殖细胞的发育
    - 精子的发生、成熟和获能
    - 卵子的发生和成熟
  - 受精
    - 受精的过程
      - 精子穿越放射冠和透明带
      - 精子头与卵细胞膜融合
      - 精子激发卵细胞完成第二次减数分裂
      - 雌、雄原核形成与融合
    - 受精的必备条件
    - 受精的意义
    - 人工受精与试管婴儿
  - 卵裂与胚泡形成
  - 植入
    - 植入的时间
    - 植入的位置
    - 植入的条件
  - 三胚层的形成与分化
    - 二胚层胚盘及相关结构的形成
      - 内细胞群分化
      - 滋养层的分化
    - 三胚层胚盘及相关结构的形成
    - 三胚层的分化
      - 外胚层的分化
      - 中胚层的分化
      - 内胚层的分化
    - 胚体外形的建立
  - 胎膜与胎盘
    - 胎膜
      - 绒毛膜
      - 羊膜
      - 卵黄囊
      - 尿囊
      - 脐带
    - 胎盘
      - 胎盘的结构
        - 丛密绒毛膜
        - 底蜕膜
      - 胎盘的血液循环和胎盘屏障
      - 胎盘的功能
        - 物质交换
        - 内分泌功能
        - 保护功能
  - 胎期外形特征与胎龄的关系
    - 胚胎龄的推算
      - 胚胎的月经龄
      - 胚胎的受精龄
    - 预产期的推算
    - 人体胚胎发育各期主要形态特征
  - 双胎、多胎与联体胎
    - 双胎
      - 单卵孪生
      - 双卵孪生
    - 多胎
    - 联体双胎

学习目标

1. 了解胚胎学的研究对象、胚胎龄的测算方法、受精的条件和意义
2. 掌握卵裂及植入的过程；掌握人胚胎前三周的发育过程；熟悉人胚胎第四周至第八周的发育过程；熟悉胎膜的种类、结构演变和功能；掌握胎盘的结构和功能。
3. 了解双胎和多胎的发生机制。

人体胚胎学是研究人体出生前发生发育过程及其规律的科学。研究内容包括生殖细胞的发生、受精、胚胎发育、胚胎与母体关系、先天畸形等。

人的胚胎在母体子宫内发育历经266天（38周），一般分为三个时期：①胚前期：从受精到第2周末；②胚期：从第3周至第8周末；③胎儿期：从第9周至出生。胚胎发育早期（前两期），生长非常迅速，受精卵从单个细胞经过复杂的增殖分化，发育成为具有各器官、系统及外形的胎儿雏形；胚胎发育后期（后1期），胎儿逐渐长大，各器官、系统继续发育。多数器官出现不同程度的功能活动。

第一节　生殖细胞的成熟

一、精子的成熟

精子的成熟一般要经过分裂、生长、成熟和变形等四个阶段。从精原细胞到精子的形成大约需要65天（±5天），然后在附睾内停留8～17天，并经历一系列成熟变化，才能获得运动能力。

每个精原细胞经过两次成熟分裂形成4个精子，它们都只有23条染色体，其中2个精子的染色体是22＋X；另外2个精子的染色体是22＋Y（图12－1）。精子通过子宫和输卵管时，该糖蛋白被去除，从而使精子获得使卵子受精的能力，此现象称获能。但受精能力只能维持24小时。

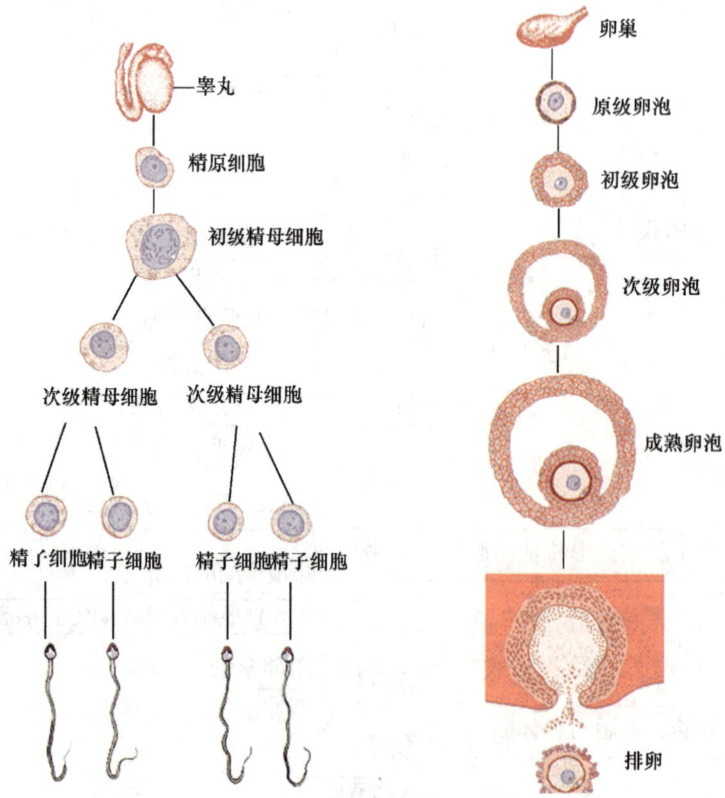

图12－1　精子和卵子发生过程示意图

二、卵子的成熟

从卵巢排出的卵子处于第二次减数分裂的中期，进入并停留在输卵管壶腹部。每个卵原细胞经过两次减数分裂形成1个卵子，卵子的染色体是22+X（图12－1）。卵细胞第二次分裂要在受精时才能完成，如果卵不受精，则第二次减数分裂不能完成，并于排卵后12～24小时后退化。

第二节　受精与卵裂

一、受精

受精指精子和卵子结合形成受精卵的过程。受精后的卵细胞，形成受精卵。受精一般发生在输卵管壶腹部。

（一）受精的条件

1. 生殖细胞的成熟

精子必须在附睾内发育成熟并在女性生殖管道内获得受精的能力；卵子在排卵前必须处于第二次分裂中期。

2. 男、女性生殖管道必须通畅

应用避孕套、子宫帽、输卵管粘堵或输精管结扎等措施，可以阻止精子与卵子相遇，达到避孕的目的。

3. 精子数量和质量

正常成年男性每次射精3～5ml，每毫升含精子1～2亿个。如果精液少于1ml或精子密度小于500万/ml，可能造成不育。另外，当精液中畸形精子超出精子总数的30%；运动能力异常或不能运动的精子超过30%，均可造成不育。

4. 精子和卵子相遇的时间

精子在女性生殖管道内的受精能力大约可维持一天，卵子在输卵管内存活12～24小时，因此精子进入女性生殖管道20小时以内和排卵12小时之内才能完成受精。

（二）受精的意义

1. 受精标志着新的生命开始，受精卵经过生长发育，逐渐形成一个新个体。
2. 受精卵具有双亲的遗传物质，染色体一半来自父方，一半来自母方，而且恢复为23对。
3. 受精决定新个体的性别，带有Y染色体的精子与卵子结合，发育为男性；带有X染色体的精子与卵子结合，发育为女性。

二、卵裂

受精卵一旦形成，便开始一边向子宫方向移动，一边进行细胞分裂。受精卵进行细胞分裂的过程，称卵裂。卵裂产生的子细胞称卵裂球。在受精第3天，受精卵分裂成12～16个细胞，外观如桑葚，称桑葚胚（图12－2）。进入子宫腔的桑葚胚继续分裂，细胞数量逐渐增多，细胞间出现若干个小的腔隙并逐渐汇合成一个大腔，腔内含液体，在受精后第7天，形成胚泡（如图12－3）。胚泡由胚泡腔、滋养层、内细胞群三部分组成，与内细胞群相邻的滋养层又称极端滋养层。

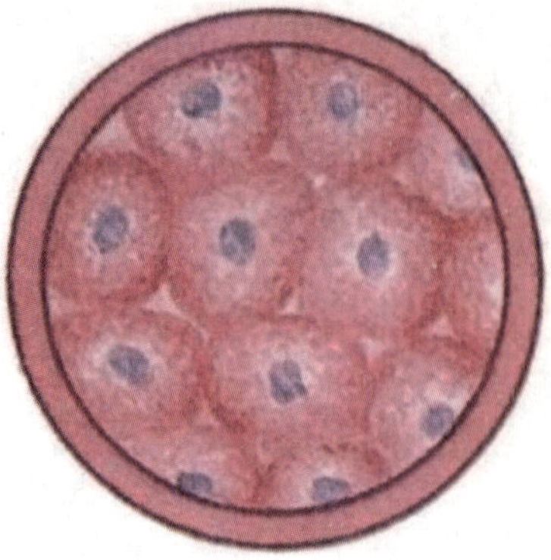

图 12－2　桑葚胚

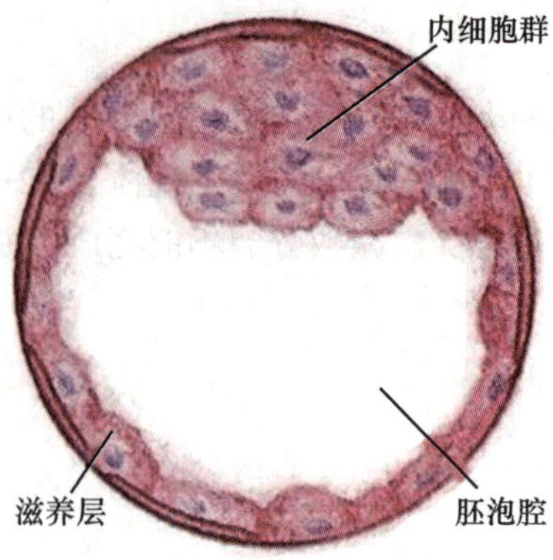

图 12－3　胚泡的形态

第三节　植入与蜕膜

一、植入

胚泡埋入子宫内膜的过程，称植入，又称着床。

（一）植入的时间

植入一般于受精后 6～7 天开始，于第 11～12 天完成。

（二）植入的部位

胚泡通常植入在子宫底或子宫体上部。若植入位于近子宫颈处，在此形成的胎盘称前置胎盘，分娩时，胎盘易堵塞产道，导致胎儿娩出困难；若植入在子宫外面的部位，称宫外孕。

（三）植入的过程

植入时，胚泡的极端滋养层首先与子宫内膜接触，分泌蛋白水解酶并将子宫内膜溶解形成一个缺口，胚泡由此陷入子宫内膜，随着胚泡的陷入，缺口周围的上皮细胞增生并逐渐将缺口修复，至此胚泡完全植入子宫内膜（图 12－4）。

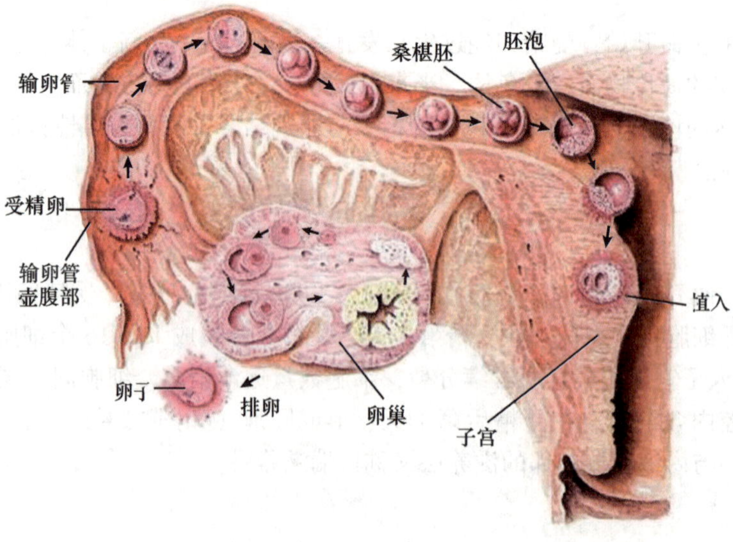

图 12－4　排卵、受精、卵裂和植入的过程

（四）植入的条件

1. 子宫内膜必须处于分泌期；
2. 胚泡必须按时进入子宫腔；
3. 透明带必须按时消失。

专业知识拓展

宫外孕

受精卵在子宫腔外着床发育的异常妊娠过程称“宫外孕”。以输卵管妊娠最常见。病因常由于输卵管管腔或周围的炎症，引起管腔通畅不佳，阻碍孕卵正常运行，使之在输卵管内停留、着床、发育，导致输卵管妊娠流产或破裂。在流产或破裂前往往无明显症状，也可有停经、腹痛、少量阴道出血。破裂后表现为急性剧烈腹痛，反复发作，阴道出血，以至休克。检查常有腹腔内出血体征，子宫旁有包块，超声检查可助诊。治疗以手术为主，纠正休克的同时开腹探查，切除病侧输卵管。若为保留生育功能，也可切开输卵管取出孕卵。

二、蜕膜

胚泡植入后的子宫内膜功能层称蜕膜，胎儿分娩时脱落。根据蜕膜与胚胎的关系，将其分成三部分，位于胚的深面的部分称基蜕膜；覆盖在胚胎表面的部分呈包蜕膜；其余部分的蜕膜称壁蜕膜。（如图 12－5）包蜕膜与壁蜕膜之间为子宫腔，随着胚胎的逐渐生长发育，包蜕膜与壁蜕膜之间的子宫腔逐渐变窄，最后直至消失。

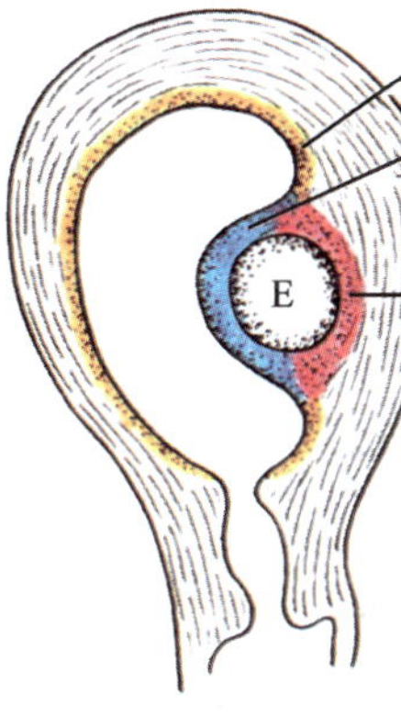

图 12－5　胚胎与子宫蜕膜的关系

第四节　三胚层的形成和分化

一、三胚层的形成

在第二周胚泡植入过程中，内细胞群的细胞增殖分化成两层，上方的一层柱状细胞，称外胚层；下方一层立方细胞，称内胚层。内、外胚层紧密相贴形成圆盘状的胚盘（图 12－6）。胚盘是胎儿发生的原基。在内、外胚层形成的同时，外胚层与滋养层之间出现一个羊膜上皮围成的腔隙，称羊膜腔，内含羊水。羊膜包绕羊膜腔形成的囊，称羊膜囊。在内胚层的腹侧出现一个囊，称卵黄囊。胚胎发育至第 3 周，胚盘的外胚层细胞迅速增生，在中间形成一条增厚区，称原条。原条细胞继续分裂增殖，并在内、外胚层之间形成一个夹层，称中胚层。因此胚盘也由原来得两个胚层变成三个胚层（图 12－7）。

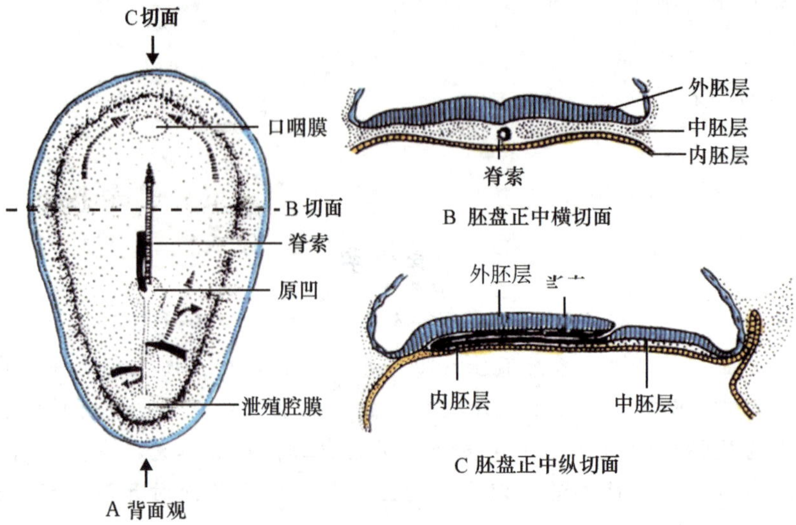

图 12－6　胚盘

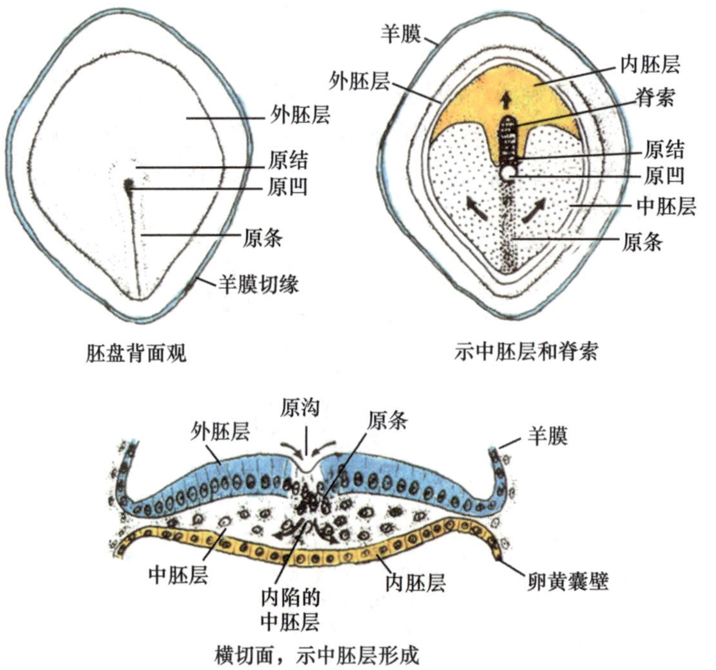

图 12－7　胚盘横切面（示三胚层）

二、三胚层的分化

在第 4～8 周，三个胚层的细胞不断增殖和分化，形成了人体各种细胞、组织和器官的原基。

（一）外胚层的分化

随着细胞增殖，外胚层逐渐增厚呈板状，称神经板。神经板中央沿长轴下陷，形成神经沟，神经沟两侧边缘的隆起，称神经褶。两侧神经褶逐渐靠拢使神经沟完全封闭，形成神经管。神经管是中枢神经系统的原基，将分化为脑和脊髓以及松果体、神经垂体和视网膜。表面的外胚层将分化为皮肤的表皮及其附属器，以及牙釉质、角膜上皮、晶状体、内耳迷路、腺垂体、口腔和鼻腔与肛门的上皮等。

（二）中胚层的分化

中胚层的细胞通常先形成间充质，然后分化为结缔组织、肌肉组织和血管等。

（三）内胚层的分化

内胚层被包埋入胚体内形成原肠，将分化为消化管、消化腺、呼吸道和肺的上皮以及中耳、甲状腺、甲状旁腺、胸腺、膀胱等器官的上皮。

第五节　胎膜与胎盘

一、胎膜

胎膜是胎儿发育过程中的附属结构，胎儿出生时即与胎儿脱离。胎膜主要包括绒毛膜、羊膜、卵黄囊、尿囊和脐带等（图 12－8），对胚胎起保护和与母体进行物质交换的作用。本节着重介绍绒毛膜、羊膜、脐带。

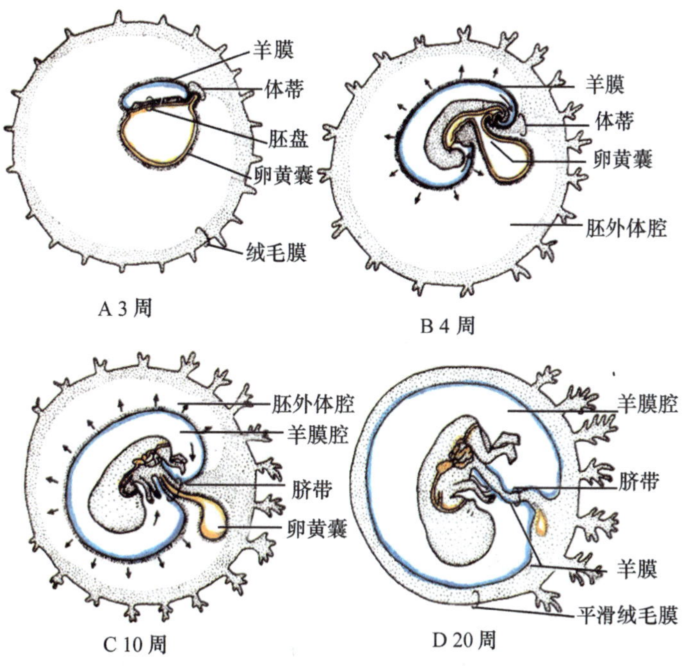

图 12－8　胎膜的演变

（一）绒毛膜

绒毛膜由滋养层和衬于其内面的胚外中胚层组成。胚胎发育至第 2 周，滋养层和胚外中胚层的细胞共同向周围生长，形成许多细小的突起，称绒毛。此时的滋养层就称为绒毛膜，绒毛膜内有血管，血管内含有胎儿的血液。胚胎早期，整个绒毛膜表面的绒毛均匀分布。之后，包蜕膜侧的血供匮乏，绒毛逐渐退化、消失，故称平滑绒毛膜；基蜕膜侧的血供充足，绒毛膜生长茂密，称丛密绒毛膜。绒毛膜的主要功能是从母体吸收氧气和营养物质供胎儿生长发育，并排除胎儿的代谢产物。

（二）羊膜

羊膜为半透明的薄膜，分泌羊水，羊水充满羊膜腔，胚胎浸泡在羊水中生长发育。羊水在妊娠早期是无色透明的，妊娠中期以后，胎儿开始吞咽羊水，其消化、泌尿系统的排泄物及脱落的上皮细胞也进入羊水，样水变得浑浊。随着胎儿长大，羊水也逐渐增多，足月分娩时约1000ml。羊水过多（1500 ml 以上）会影响胎儿正常发育，羊水过少（500 ml 以下）易发生羊膜与肢体黏连。

羊水的主要功能是：①保护胎儿，免受外力的挤压与震荡，②防止胎儿肢体与羊膜发生黏连，③分娩时扩张子宫颈和冲洗产道。

（三）脐带

脐带是连于胎儿脐部和胎盘之间的条索状结构，由羊膜包绕尿囊、卵黄囊等结构构成，长约 55cm，内含两条脐动脉和一条脐静脉。脐带是胎儿和胎盘间物质交换的通道。

二、胎盘

（一）胎盘的形态结构

胎盘是胎儿的丛密绒毛膜和母体的基蜕膜共同组成的圆盘状结构（图 12－9）。足月胎儿的胎盘重约 500g，直径 15～20cm，中央厚，边缘薄。胎盘的胎儿面光滑，中央与脐带相连；胎盘的母体面粗糙，可见 15～20 个稍微隆起的胎盘小叶。胎盘小叶之间有基蜕膜形成的胎盘隔，胎盘隔之间的腔隙称绒毛间隙，其内充满母体血液，绒毛浸泡在血液之中，绒毛内毛细血管中胎儿血与母体血互不相混但可进行物质交换。

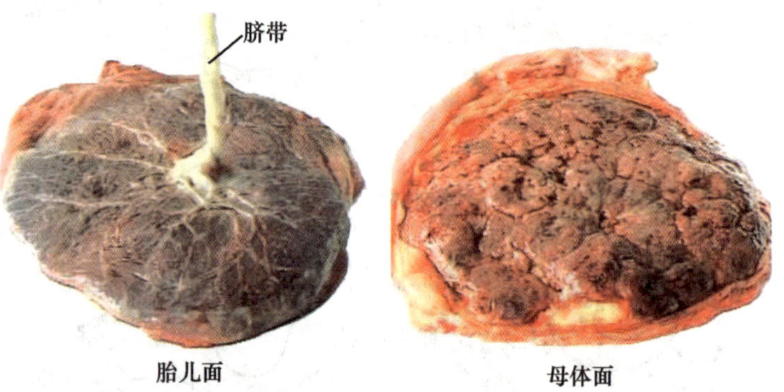

图 12－9　胎盘整体观

胎儿血与母体血在胎盘内进行物质交换所经过的结构，称胎盘屏障。胎盘屏障由合体滋养层、细胞滋养层和基膜、绒毛膜结缔组织、毛细血管基膜和内皮细胞等构成（图 12－10）。

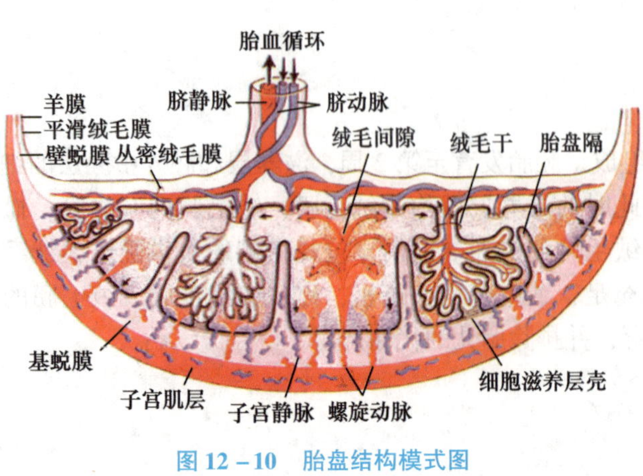

图 12－10　胎盘结构模式图

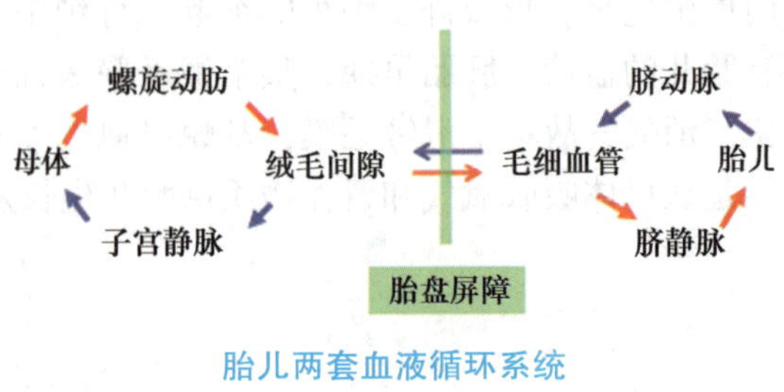

胎儿两套血液循环系统

（二）胎盘的功能

1. 物质交换

胎儿通过胎盘屏障从母体血液中获得营养物质和氧气，同时将自身产生的代谢产物和二氧化碳排泄到母体血液中。

2. 防御屏障

胎盘屏障具有选择通透性，胎盘屏障能阻止母体血液中的大分子物质进入胎儿体内，对胎儿具有保护作用，但对大多数药物、激素、部分病毒（如麻疹、风疹、艾滋病毒等）和螺旋体等无屏障作用，故孕妇用药需谨慎。

3. 内分泌功能

胎盘主要能分泌绒毛膜促性腺激素、雌激素和孕激素、绒毛膜促乳腺生长素等，对胎儿的生长发育起重要作用。

专业知识拓展

葡萄胎

葡萄胎是指妊娠后胎盘绒毛滋养细胞增生，间质高度水肿，形成大小不一的水泡，水泡间相连成串，形如葡萄，亦称水泡状胎块（HM）。葡萄胎分为两类：①完全性葡萄胎 胎盘绒毛全部受累，整个宫腔充满水泡，弥漫性滋养细胞增生，无胎儿及胚胎组织可见；②部分性葡萄胎 部分胎盘绒毛肿胀变性，局部滋养细胞增生，胚胎及胎儿组织可见，但胎儿多死亡，有时可见较孕龄小的活胎或畸胎，极少有足月婴诞生。

第六节 胎儿血液循环特点

一、胎儿心血管系统结构特点

（一）卵圆孔和动脉导管

卵圆孔位于房间隔的中下部，血液可经卵圆孔从右心房流入左心房。动脉导管连于肺动脉干和主动脉弓之间，血液可从肺动脉干流入主动脉弓。

（二）脐动脉和脐静脉

脐动脉有两条，起于髂总动脉，经胎儿脐部和脐带进入胎盘；脐静脉为一条从胎盘经脐带进入胎儿体内血管，入肝后续为静脉导管，经肝静脉注入下腔静脉回到右心房。

（三）胎儿血液循环途径

胎儿的血液在胎盘内与母体血液进行交换后，经脐静脉进入静脉导管，然后汇入下腔静脉，流入右心房。右心房的血液大部分经卵圆孔流入左心房，经左心室流入主动脉。主动脉中的大部分血液经主动脉弓的分支流入头部和上肢，少量经降主动脉流入胎儿其他部位。上腔静脉的血液流入右心房和来自下腔静脉的少量血液一起流入右心室，再流入肺动脉。因胎儿没有呼吸功能，肺动脉的血液大部分经动脉导管流入降主动脉。降主动脉中的血液一部分供应躯干和肢体，另一部分经脐动脉流入胎盘，再与母体血液进行物质交换。

二、胎儿出生后心血管系统的变化

1. 卵圆孔闭锁成为卵圆窝。
2. 脐静脉闭锁（腹腔内部分），形成肝圆韧带。
3. 脐动脉大部分闭锁形成脐外侧韧带，仅有近侧段通畅成为膀胱上动脉。
4. 肝内的静脉导管闭锁成为静脉韧带。
5. 动脉导管闭锁成为动脉韧带。

第七节　双胎、多胎和联体双胎

一、双胎

一次分娩出生两个新生儿的现象，称双胎或孪胎，双胎发生率约占新生儿的1%。

（一）双卵双胎

双胎来自两个受精卵，他们有各自的胎膜和胎盘，性别可相同也可不同，相貌和生理特征如同一般兄弟姐妹，仅是同龄而已。

（二）单卵双胎

双胎来自于一个受精卵，性别、体态和生理特征等相同。单卵双胎形成的原因主要有以下几种情况。①受精卵分裂产生两个卵裂球，各自发育成一个胎儿，②一个胚泡内出现两个内细胞群，各自形成一个胎儿，③一个胚盘形成两个原条，各自形成一个胎儿。

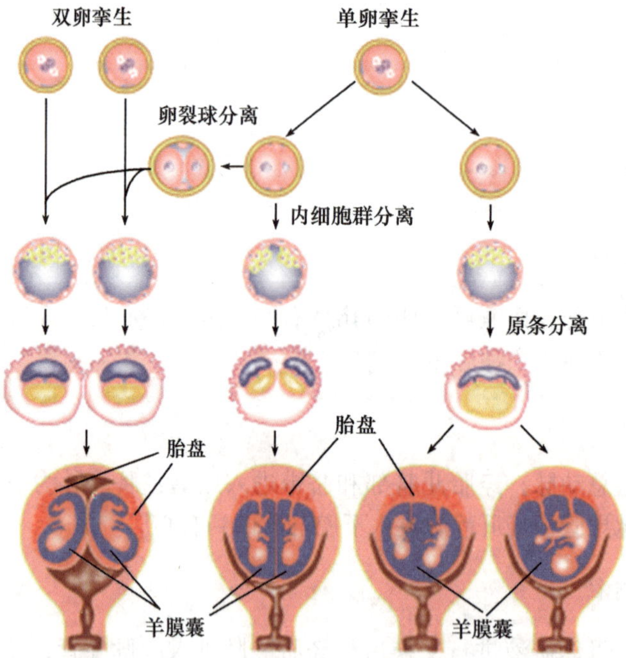

双胎形成机制

二、多胎

一次分娩生出两个以上新生儿的现象，称多胎。有单卵多胎、多卵多胎和混合性多胎三种类型。多胎的发生与种族、年龄及遗传等因素有关。

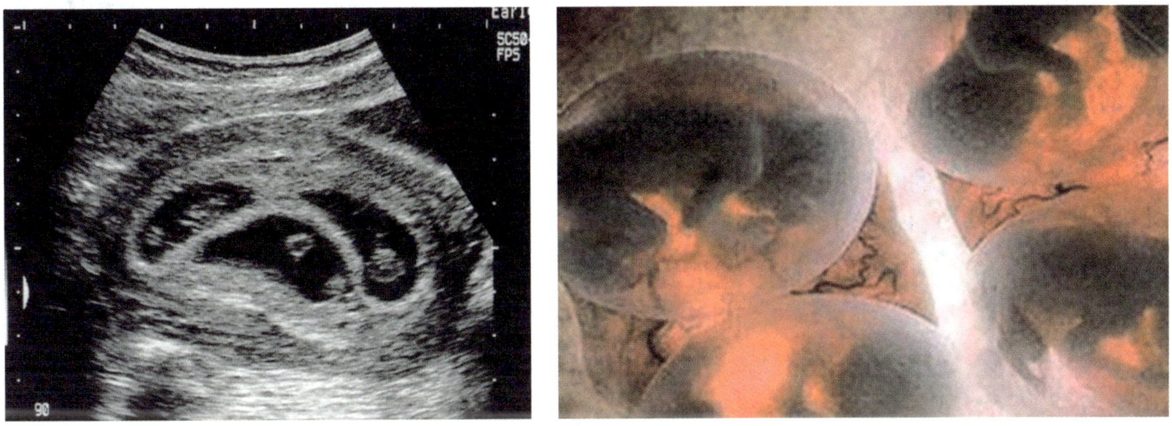

多胎

三、连体双胎

连体双胎指出生时有两个（或多个）胎儿未分开，一般只发生在同卵双胞胎的受精卵上，医学界认为受精卵在第 12 天—14 天分裂造成不完全分裂，会形成连体婴儿，发生几率大约是 20 万分之一。常见有头部联胎、胸腹联胎、臀部联胎等。

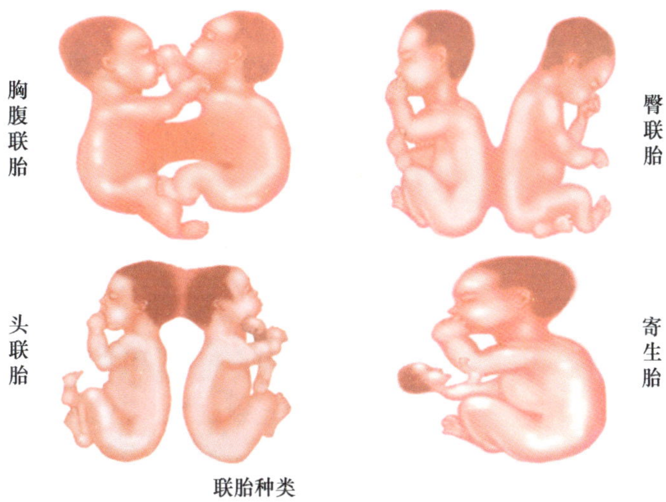

联胎种类

本章小结

人体胚胎学是研究人体从受精卵发育成为新生个体的科学，包括生殖细胞的形成、受精、卵裂、植入与蜕膜、胚胎发育、胚胎与母体的关系等。本章还简述了胚胎龄的推算、多胎和联胎，以及胚胎发育的某些机制。

复习思考题

考试系统

1. 简述精子和卵子的形成过程。
2. 试述受精的时间、地点、过程和意义。
3. 何谓植入？植入的时间和部位如何？
4. 试述胎盘的结构和功能。

实验指导

实验一　上皮组织和固有结缔组织

1. 在观察的切片中（食管、小肠）能找到并辨认出上皮的类型，同时能观察到切片内疏松结缔组织和小血管内皮的切面特征。

2. 在疏松结缔组织铺片中能找到胶原纤维、弹性纤维和成纤维细胞。

3. 观察图谱、挂图、多媒体图片，熟悉被覆上皮各类型的形态特征、分布和功能的关系。

4. 能绘制或标注（填图）各类上皮和疏松结缔组织的模式图。

实验二　血细胞、肌组织和神经组织

1. 光镜下能辨认三种肌纤维。

骨骼肌要见到横纹；细胞核在纵、横切面上的形态和位置。

心肌要见到闰盘；细胞核在纵、横切面上的形态和位置。

平滑肌能区分纵、横切面。

2. 在脊髓切片中找到神经元，观察嗜染质、细胞核、核仁和突起。

3. 观察示教片、图谱、挂图、多媒体图片，熟悉神经纤维、髓鞘、轴索、施万细胞核和郎飞节。熟悉感受器和运动末梢的形态结构和分布部位。

4. 熟悉血涂片中各类血细胞的形态。

实验三　骨

1. 在全身骨骼标本上说出各部位骨的名称。

2. 在新鲜骨标本上观察骨膜、骨质、骨髓。

3. 观察脱钙骨和煅烧骨标本，总结骨的化学成分与骨的物理特性的关系。

4. 观察颈、胸、腰椎的排列及部位；椎骨的共有特征：椎体、椎弓、椎孔、棘突、横突和上下关节突。拼接椎间孔、椎管，理解它们的构成和部位。观察骶骨的位置及岬、骶管、骶管裂孔、骶角。在自己身上摸辨第 7 颈椎的棘突。

5. 区分胸骨柄、胸骨体和剑突，摸认胸骨角。

6. 在肋骨上寻找肋沟。观察骨性胸廓的形态（上口、下口、横径、前后径）。

7. 指认脑颅、面颅各骨的位置。观察颅整体观，指认：颅侧面的翼点、颅腔内颅前窝、颅中窝和颅后窝；垂体窝、视神经管、眶上裂、枕骨大孔、骨性鼻腔内上、中、下 3 个鼻甲和相应鼻道；鼻旁窦，包括蝶窦、筛窦、额窦和上颌窦。

8. 在骨骼标本上辨识四肢各骨的名称和各骨的邻接关系。在活体上分别确认各骨的所在位置。观察并能识别骨上的主要结构。

上肢骨：锁骨；肩胛骨：肩胛冈、肩峰、上角、下角、外侧角；肱骨：肱骨头、外科颈、桡神经沟、内上髁和外上髁、尺神经沟、尺骨；桡骨；鹰嘴、尺骨茎突、桡骨茎突、手骨；腕骨、掌骨和指骨。

下肢骨：髋骨；髂骨、坐骨和耻骨；髋臼、髂嵴、两侧髂嵴最高点的连线、髂前上棘、髂后上棘、髂结节、坐骨结节、耻骨联合面、耻骨结节、闭孔、股骨；股骨头、股骨颈、大转子、内侧髁和外侧髁、髌骨；胫骨、腓骨；胫骨粗隆、内踝、外踝、足骨；跗骨、跖骨、趾骨。

9. 对照骨骼标本，在活体上摸辨以下结构：颧弓、乳突、下颌角、锁骨、肩峰、肩胛骨下角、肱骨内上髁、肱骨外上髁、尺骨鹰嘴、尺骨茎突、桡骨茎突、髂嵴、髂前上棘、髂后上棘、坐骨结节、耻骨结节、大转子、股骨内侧髁、股骨外侧髁、内踝、外踝。

实验四　骨连结

1. 在整颅标本观察颅缝、新生儿的前、后囟；说出颞下颌关节的组成；观察关节盘的位置。

2. 观察脊柱整体观；指出椎体的变化特征、脊柱的生理弯曲、棘突间隙大小的比较。脊柱腰段矢状面、横断面标本点认椎间盘的纤维环、髓核和三长两短的韧带。

3. 观察胸廓说出胸廓上口、下口的围成、点数肋间隙和肋弓的组成。

4. 观察肩、髋关节的构造，说出并比较结构特点。

5. 观察肘关节、腕、踝关节说出它们的组成。

6. 观察骨盆的组成、点认界线的围成。比较男、女骨盆的区别。

7. 观察膝关节，点认髌韧带、前、后交叉韧带、内、外侧半月板、滑膜襞。

实验五　骨骼肌

在全身肌模型或标本上认识躯干肌、头肌、四肢肌主要肌群的名称。

1. 观察并举例说出肌的类型、辨认肌腹和腱。

2. 指认背部的斜方肌、背阔肌和竖脊肌；颈部的胸锁乳突肌、舌骨上下肌群；胸部的胸大肌、前锯肌、肋间外、内肌；膈及三个裂孔，观察并说出穿过裂孔的结构；腹外侧三层扁肌、腹直肌。头部的枕额肌、帽状腱膜；眼、口轮匝肌；颞肌、咬肌；上肢的三角肌、肱二头肌、肱三头肌；下肢的臀大肌、臀中肌、缝匠肌、股四头肌和小腿三头肌等。

3. 观察腹直肌鞘；指认腹股沟管的位置和两口、腹股沟三角的围成、股三角的围成及股神经、动脉、静脉的排列。

实验六　消化系统和腹膜

1. 活体观察口腔，说出口腔前庭和固有口腔。指认：硬腭、软腭、腭垂、腭舌弓、腭扁桃体、舌根、咽峡；舌乳头、舌系带、舌下阜和舌下襞。

2. 观察牙的模型或标本，点认牙冠、牙颈、牙根、牙质、釉质、牙髓（腔）和牙周组织。

3. 在头颈部正中矢状面标本和模型上点认鼻咽腔、咽鼓管咽口、口咽部、喉咽部、梨状隐窝。解释咽各部与鼻、口、喉之间的交通。观察腮腺、下颌下腺的位置及导管开口；

4. 在胸、腹腔脏器标本或模型上观察：食管的位置、胃的位置、十二指肠、空肠、回肠的位置和形态；盲肠、阑尾的位置和形态；盲肠和结肠的特征性结构，结肠的分部。点认：食管的三处狭窄、胃的贲门、胃小弯、胃大弯、胃底、胃体、幽门窦、幽门管、十二指肠降部、十二指肠大乳头、十二指肠空肠曲、回盲部、回盲瓣、结肠右曲、结肠左曲、

5. 在盆腔正中矢状面标本或模型上观察直肠的位置和毗邻、弯曲。点认：会阴曲、骶曲、肛管、齿

状线、肛门内、外括约肌。

6. 在腹腔脏器标本或模型上观察肝、胆囊和胰的位置；点认：肝门、左右肝管、肝总管、胆囊颈、胆囊管、胆总管、肝胰壶腹；胰头、胰体、胰尾。

7. 在腹腔正中矢状切面模型上观察并点认脏、壁腹膜和腹膜腔；男、女性半卧位腹膜腔最低点。在腹膜标本或模型上观察大、小网膜、肠系膜，说出若干脏器与腹膜的关系。

8. 在活体指出胃、肝、空回肠、各部结肠的位置；准确定位麦氏点和胆囊底的体表投影点。

实验七　消化系统组织结构

1. 在低倍镜下观察胃底切片，区分胃壁的四层结构，观察胃黏膜的上皮（单层柱状上皮）和胃底腺；在高倍镜下观察胃底腺，分辨出主细胞和壁细胞。

2. 在低倍镜下观察小肠切片，区分小肠壁的四层结构，观察小肠绒毛和小肠腺；在高倍镜下观察小肠绒毛、肠腺的上皮（单层柱状上皮），分辨出柱状细胞和杯状细胞。

3. 在低倍镜下观察肝切片，区分肝小叶与肝门管区，辨认出中央静脉、肝索和肝血窦；在高倍镜下观察肝细胞的形态结构，在肝血窦内辨认肝巨噬细胞。

4. 在模型、挂图上找到胆小管和门管区内三种管道，说出血流方向和胆汁排泄途径。

实验八　呼吸系统

1. 在头颈部正中矢状面标本或模型上观察鼻腔，点认：鼻前庭、固有鼻腔、上、中、下鼻甲及上、中、下鼻道，在鼻旁窦标本或模型上，点认：额窦、上颌窦、筛窦、蝶窦的位置。观察各鼻道内的开口。

2. 活体观察喉的位置及吞咽时喉的运动；在喉的模型或标本上点认：甲状软骨、喉结、环状软骨、会厌软骨、杓状软骨、环甲中韧带、会厌、喉口、前庭襞、喉前庭、声襞、喉室、声门下腔；观察喉腔注意会厌与喉口的位置关系，说出前庭裂与声门裂及喉的分部与最狭窄部位。

3. 观察气管在颈部的位置。观察并说出左、右主支气管形态特点。

4. 在整体胸腔标本或模型上观察肺的位置及形态，点认肺门、肺根、斜裂、水平裂、心切迹。观察胸膜配布，点认：膈胸膜、肋胸膜、纵隔胸膜、胸膜顶、肋膈隐窝、胸膜下界与肺下缘的位置关系。活体触摸肺尖在颈根部的位置。

5. 在纵隔标本或模型上观察纵隔的组成，注意心和食管在纵隔内位置。

6. 在显微镜下观察气管和肺切片。辨认气管黏膜上皮、细支气管、呼吸性细支气管、肺泡管、肺泡等结构。通过挂图、模型说出气血屏障的结构。

实验九　泌尿系统

1. 在腹后壁标本或模型上，观察肾的位置、形态；肾的被膜；输尿管的位置、形态；膀胱的位置和形态。点认：肾门、肾蒂、输尿管第一、二狭窄部位。

在活体扪认肾区的位置。

2. 在肾冠状剖面模型、标本上点认：肾皮质、肾髓质、肾柱、肾锥体、肾乳头、肾小盏、肾大盏、肾盂等结构。

3. 在男、女性盆部正中矢状面标本或模型上观察膀胱的毗邻、与腹膜的关系。在膀胱标本或模型上，点认：膀胱尖、底、颈、膀胱三角的位置及围成。

4. 在女性盆部正中矢状面标本或模型上点认尿道并说出其特点。

5. 在肾小球、滤过膜放大模型上，观察滤过膜并说出其组成。在显微镜下观察肾的切片。辨认肾小体、近端小管、细段、远端小管和集合管。

实验十 男、女性生殖器官

1. 观察男性生殖系统概观标本或模型。

（1）说出男性生殖系的组成。

（2）点认睾丸、附睾、输精管、射精管、精囊腺、前列腺、尿道、尿道球腺等结构。

2. 观察睾丸、附睾标本或模型，睾丸切片或组织学挂图。

（1）点认睾丸小叶和生精小管，说出精子和男性激素产生的部位。

（2）点认附睾的分部，说出附睾的位置和作用。

（3）点认精索，说出其形态位置。

3. 观察男性盆腔正中矢状面标本或模型，男性膀胱前列腺标本或模型。

（1）点认男性尿道的分部、狭窄、弯曲。

（2）指出前列腺的位置，说出前列腺增生对尿道的影响。

（3）点认输精管、输精管壶腹、精囊腺、射精管

（4）观察阴茎结构，找到阴茎包皮、包皮系带、阴茎海绵体及尿道海绵体。

4. 观察女性生殖系统概观标本或模型。说出女性生殖系的组成。

5. 观察女性盆腔正中矢状面标本或模型；游离的女性生殖器官标本或模型。

（1）说出卵巢、输卵管、子宫和阴道的位置。

（2）点认输卵管的分部、输卵管伞、输卵管腹腔口

（3）观察子宫的前倾和前屈；子宫与阴道的位置。

（4）点认子宫底、体、颈、子宫颈阴道部、子宫腔、子宫颈管、子宫口、阴道后穹、子宫圆韧带、子宫阔韧带、尿道外口和阴道口、阴道前庭。

6. 观察男、女性会阴标本或模型。说出会阴的分区及通过的结构

7. 观察卵巢、子宫的切片或挂图。

点认原始卵泡、初级卵泡、次级卵泡、卵丘、成熟卵泡、黄体、子宫上皮、子宫腺的不同状态。

实验十一 心和动脉

1. 在胸腔标本上观察并说出心脏的位置及毗邻。在活体结合心体表投影给心脏定位。

2. 在心脏标本和模型上观察心脏的外形、各腔的结构、心的血管和传导系。点认如下结构：心尖、心底、胸肋面、膈面、心左、右、下缘、冠状沟、前、后室间沟、右心房上腔静脉口、下腔静脉口、冠状窦和冠状窦口、卵圆窝、右房室口和三尖瓣、腱索和乳头肌、肺动脉和肺动脉口、肺动脉瓣、左心房肺静脉口、左房室口和二尖瓣、主动脉和主动脉口、主动脉瓣、房间隔和室间隔、窦房结、房室结、房室束及分支、左冠状动脉及前室间支、旋支、右冠状动脉及后室间支。

3. 观察心包点认浆膜性心包的壁层、脏层和心包腔。

4. 在全身血管标本模型上寻找各部动脉主干和主要分支。点认如下结构：

（1）肺循环：肺动脉干、动脉韧带、肺静脉。

（2）体循环主干：升主动脉、主动脉弓、降主动脉、胸主动脉、腹主动脉、头臂干（无名动脉）、左颈总动脉、左锁骨下动脉。

（3）头颈部：颈内动脉、颈外动脉、颈动脉窦、颈动脉体、甲状腺上动脉、面动脉、颞浅动脉、上颌动脉。

(4) 上肢：椎动脉、甲状腺下动脉、腋动脉、肱动脉、桡动脉、掌浅弓。

(5) 胸、腹、盆部：肋间后动脉、腰动脉、肾动脉、睾丸（或卵巢）动脉、腹腔干、肠系膜上动脉、肠系膜下动脉、髂总动脉、髂内动脉、髂外动脉。

(6) 下肢：股动脉、腘动脉、胫前动脉、胫后动脉、足背动脉。

5. 在自身活体上触摸常用的压迫止血、切脉、测量血压时听诊的动脉。

6. 学会在循环概观图和心脏体表投影图上添（填）标记。绘人体动脉分布图一张，注明全身主要动脉的名称

实验十二　静脉和淋巴系

在全身血管标本（或）模型上观察并点认下列结构：

1. 上腔静脉系：上腔静脉、左、右头臂静脉、颈内静脉、静脉角、颈外静脉、面静脉、锁骨下静脉、头静脉、贵要静脉、肘正中静脉、手背静脉网、奇静脉。

2. 下腔静脉系：下腔静脉、睾丸（卵巢）静脉、肾静脉、肝静脉、左、右髂总静脉、髂外静脉、股静脉、大隐静脉、小隐静脉、足背静脉网。

3. 肝门静脉、肠系膜上静脉、脾静脉、肠系膜下静脉、

4. 淋巴系：乳糜池、胸导管、右淋巴导管、锁骨上淋巴结、腋淋巴结群、腹股沟浅淋巴结、脾、脾门、脾切迹；在活体说出脾的位置。胸腺的位置。

5. 观察淋巴结和脾的组织切片、挂图、图谱或多媒体图片，认识淋巴小结、副皮质区、髓索、皮质淋巴窦、髓质淋巴窦，理解淋巴结和脾的功能。

实验十三　中枢神经系统

1. 在神经系统概况的标本模型上观察点认：脑、脊髓、脑神经、脊神经、内脏神经。

2. 观察脊髓和脑的标本、模型；

(1) 脊髓：说出脊髓的位置及其下端的平面；观察点认：前根、后根、脊神经节、脊髓节；灰质前角、后角、侧角、白质后索、侧索、前索。

(2) 脑干；观察点认：延髓、脑桥、中脑、锥体、锥体交叉、基底部、基底沟、大脑脚、薄束结节、楔束结节、菱形窝、上丘、下丘。十对脑神经的连脑部位。

(3) 说出小脑的位置，观察并点认：小脑半球、小脑蚓、小脑扁桃体。

(4) 说出间脑的形态、位置和分部；观察并点认：背侧丘脑、内侧膝状体、外侧膝状体、下丘脑、视交叉、灰结节、漏斗、垂体、乳头体、视上核、室旁核、第三脑室。

(5) 端脑；观察并点认：大脑半球、大脑纵裂、胼胝体、外侧沟、中央沟、顶枕沟；说出额叶、顶叶、颞叶、枕叶、岛叶；点认：中央前回、中央后回、扣带回、海马旁回和钩、边缘叶、中央旁小叶、距状沟、嗅球、嗅束；大脑皮质（灰质）、大脑髓质（白质）、基底核、尾状核、豆状核、杏仁核；说出并点认内囊的位置、形态、分部和重要性。

3. 观察脑、脊髓血管、被膜的挂图、标本和模型：点认硬脑膜、大脑镰、小脑幕、硬脑膜窦、脑蛛网膜、蛛网膜下隙、蛛网膜粒、软脑膜、脉络丛、硬脊膜、硬膜外隙、侧脑室、室间孔、第三脑室、中脑水管、第四脑室、正中孔、外侧孔；脑底动脉环（颈内动脉、大脑前动脉、前交通动脉、大脑后动脉、后交通动脉）、大脑中动脉、基底动脉、椎动脉

实验十四　周围神经系统

1. 在脊神经的组成及分布的示意图和模型上观察并点认脊神经前根、后根，说出前、后根的神经纤维性质、来源和去路，理解脊神经的性质和功能。比较脊神经前支和后支在结构上的差异。

2. 在脊神经标本、挂图和模型上观察并点认：颈丛、颈丛皮支穿出点、膈神经在胸腔位置、颈根部臂丛、上肢的腋神经、正中神经、尺神经、桡神经；胸、腹部的肋间神经、腰丛、股三角内的股神经；坐骨神经在臀部的定位；腓总神经。

3. 在脑神经标本、挂图和模型上观察：十二对脑神经的组成（纤维类型）；说出脑神经的名称、性质和一般分布；点认眼神经、上颌神经、下颌神经在面部的穿出点并说出它们在头面部的分布范围。

4. 在内脏神经概观挂图和模型上观察并点认：节前神经元、节后神经元、交感神经的低位中枢、椎旁节、椎前节、交感神经节前纤维、交感神经节后纤维、副交感的低位中枢、器官旁节、器官内节、副交感神经节前纤维、副交感神经节后纤维。

5. 在感觉传导路的挂图和模型上观察：脊神经节、薄束核、楔束核、后角、背侧丘脑、内囊、大脑皮质中央后回。

6. 在运动传导路的挂图和模型上观察：上运动神经元、大脑皮质中央前回、内囊、皮质核束、脑神经运动核、面神经核、舌下神经核、延髓锥体、锥体交叉、皮质脊髓束、脊髓前角、下运动神经元、脊神经前根。

实验十五　感觉器官

1. 观察皮肤模型或挂图并点认：表皮、真皮、皮下组织、表皮的五层细胞、真皮乳头层和网状层、毛囊、毛乳头、竖毛肌、汗腺和皮脂腺。

2. 观察眼球模型并点认：角膜、巩膜、虹膜、瞳孔、睫状体、脉络膜、视网膜、视神经盘、视神经、黄斑中央凹、晶状体、睫状小带、睫状突、玻璃体、眼球前、后房、巩膜静脉窦、七块眼外肌。

3. 在活体观察上、下睑、睑缘、睫毛、内、外眦 、泪点、结膜上、下穹。

4. 活体观察外耳道弯曲，鼓膜和光锥。外形分部。

5. 观察中耳、内耳模型并点认：中耳鼓室、咽鼓管、乳突窦、乳突小房、锤、砧、镫三块听小骨；骨迷路三部分：耳蜗、前庭（前庭窗、蜗窗）、骨半规管（骨壶腹）；膜迷路三部分：蜗管（基底膜、螺旋器）、球囊、椭圆囊（囊斑）、膜半规管（膜壶腹、壶腹嵴）。

学习重点：

学习难点：

必考点：

记录：

学习重点

学习难点

必考点

记录